联合国教科文组织
《人类非物质文化遗产代表作名录》
中医针灸传承保护丛书

代表流派

主编 夏有兵 杨金生

中国中医药出版社
·北京·

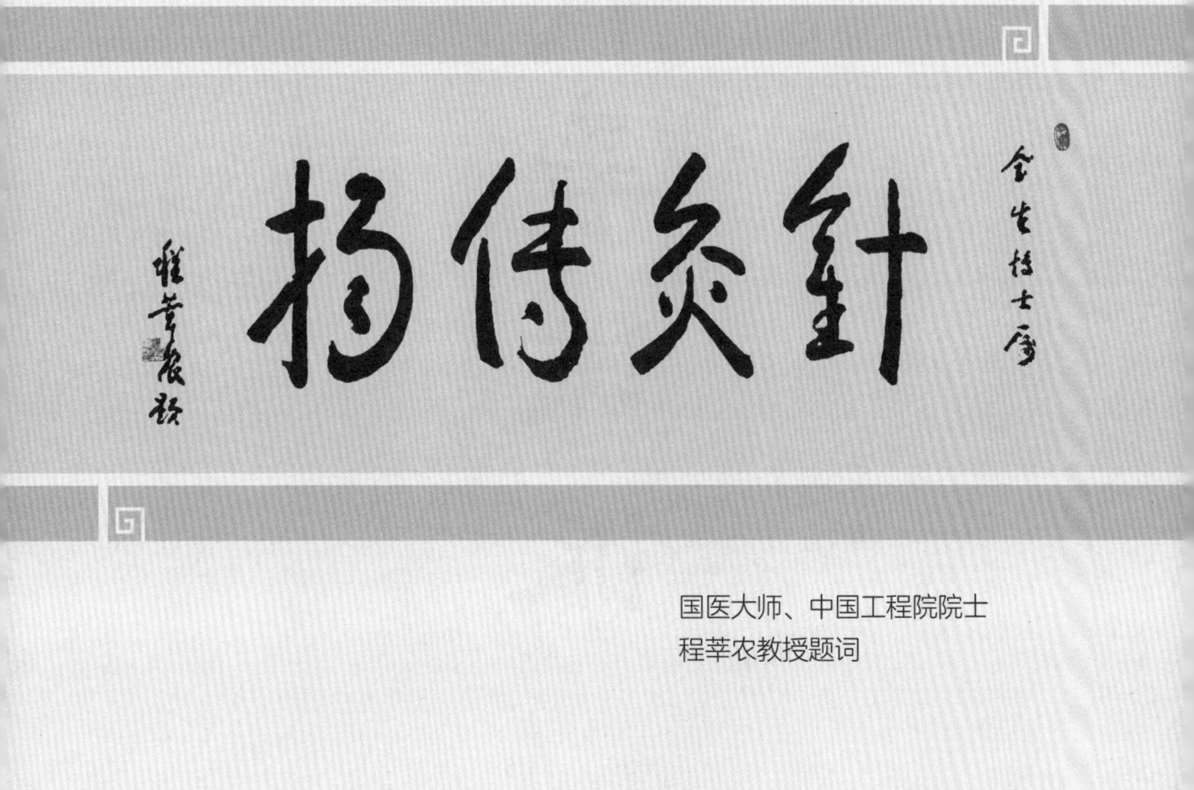

国医大师、中国工程院院士
程莘农教授题词

代表流派

容铁题词

孙序

正本清源，源清流自畅；求真务实，实录文必珍！故将中医经典理论原则与临床实践治养典型案例进行梳理、整合、研究以启迪广大执业者，既是中医药学界的历史使命，又是中医药出版界的责任担当。《中医针灸传承保护丛书》的陆续问世，就是中医学者和专业出版者共同执行历史使命、履行责任担当的结晶。

中医，是中华民族原创的以阴阳平衡、天人合一的基本理论为指导，以望闻问切"四诊"为主要手段采集临床资料，通过四诊合参，运用辨证论治诊断疾病及其证候，采用天然药物组方或采用非药物疗法，实施预防、治疗、保健的医学行为主体；中医药学，是一门具有人文特性的自然科学，是中华民族医药学行为人在认识自然、认识生命、防治疾病、健身延年与卫生保健活动中原创、应用、传承、发展的医药学体系。而中医针灸，无疑是中医的具有代表性的非药物疗法；针灸学是中医药学的重要组成部分。

《针灸大成》曰："夫医乃人之司命，非志士而莫为；针乃理之渊微，须至人之指教。先究其病源，后攻其穴道，随手见功，应针取效。方知玄里之玄，始达妙中之妙。"自《黄帝内经》肇始，数千年来历代针灸医家精诚治学，辨病证、析病因、究病机、明经络、选穴位、探手法、观疗效，不断传承针灸理论，不断丰富针灸技术，针灸著作层出不穷，针灸技术屡有创新。近现代以来，历经中国针灸学者共同探索，将针灸技术更予以规范化、标准化。三百多年来，特别是自 20 世纪 80 年代以来，针灸逐步走出国门，走向世界，走进了人类医疗保健领域，逐渐赢得五洲四海的认同与欢迎，各个国家的人民群众经过临床体验认识到针灸是致力于人类医疗保健的成本低、疗效高、创伤小、副作用少的具有中医优势、中国特色的医疗技术之精华。因之，"针灸"，于2006年由国务院公布为我国第一批《国家级非物质文化遗产名录》；"中医针灸"于2010年入选联合国教科文组织《人类非物质文化遗产代表作名录》。

如何使之"方知玄里之玄，始达妙中之妙"？这就需要沉潜于中医针灸典籍大海中深入探讨，秉持尊重历史、尊重文化、尊重原创的原则，认真厘清思想、厘清方法、厘清经验。为此，杨金生、王莹莹两位专家矢志不渝、克难前行，围绕《人类非物质文化遗产代表作名录》"中医针灸"项目的传承与保护，从中医针灸的历史渊源和基本内容、代表性传承人学术思想和临床经验、中医药文化与养生保健、经络腧穴的传统文化内涵和具体应用以及中医针灸的代表性流派和传承等方面，阐述"中医针灸"的理论体系、丰富多彩的治疗技法、异彩纷呈的各家流派和深厚的文化内涵，主持编写了《中医针灸传承保护丛书》，溯源头、明原理、究方法、谈养生、论治疗、辑经验、述流派，形成《中医针灸》《传承集粹》《文化养生》《经穴内涵》《代表流派》等系列著作，由中国中医药出版社出版发行，实乃值得广大中医工作者和中医爱好者研读与珍藏之针灸著作之精品。尤其杨金生教授，有志于中医针灸的传承与保护工作，自2005年以来，一直负责和参与针灸的申遗和保护工作，承担了文化部、国家中医药管理局等多项非遗研究课题，开展传承和保护工作，对非物质文化遗产的传承和保护有着较深的理解和经验，担任中国中医科学院针灸研究所副所长，兼任中国针灸学会秘书长、世界针灸学会联合会司库以来，在全世界范围内，每年组织中医针灸申遗纪念和世界针灸周系列宣传活动，如"相约北京——中医针灸展""首届皇甫谧故里拜祖大典""中医针灸澳洲展"等，对中医针灸的宣传普及，凝聚行业共识，提高民众的认知度，做出了卓有成效的工作。

习近平总书记明确指出："中医药学是中国古代科学的瑰宝，也是打开中华文明宝库的钥匙，要切实把中医药这一祖先留给我们的宝贵财富继承好、发展好、利用好，在建设健康中国、实现中国梦的伟大征程中谱写新的篇章。"国务院发布了《中医药发展战略规划纲要 (2016—2030 年)》，这就标志着发展中医药事业纳入了国家战略，标志着发展中医药事业步入了快车道，让我们中医人团结奋进，保护人类非物质文化遗产，继承好、发展好、利用好，发挥中医药的特色优势，在实现中华民族伟大复兴的"中国梦"的征程中，贡献中医人的智慧和力量！

是，为之序。

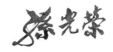

2016 年 12 月 19 日于北京

孙光荣，第二届国医大师，北京中医药大学中医药文化研究院院长，中医药现代远程教育创始人之一。现任中央保健专家组成员，国家中医药管理局改革与发展专家委员会委员、全国中医药文化建设与科普专家委员会委员、中医药继续教育委员会委员，中华中医药学会常务理事、学术委员会副主任委员等。

王序

　　联合国教科文组织设立《人类非物质文化遗产代表作名录》，其目的就是要确保非物质文化遗产在全世界的重要地位，保护文化的多样性。所谓"人类非物质文化遗产"是指历史悠久、具有独特的文化价值和民族价值的文化遗产，它是一种荣誉性的称号，能够把某一个国家或地区的文化上升为全人类的文化遗产，彰显遗产持有者的国际地位，是国家在政治、经济、军事以外寻求大国地位的一种诉求方式。保护非物质文化遗产是国家文化发展战略的重要内容，也是实施国家文化战略的重要途径和方式。

　　2006 年 5 月 20 日，国务院公布了我国第一批《国家级非物质文化遗产名录》，包括民间文学、民间音乐、民间舞蹈、传统戏剧、曲艺、杂技与竞技、民间美术、传统手工技艺、传统医药、民俗10 个门类，共 518 个项目。其中传统医药作为第 9 大类进入国家名录，包括"中医生命与疾病认知方法""中医诊法""中药炮制技术""中医传统制剂方法""针灸""中医正骨疗法""同仁堂中医药文化""胡庆余堂中药文化""藏医药"共 9 个项目。这不仅是我国文化事业的一件大事，凸显我国非物质文化遗产保护工作的里程碑意义，更是我国中医药事业的一件大事，昭示中医学是具有自然科学和人文科学双重属性的传统医学。

　　文化，主要是文字、语言和风俗、教化。千百年来，中医药文化同儒家文化、道家文化和佛教文化一起，共同构成中华民族传统文化的主体。中医药承载并丰富了中华文化，是非物质文化遗产的典型代表。针灸是中医药的重要组成部分，也是中医药走向世界的先导。中医针灸是在中国起源、形成、发展起来的一个具有悠久历史，带有鲜明中国文化特质并代代相传的传统医学知识体系，闪烁着中华民族关于人、自然界和宇宙关系的认知实践的智慧光芒，有着深厚的传统文化底蕴，是中华文化的重要组成部分，是人类非物质文化遗产中不可或缺的一部分。

　　按照联合国教科文组织的《保护非物质文化遗产公约》中的表述，非物质文化遗产分为：口头传说和表述，表演艺术，社会风俗、礼仪、节庆，传统的手工艺技能，有关自然界和宇宙的知识及实践5大类。2010年11月16日，由中国申报的"中医针灸"项目正式通过联合国教科文组织保护非物质文化遗产政府间委员会审议，被列入《人类非物质文化遗产代表作名录》，"中医针灸"属于"有关自然界和宇宙的知识及实践"领域。

中医针灸以天人合一的整体观为基础，以经络腧穴理论为指导，运用针具与艾叶等主要工具和材料，通过刺入或熏灼身体特定部位，以调节人体平衡状态而达到保健和治疗的目的，为中华民族的健康繁衍发挥了巨大的作用，凝聚着中华民族的智慧和创造力，是人类有关自然界和宇宙的知识及实践总结，目前不仅在中国广泛应用，并流传于世界许多国家和地区，已成为我国具有世界影响的文化标志之一。但随着现代科学技术方法的引入，针灸传统技法却越来越少地被现代针灸医生所运用，各种散落在民间的家传针刺技法、绝技也大多后继乏人，逐渐濒临失传、绝迹的危险……中医针灸成功申遗，是对中国传统医学的认可，有利于促进"中医针灸"的传承、保护和发展，提高国际社会对中华民族优秀传统文化的关注和认识，增进中国传统文化与世界其他文化间的对话与交流，保护文化多样性。

　　针灸入选国家级"非物质文化遗产名录"近10年了，国家中医药管理局在有关部门的大力支持下，进一步落实《国务院关于扶持和促进中医药事业发展的若干意见》中对中医非物质文化遗产保护工作提出的规划，"做好中医药非物质文化遗产保护传承工作，加大对列入国家级非物质文化遗产名录项目的保护力度，为国家级非物质文化遗产中医药项目代表性传承人创造良好传习条件"。2007 年以来，国家中医药管理局把文化与中医医疗、保健、教育、科研、产业共同列入中医药"六位一体"全面发展的战略规划中，大力推动中医药文化建设，不断发展中医药文化产业。发掘了博物馆、文化节等一大批中医药文化资源，创作了科学准确、通俗易懂、贴近生活的中医药文化科普著作，打造了数字出版、移动多媒体、动漫等新兴文化影视作品，并依据《中国公民中医养生保健素养》开展健康教育，将中医药知识纳入基础教育，同时借助海外中国文化中心、中医孔子学院和侨团组织等平台，推动中医药文化国际传播，尤其是发布了首批 64 家全国中医药学术流派传承工作室建设单位，旨在发掘整理的基础上，培育一批特色优势明显、学术影响较大、临床疗效显著、传承梯队完备、辐射功能较强、资源横向整合的中医学术流派传承群体，进一步展现中医药学术流派传承工作的影响力和重要性。在总体掌握现代条件下中医药文化传承规律的基础上，遵循正确的保护理念和保护原则，使中医药传承整理和保护传扬工作取得了长足的进步，充分发挥非物质文化遗产在实现我国文化发展战略中的重要作用。

中医药是中华民族的传统医药，强调整体把握健康状态，注重个体化，突出治未病，临床疗效确切，治疗方式灵活，养生保健作用突出，是我国独特的卫生资源、潜力巨大的经济资源、具有原创优势的科技资源、优秀的文化资源和生态资源，在经济社会发展的全局中有着重要的意义。中国针灸学会和中国中医科学院针灸研究所作为"中医针灸"非物质文化遗产的保护单位，近几年做了大量工作，不仅通过组织"相约北京——中医针灸展""祭拜针灸鼻祖皇甫谧""中医药文化和养生保健展览"等大型海内外文化科普宣传活动，提高中医针灸的认知度；同时积极开展针灸代表性传承人的流派渊源梳理、学术思想凝练、临床经验总结、医德医风弘扬等传承工作，保护针灸流派的多样性，并取得了可喜的成就。

非物质文化遗产代表性传承人的主要工作首先是传承，传承是为了更好地创新。传承是非物质文化遗产保护的核心和宗旨，中医药非物质文化遗产是一种富含生命气息的活态文化，其传承和保护必须随着新的历史条件和新的社会语境的出现，不断创新和发展。对程莘农、王雪苔、贺普仁、郭诚杰、张缙等5位针灸代表性传承人的学术思想和临床经验进行系统总结和创新，不仅是中医针灸传承和保护的需要，也是指导针灸医疗实践和引领中医药走向世界的需要。

杨金生、王莹莹两位博士，有志于中医针灸的传承与保护工作，自2005年以来一直负责和参与针灸的申遗和保护项目，对非物质文化遗产的传承和保护有着较深的理解和经验。他们领衔编著的《中医针灸传承保护丛书》，不仅用通俗的语言诠释中医针灸的文化内涵和科学价值，全面反映中医针灸非物质文化遗产传承保护工作的全貌；同时客观总结和提炼了中医针灸代表性传承人的学术思想、学术成果、临床经验、教书育人和医德医风等，这也是对联合国教科文组织承诺的工作内容之一，对于"中医针灸"项目的传承保护具有重大意义。该丛书内容集学术性、知识性与实用性于一体，是迄今国内第一套完整系统地介绍中医针灸代表性传承人学术思想和临证经验的典籍。在是书即将付梓之时，愿略数语以为序，祝愿他们在非物质文化遗产中医针灸的传承和保护上，取得更优异的成绩、做出更突出的贡献。

国家卫生和计划生育委员会副主任
国家中医药管理局局长
2015 年 5 月 6 日

刘序

中医药承载并丰富了中华文化，是非物质文化遗产的典型代表，针灸是中医药的重要组成部分，也是中医药走向世界的先导。中医针灸是在中国起源、形成、发展起来的，具有悠久历史，是中华民族关于人、自然界和宇宙关系的认知智慧和实践，有着深厚的传统文化底蕴，是中华文化的重要组成部分，是人类非物质文化遗产中不可或缺的一部分。

联合国教科文组织设立《人类非物质文化遗产代表作名录》，其目的就是要确保非物质文化遗产在全世界的重要地位，保护文化的多样性。我国于 2004 年加入《保护非物质文化遗产公约》，2006 年 5 月 20 日，国务院公布了我国第一批《国家级非物质文化遗产名录》，传统医药作为第 9 大类进入国家名录，包括"中医生命与疾病认知方法""中医诊法""中药炮制技术""中医传统制剂方法""针灸""中医正骨疗法""同仁堂中医药文化""胡庆余堂中药文化""藏医药"共 9 个项目，这不仅是我国文化事业的一件大事，凸显我国非物质文化遗产保护工作的里程碑意义，更是我国中医药事业的一件大事，这也说明中医学是具有自然科学和人文科学双重属性结合的传统医学。2010 年 11 月 16 日，由中国针灸学会、中国中医科学院针灸研究所组织，代表我国申报的"中医针灸"项目正式通过联合国教科文组织保护非物质文化遗产政府间委员会审议，入选《人类非物质文化遗产代表作名录》。

中医针灸申遗成功是对中国古代传统医学的肯定，更是对中医针灸工作者的鞭策。目前，我国中医药发展迅速，尤其是针灸临床服务量逐年增长，研究质量也不断提高，针灸标准化研究成果显著，这些都对针灸现代化与国际化起到了重要作用。2014 年世界针灸学会联合会调研结果显示："183 个国家和地区有针灸应用，20 多个国家有相关立法，59 个国家和地区承认针灸合法地位。"这些数据说明中医针灸已经走向了国际，已经成为"世界针灸"，针灸是中医开启世界之门的敲门砖，可以成为中医药走向世界的助推器，以针带医、以针带药、以针带服务，推动中医药走出去，以中医针灸带动中华文化走向世界。

可以看出，中医针灸是鲜活的，是一个活态的非物质文化遗产，对它最好的保护就是在实践中发挥它的最大作用。随着 2015 年屠呦呦荣获诺贝尔生理学或医学奖，中医药在世界掀起新的热潮，推动中医药走向世界得到中国政府重视，我们倍受鼓舞。同时，我们也清醒地看到针灸发展面临严重的挑战，在中国国内，针灸服务模式不能满足临床的需求，一些针灸理论脱离临床实际，临床研究缺乏客观评价，基础研究成果未能转化，人才结构欠合理；在国际上，针灸发展面临着对传统针灸理论的挑战，发展的异化和去中国化，以及针灸立法的双刃剑，甚至国外学者对针刺疗法的起源、机制、效果提出异议等。如何发挥中医针灸的作用？我们行业人要创新发展针灸的理论体系、改变以疗法分科的服务模式、开展大样本临床验证性研究、加强针灸技师的培养，通过构建新的以穴位刺激为核心的体表医学体系，推动针灸未来进入家庭、进入社区，不仅在国内的健康服务业，也在国外的健康管理、研发产业中发挥重要作用和影响，使中医针灸在中医药医疗、保健、教育、科研、产业、文化和对外合作与交流这七个方面"七位一体"全面发展中发挥更大的作用。

随着我国政府文化遗产保护工作的加强，中国针灸学会作为国家级非物质文化遗产"针灸"项目和世界非物质文化遗产"中医针灸"项目的传承保护单位，在中医针灸的非物质文化遗产保护工作方面做了大量工作，并取得了可观的成就。如每年组织开展全国大学生针灸操作技能大赛、全国中青年针灸推拿学术研讨会、中医针灸临床特色疗法交流，以增强中青年人才的培养，增加中医针灸的代际传承能力；举办"国际针灸学术研讨会"、中国针灸学会学术年会等，加强中医针灸的学术交流；并开展了针灸鼻祖皇甫谧的祭拜与认同，以提升认知，凝聚行业共识。此外，每年还开展中医针灸申遗成功和"世界针灸周"的各种宣传纪念活动，如"中医药文化与养生保健巴黎展""中医针灸澳洲展""相约北京——中医针灸展"等，提高了针灸的国内外知名度。世界针灸学会联合会作为与世界卫生组织建立正式工作关系的非政府性针灸团体的国际联合组织，对于促进中医针灸学科发展，提升中医药在海外的接受度和影响力也具有重要的作用，如开展了"'一带一路'针灸风采行"、建设中医针灸专科和传承基地等活动，有力地宣传和促进了中医针灸的国际交流。

杨金生、王莹莹二位博士，有志于中医针灸的传承与保护工作，自 2005 年以来一直负责和参与针灸的申遗和保护项目，对非物质文化遗产的传承和保护有着较深的理解和经验，在文化部、国家中医药管理局、世界针灸学会联合会、中国针灸学会、中国中医科学院针灸研究所等多家单位的支持和课题资助下，他们组织编写了《中医针灸传承保护丛书》，包括：《中医针灸》《传承集粹》《文化养生》《经穴内涵》和《代表流派》。这不仅有助于提升中医针灸的认知度，也是我们对联合国教科文组织承诺的工作内容之一，对于"中医针灸"项目的传承保护具有重大意义。《中医针灸传承保护丛书》阐述历史悠久的中华文化和中医药传承记忆、独具特色的中医药文化和中医药认知智慧、科学实用中医药养生理念和保健常用技术，以及常见病自我养生调理的方法，是一套集文化性、知识性与实用性于一体的全面介绍中医药文化的书籍。在是书即将付梓之时，愿略数语以为序，勉励他们在非物质文化遗产中医针灸的传承和保护上，取得更加辉煌的成绩。

世界针灸学会联合会主席
中国针灸学会会长
中国中医科学院首席科学家

2017 年 2 月 18 日

前言

　　中华文化源远流长，中华医药博大精深。中国作为世界文明古国之一，在人类发展的漫漫历史长河中，形成和积淀了独具特色的中国传统文化。中医药文化是关于人与自然及生命与健康、疾病的独特认知智慧与结晶，是人类灿烂文明的重要组成部分，为人类的生存繁衍做出了重大贡献。中医药不仅是我国独特的医疗卫生资源、潜力巨大的经济资源、具有原创优势的科技资源，而且是重要的生态资源和优秀的文化资源。中医药以其独特的民族性、地域性、传承性、包容性和认同感在世界文化中独树一帜，成为中华文化走向世界的名片和向导。

　　联合国教科文组织设立《人类非物质文化遗产代表作名录》，其目的就是要确保文化特性、激发创造力和保护文化多样性，确保在不同文化相互宽容、相互尊重和协调发展，确保非物质文化遗产在国际社会的重要地位。所谓"人类非物质文化遗产"是指历史悠久、具有独特的文化价值和民族价值的文化遗产，它是一种荣誉性的称号，能够把某一个国家或地区的文化上升为全人类的文化遗产，彰显遗产持有者的国际地位，是国家在政治、经济、军事以外寻求大国地位的一种诉求方式。申报人类非物质文化遗产代表作名录，不仅能被世界瞩目，还能被更好地保护传承。

中医药文化就是中华民族千百年来的医药保健的具体实践，是人们的情感认同和行为习惯的智慧结晶，它同儒家文化、道家文化和佛教文化一起，共同构成中华民族传统文化的主体。文化不简单是文字、语言和风俗、教化，更是一个国家和民族的灵魂。保护非物质文化遗产，是国家文化发展战略的重要内容，也是实施国家文化战略的重要途径和实施方式。2006 年 5 月 20 日，国务院公布了我国"第一批国家级非物质文化遗产名录"，包括民间文学、民间音乐、民间舞蹈、传统戏剧、曲艺、杂技与竞技、民间美术、传统手工技艺、传统医药、民俗 10 个门类，共 518 个项目。其中传统医药作为第 9 大类进入国家名录，包括"中医生命与疾病认知方法""中医诊法""中药炮制技术""中医传统制剂方法""针灸""中医正骨疗法""同仁堂中医药文化""胡庆余堂中药文化""藏医药"共 9 个项目，这不仅是我国文化事业的一件大事，凸显我国非物质文化遗产保护工作的里程碑意义，更是我国中医药事业的一件大事，昭示中医学是具有自然科学和人文科学双重属性的传统医学。由中国针灸学会和中国中医科学院针灸研究所联合申报的针灸项目成功入选。为有效保护和传承国家非物质文化遗产，鼓励和支持项目代表性传承人开展传承教习活动，针灸项目评选出了2位代表性传承人，分别为王雪苔和贺普仁，列入第一批国家级非物质文化遗产项目代表性传承人名单。

按照联合国教科文组织的《保护非物质文化遗产公约》中的表述，非物质文化遗产分为：口头传说和表述，表演艺术，社会风俗、礼仪、节庆，传统的手工艺技能，有关自然界和宇宙的知识及实践5大类。2010年11月16日，由中国申报的"中医针灸"项目正式通过联合国教科文组织保护非物质文化遗产政府间委员会审议，被列入"人类非物质文化遗产代表作名录"，"中医针灸"属于"有关自然界和宇宙的知识及实践"领域。按照《保护非物质文化遗产公约》和《申报指南》的要求，中国推荐了程莘农、贺普仁、郭诚杰、张缙4位为传承人代表。中医药承载并丰富了中华文化，是非物质文化遗产的典型代表，针灸是中医药的重要组成部分。中医针灸是在中国起源、形成、发展起来的一个具有悠久历史，带有鲜明中国文化特质并代代相传的传统医学知识体系，闪烁着中华民族关于人、自然界和宇宙关系的认知实践的智慧光芒，有着深厚的传统文化底蕴，是中华文化的重要组成部分，是人类非物质文化遗产中不可或缺的一部分。

传承是根，创新是魂，传承是非物质文化遗产保护的基本特点，而传承人是非物质文化遗产保护与传承的重要组成部分，是非物质文化遗产保护的核心载体。传承人担负着非物质文化遗产的保护与传播的权利与义务，在非物质文化遗产传承保护中充分发挥这一群体的作用至关重要。传承也是中医学术发展的规律，创新是维系中医学术发展的生命力。"中医针灸"的代表性传承人，或为国医大师、国医名师，或为国家级著名中医药专家，是将中医理论与当今临床实践相结合的典范，是中医学术和临床发展较高水平的代表。对传承人的学术思想和临证经验进行传承，不仅有助于推动中医针灸科学的思维、方法和工具的创新，也是中医药人才培养的重要途径。

中国针灸学会和中国中医科学院针灸研究所作为国家级非物质文化遗产"针灸"项目和人类非物质文化遗产"中医针灸"项目的传承保护单位，积极开展中医针灸传承保护工作，因此组织参加针灸申遗工作的专家团队和代表性传承人的学术继承人团队，联合编写了《中医针灸传承保护丛书》，包括《中医针灸》《传承集粹》《文化养生》《经穴内涵》《代表流派》等系列著作，以期推进对中医针灸非物质文化遗产的传承与保护。

为保持丛书的完整性，全面诠释中医针灸的文化内涵和学术特色，各分册将从不同角度进行描述，内容上各册之间略有交叉，以便读者全面理解和把握。

《中医针灸》主要介绍了中医针灸的历史渊源、传承发展、基本理论、器具模型、技术方法以及申遗和保护等内容，全面展示中医针灸的发展概况和基本内容。

《传承集粹》主要介绍了代表性传承人的学术思想、学术成果、临床经验、教书育人和医德医风等，全面展示中医针灸传承人的医源、医理、医术、医德和医脉。

《文化养生》主要介绍了历史悠久的中华文化、独具特色的中医药文化、常用养生保健技术和方法，全面展示"天人合一"的中医药认知智慧和养生理念。

《经穴内涵》主要介绍了经络穴位的起源演变、命名定位、功能作用以及经络挂图、针灸铜人、经穴歌诀等，全面展示经络穴位的文化内涵和传承印迹。

《代表流派》主要介绍了世界、国家、省级非物质文化遗产项目的代表性传承人以及国家级针灸学术流派和指导老师，全面展示针灸学术流派的认同感和归属感。

本书由文化部非物质文化遗产保护专项"中医针灸"项目和国家中医药管理局"中医药非物质文化遗产标准"课题资助。本书在编写过程中，得到了文化部、国家中医药管理局、中国针灸学会、中国中医科学院针灸研究所和世界针灸学会联合会等单位的领导和专家的指导，在此对他们付出的辛苦劳动表示衷心的感谢。

仅以此书纪念"中医针灸"入选联合国教科文组织《人类非物质文化遗产代表作名录》！献给热爱健康、热爱中医针灸、热爱中华文化的人们！

《中医针灸传承保护丛书》编委会

2019 年 10 月

目 录

第一章

针灸代表流派概述

一、针灸流派的产生及作用

学术流派也称学派，是指一门学问中由于学说师承不同而形成的派别。同样，以某一地域，或某一国家、某一民族、某一文明、某一社会、某一问题为研究对象，而形成具有特色的学术传统的一些学术群体，亦可称为"学派"。学派的形成，大致有赖于三种关系，即师承、地域、问题，因而大体上可归为三类，即"师承性学派""地域性学派"和"问题性学派"，三者互有联系，它们之间的划分界限绝非泾渭分明。

针灸流派也称针灸学派，是针灸医学在形成、发展过程中，特定时代或地域的针灸学者，基于共同的学术观点、知识范式或技术经验形成的，有明确学术创立者及传承谱系的学术派别。它是在针灸学术发展过程中自然形成的，不是人为划分的，只是在后世的研究中，因为研究的需要冠以特定的名称。

《黄帝内经》时代，中医药界已经具有了初步的流派意识。《素问·异法方宜论》描述了自然环境与不同中医治疗技术之间的关系，认为砭石者从东方来，毒药者从西方来，灸焫者从北方来，九针者从南方来，导引按蹻从中央出，这表明《内经》时代人们已经初步具备了区分不同学术流派的意识。同时，也认为"故圣人杂合以治，各得其所宜，故治所以异而病皆愈者，得病之情，知治之大体也"，即综合运用各流派的技术是医疗的重要环节。随着特定知识技术的传播，不同的流派交汇融合，形成一定时代的主流学术。《黄帝内经》（以下简称《内经》）就是秦汉时期基于当时存在的不同时代、不同地域的中医药知识，形成的一个中医药学术主流思想，并奠定了后世中医针灸学术的根基。

汉唐以后，随着中国科学技术思想的发展，人们从内经的原则出发，对实践中的经验进行不断地总结和提升，基于对原则和理论观点的不同理解及自身的经验，构建了新的观点与方法体系，并传承下来，从而形成了历史上不同的针灸流派，这些流派的时空交融，推动了针灸学术的整体发展。

近代以来，西学东渐，西方知识范式冲击，促进了针灸知识体系的变革，形成了中西汇通针灸流派。以20世纪50年代《针灸学》为代表的知识体系，集历代针灸学流派之大成，构建了当代针灸学术的主流知识体系。立足这一基础，当代的临床实践又形成了新的观点与技术经验，构成了当代针灸流派。当代针灸流派与历史上的针灸流派最大的不同，在于出现了不同于中国传统的以西方针灸流派为代表的各国针灸流派。

针灸流派主要有三个方面的作用。第一，为针灸学术全面发展构建了平台。不同时代、不同地域的学者，均有其不同的学术观点。流派的形成与传承发展，保证了学派开创者的核心思想和学术范式从不同角度全面展开，有生命力的学术思想经过数代人的努力，得以完善和长期保存。第二，特色鲜明的流派基本代表了当时、当地的学术前沿，也代表了学科发展和前进的方向，有利于学科的健康发展，也是培育科学中新的学术增长点的摇篮。第三，学派成员之间在思维方式、工作方式上的相互影响，能够促进学科的交叉和融合，也是培养年轻一代学者的基本方式。

二、中国古代针灸流派

对针灸学的流派划分，历来是仁者见仁、智者见智。2010年出版的《针灸流派概论》专著，将中国古代针灸流派分为经学派、经穴考订派、穴法派、手法派、重针派、刺营出血派、重灸派、贴穴派、炼脐派、急症针灸派、热病针灸派、外科针灸派、儿科针灸派、妇科针灸派、喉科针灸派、虚劳针灸派、针药并重派17个。现简介如下：

经学派：是指从事《内经》《难经》等经典著作研究的针灸流派，其研究内容主要是对经典著作的校订疏证、分类研究及专题发挥。代表性人物及著作为杨上善及其所著《黄帝内经太素》、杨玄操及其所著《难经集注》、王冰及其所著《补注黄帝内经素问》。

经穴考订派：是指致力于经穴考订工作，并有较大影响和成就的学者。主要代表性人物及著作有王惟一及其所著《铜人腧穴针灸图经》、滑寿及其所著《十四经发挥》、高武及其所著《针灸聚英》和《针灸素难要旨》、李时珍及其所著《奇经八脉考》。

穴法派：是指临床注重选择用腧穴或对腧穴理论颇有造诣的针灸流派。主要代表人物及著作有王叔和及其所著《脉经》、皇甫谧及其所著《针灸甲乙经》、巢元方及其所著《诸病源候论》、李东垣及其所著《脾胃论》和《兰室秘藏》等、罗天益及其所著《卫生宝鉴》、朱震亨及其所著《丹溪心法》、汪机及其所著《针灸问对》和《外科理例》等。

手法派：是指注重毫针操作以提高临床疗效的针灸流派。代表性人物及著作有《金针赋》（作者号"泉石心"），席弘、陈会、刘瑾针派及《神应经》，刘纯及其所著《医经小学》。

重针派：是指偏重于应用针刺治病，或对针具、操作等有独到见解、造诣、成就的针灸流派。代表人物及著作有窦默及其所著《针经指南》等。

刺营出血派：是指以刺血为主要治疗手段的针灸流派。主要代表人物及著作有张从正及其所著《儒门事亲》。

重灸派：是指重用灸法防治疾病，或对某一类疾病使用特殊灸法、有独特见解、疗效显著的针灸学派。主要代表人物及著作有陈延之及其所著《小品方》、王焘及其所著《外台秘要》、窦材及其所著《扁鹊心书》。

贴穴派：是指擅长应用腧穴敷贴治疗疾病的针灸流派。主要代表人物及著作有吴师机及其所著《理瀹骈文》、徐大椿及其所著《医学源流论》和《兰台轨范》。

炼脐派：是以独取肚脐（神阙）部位，使用不同药物以适当的剂型填敷脐中进行隔物灸的流派。代表人物及著作为李梴及其所著《医学入门》、龚廷贤及其所著《万病回春》和《寿世保元》。

急症针灸派：是指主张应用针灸为主救治急症的流派。主要代表人物及著作为葛洪及其所著《附广肘后备急方》、郭志邃及其所著《痧胀玉衡》。

热病针灸派：是指在临床上偏重于运用针灸等方法治疗热病，并对热病所表现的不同症状、不同证型、不同阶段的针灸治疗及预后有独到见解和学术成就的针灸流派。代表性人物及著作有张仲景及其所著《伤寒杂病论》和《金匮要略》、庞安时及其所著《伤寒总病论》、王士雄及其所著《温热经纬》和《零乱论》等。

外科针灸派：是指在外科临床中善于运用针刺或灸法，并有独特见解和学术成就的针灸流派。代表性人物及其著作有刘涓子及其所著《刘涓子鬼遗方》、薛己及其所著《薛立斋医案全集》、陈实功及其所著《外科正宗》。

儿科针灸派：是指采用针灸技术治疗儿科疾病，对针灸治疗儿科疾病有一定见解、造诣、学术成就的针灸流派。代表性人物及著作有万全及其所著《幼科发挥》、陈复正及其所著《幼幼集成》。

妇科针灸派：是指采用针灸技术治疗妇科疾病，对针灸治疗妇科疾病有一定见解、造诣、学术成就的针灸流派。代表性人物及著作有陈自明及其所著《妇人大全良方》。

喉科针灸派：是指主要从事针灸治疗喉科疾病，或治疗该方面病证独具特色的针灸派别。代表性人物及著作有郑宏纲及其所著《重楼玉钥》、夏云及其所著《疫喉浅论》。

虚劳针灸派：是指在应用针灸治疗虚劳病证方面有独特的手

段、方法或理论的针灸流派。主要代表人物及著作有龚居中及其所著《红炉点雪》。

针药并重派：是指主张综合治疗，将针、灸、药等各种疗法结合运用以治疗疾病的针灸流派。代表性人物及著作有孙思邈及其所著《备急千金要方》和《千金翼方》、杨继洲及其所著《针灸大成》、张介宾及其所著《景岳全书》。

从以上内容中，我们不难发现，目前，对历史上针灸流派的划分主要是以现存史料中以学术、技术观点为特征进行的，这对于全面认识针灸学术发展史具有重要意义。

三、当代针灸流派的传承与创新

对于当代中国针灸学，从学术传承的角度来看，基本都属于近代以来的中西医汇通派，这一派别早期主要人物是承淡安、朱琏、陆瘦燕等著名的针灸医家。目前也有多个学派的雏形正在形成和发展中。

澄江针灸学派：代表人物承淡安，1930 年创建中国针灸学研究社，代表著作为《中国针灸治疗学》，创立了现代针灸学的学术体系和教育体系，为现世所遵循。1989 年，"承淡安先生诞辰九十周年纪念暨塑像揭幕仪式"在江阴举行，中国针灸学会称承淡安所创立的针灸学派为"中国针灸澄江学派"，2011 年南京中医药大学成立了"澄江针灸学派研究中心"，该学派在国内外有广泛的影响，其传承人目前活跃于世界各地针灸临床、科研、教育的各个方面。

中西医结合针灸学派或现代针灸学派：代表人物朱琏，朱琏由西医入中，力主针灸学术现代化，编著出版了中华人民共和国成立后的第一部针灸医著《新针灸学》，这是国内运用现代科学观点和方法，探索提高针灸医术与科学原理的第一部著作。她创建了两个针灸研究所，一是卫生部针灸疗法实验所（今中国中医科学院针灸研究所），一是南宁市针灸研究所。她还首次用大量的临床资料证明了针灸对213种疾病的疗效，可以认为是中国"现代针灸学派"或"中西医结合针灸学派"的开创者之一，其在针灸学术史上的开创性工作应该为后来者所铭记和传承。

海派针灸及陆氏针灸流派：代表人物陆瘦燕，1948年在上海创办"新中国针灸学研究社"。2009年"陆氏针灸疗法"列为上海市非物质文化遗产名录项目，2011年又列入第三批《国家级非物质文化遗产名录（扩展项目名录）》。目前认为近现代上海针灸流派（海派针灸）主要由陆氏针灸、方氏针灸、黄氏针灸、杨氏针灸、奚氏针灸、秦氏针灸六大流派组成，而其中陆氏针灸影响尤著。

当前，还有一些针灸学术研究团体已经基本具备了形成学术派别的雏形，有的已经有了名称，有的还没有明确的提法，但在学术界已经有了一定的影响。在此稍作列举。

石氏针灸或醒脑开窍学派，代表人物石学敏院士，代表著作《石学敏针灸学》，创立醒脑开窍针法，确立"针刺手法量学"新概念，开辟针刺手法研究新领域；创立以针灸为特色的综合性中医医院，建立石氏中风单元疗法。岭南针灸新学派，代表性人物靳瑞，代表著作《靳三针疗法》。贺氏针灸，代表人物贺普仁，代表疗法为"贺氏针灸三通法"。热敏灸流派，代表人物陈日新，代表作品《腧穴热敏化艾灸新疗法》。源自台湾以董氏奇穴为主的"董氏针灸"等学术流派，也均正在形成或完善自己的学术体系。还有很多以针灸特定部位为主、以特定针具为主的"疗法"，有时也被称或自称为某针灸流派，这里不再逐一列举。此外，在针灸的基础研究方面，2006年有学者认为经络研究有4个主要的学派：其一，经络研究的神经生理学派，倡导神经传导学说；其二，生理生化学派，倡导体液循环学说；其三，生物物理学派，倡导生物场学说；其四，整体间隙学派，倡导结缔组织结构学说。这些学说是存在的，但是否就可认为是一个学派，却很难界定。

2012年12月，国家中医药管理局确定了第一批64个中医学术流派传承工作室，其中有10个中医针灸相关流派工作室，分别是：澄江针灸学派、郑氏（郑魁山）针法针灸学术流派、管氏特殊针法学术流派、广西黄氏壮医针灸流派、湖湘五经配伍针推流派、靳三针疗法流派、辽宁彭氏眼针学术流派、长白山能经调脏手法流派、河南邵氏针灸流派、四川李氏杵针学流派等。

在关注中国针灸流派的同时，我们也应该关注国际上针灸流派的发展情况。1997年美国国立卫生研究院组织的国际针灸研讨会上，与会者认为国际上有三个针灸流派存在，即中国派、日本派和法国派。日本的针灸学领域也存在多种流派，目前主要有三个：传统经络派，注重日本特有的经络诊断与经络治疗体系；现代科学派，以注重科学实证与动物实验研究为特点；中医学派，以1970年中国针刺麻醉实施以来，接受中医理论或通过访华留学带回中国针灸疗法的学者为核心。在美国，除占主导地位的传统中医针灸外，尚有欧式五行体质针灸流派、日式松本岐子针灸流派、美国针灸物理医学流派、科学性针灸疗法流派等。在法国、德国还有耳针流派。在西方还有科学针灸，也称"干针疗法"，它是继传统针灸疗法以后，不需要传统针灸理论进行指导的西方针刺疗法，在西方是"医学针刺疗法"的代名词。

当然，国外还有很多的针灸流派，由于资料有限，这里不可能全部列举。我们更关注的是："中医针灸"与"针灸"的关系问题。在"中医针灸"进入"人类非物质文化遗产名录"之时，其定义是"中医针灸是中国人以天人合一的整体观为基础，以经络腧穴理论为指导，运用针具与艾叶等主要工具和材料，通过刺入或熏灼身体特定部位，以调节人体平衡状态而达到保健和治疗的传统知识与实践"。在获得中医针灸发明权的同时，我们有没有思考另一个问题，"中医针灸"之外可能有更多的"针灸"学派，如日本的"和氏针灸"、韩国针灸、法国针灸。"中医针灸"只是针灸的一个学派，最大最早的一个学派，而且也可能只是中国针灸中的一个学派——如果按照上述定义的话——因为当代中国的针灸，也已经不完全是这一定义下的针灸了。

在促进流派传承的同时，国家还致力于其他方式的中医药学术技术传承和保护，这些方式包括：国家及省级"非遗"项目中增列"传统医药"类项目，国医大师及传承工作室建设，国家及省级国医名师评选，全国老中医药专家学术经验继承工作指导老师等，从不同角度和层面进一步促进了中医药学术流派的形成与发展。

第二章

非物质文化遗产针灸项目

一、项目概述

非遗是非物质文化遗产的简称。根据联合国教科文组织的《保护非物质文化遗产公约》(以下简称《公约》)定义：非物质文化遗产（intangible cultural heritage）指被各群体、团体，有时为个人所视为其文化遗产的各种实践、表演、表现形式、知识体系和技能及其有关的工具、实物、工艺品和文化场所。各个群体和团体随着其所处环境、与自然界的相互关系和历史条件的变化，不断使这种代代相传的非物质文化遗产得到创新，同时使他们自己具有一种认同感和历史感，从而促进了文化多样性和激发人类的创造力。《公约》所定义的"非物质文化遗产"包括以下五个方面：口头传统和表现形式，即作为非物质文化遗产媒介的语言；表演艺术；社会实践、仪式、节庆活动；有关自然界和宇宙的知识和实践；传统手工艺。

《中华人民共和国非物质文化遗产法》规定非遗为以下六类：传统口头文学以及作为其载体的语言；传统美术、书法、音乐、舞蹈、戏剧、曲艺和杂技；传统技艺、医药和历法；传统礼仪、节庆等民俗；传统体育和游艺；其他非物质文化遗产。

我国是历史悠久的文明古国，拥有丰富多彩的文化遗产。非物质文化遗产是文化遗产的重要组成部分，是我国历史的见证和中华文化的重要载体，蕴含着中华民族特有的精神价值、思维方式、想象力和文化意识，体现着中华民族的生命力和创造力。保护和利用好非物质文化遗产，对于继承和发扬民族优秀文化传统、增进民族团结和维护国家统一、增强民族自信心和凝聚力、促进社会主义精神文明建设都具有重要而深远的意义。《国家级非物质文化遗产名录》是经国务院批准，由文化和旅游部确定并公布的非物质文化遗产名录。国务院先后批准分别于2006年（518项）、2008年（510项）和2011年（191项，扩展164）、2014年（153项，扩展153项）分四批命名了1372项（含扩展1689项）国家级非物质文化遗产名录。传统医药项目 45 项，其中针灸相关项目 3 项。2017 年公布的国家级非物质文化遗产代表性项目传承人名单中，首次将郭诚杰等 7 位针灸医家列入其中。

二、国家级"非遗"相关针灸项目

1. 重庆刘氏刺熨疗法

（1）学术渊源

刘氏刺熨疗法是重庆中医"少林堂"的祖传绝学，起源于清代顺治年间刘氏先祖从湖广迁居重庆之时，迄今约 350 年，已传承 15 代。刘光瑞是中医"少林堂"的现任掌门人，也是刘氏刺熨疗法国家级代表性传承人。刘氏刺熨疗法以针灸、火熨、滚石等绝技为主要治疗方式，对各种颈、肩、背、腰疼痛和内脏疾病治疗效果十分显著。2008 年 6 月被列入第二批《国家级非物质文化遗产名录》扩展项目。

（2）传承方式及沿革

刘氏刺熨疗法属刘氏家族世代传承的医术，先祖乃湖北麻城刘氏家族，"湖广填四川"时移民入渝，后沿嘉陵江北上，定居遂宁开始行医，传至刘少林（刘光瑞之父）一代，以针灸、火熨、滚石等为特征的刘氏刺熨疗法已完全成型，形成了刘氏刺熨自成一体的疗法。该疗法包括刺血术和火熨术两大类别，具有临床针对性、操作隐秘性、药材地源性等显著特征。传至刘光瑞，又在行医实践中对传统的刺熨疗法加以改进，并对针灸术和火熨术的功用做出了合理的解释，使其在治疗风湿性关节炎、跌打损伤、颈腰椎病、头痛失眠等重庆地区常见的疑难病症方面更加稳定有效。与此同时，刘光瑞还把"少林堂"从单纯的治疗行医扩展到医学教育和研究领域，创办了中国民间医药博物馆和岐黄中医药职业专科学校，使刘氏刺熨疗法更好地传承于世。

（3）代表人物

1）刘少林，男，生于 1921 年，自幼跟从祖父刘宗元、伯父刘紫荣学习中医，学成后先后在成都、遂宁、重庆、武汉、遵义等地开设诊所。20 世纪 40 年代，到重庆宽仁医院短期工作，兼习西医。中华人民共和国成立后，刘少林先在重庆九龙坡黄家码头开堂行医，后因药房失火被毁而成为走方郎中，在云、贵、川、陕、鄂等省行医，江湖称之为"老海"。"文革"结束后，刘少林重操江湖郎中医技，带着儿子刘光瑞走街串巷为人医病，足迹遍及云、贵、川三省大部分县城。行医之际，还与各地名医交流经验，收集古书古方，为后来撰写《中国民间医药系列丛书》采集了丰富的素材。

1980 年春，刘少林回到重庆，用自己的名字，在渝中区中兴路口开办了个体诊所"少林堂"，以祖传的刘氏刺熨疗法为人治病，因疗效显著，尤其治好了众多疑难杂症，"少林堂"在重庆医名日隆。2002 年，刘少林去世。

2）刘光瑞，男，生于 1956 年，国家级非物质文化遗产项目"针灸·刘氏刺熨疗法"代表性传承人。自幼随父习医，2002 年，刘光瑞接掌重庆"少林堂"，成为"刘氏刺熨疗法"代表性传承人。此后，他没有将目光局限于个体小诊所，而是在传承家传绝学的同时，在行医实践中，不断对传统的刺熨疗法加以改进创新，并积极探究疗效原理。在《针灸·刘氏刺熨疗法》中，提出人体经络"暗物质、暗气流、暗能量的辩证转化关系"的理论，使其在治疗风湿性关节炎、跌打损伤、颈腰椎病等疑难杂症方面更加有效。由其发明创新的项目，荣获国际奖励 4 项，国内奖励 28 项。同时，还创办了重庆市神农中医药研究所、中国民间医药博物馆、重庆市巴渝名匾文化艺术博物馆、少林堂国医书院等，亲任中国民间医药博物馆馆长、重庆市巴渝名匾文化艺术博物馆馆长。上述馆、院，拥有中医药文物及标本 2 万余件、古匾 3 千块、古籍 3 万余册，刘光瑞本人曾获重庆市"十大发明家"和"十大藏书家"称号。著有《中国民间医药系列丛书》《乡村草医草药丛书》《农村医疗保健丛书》等，其中部分专著在海外发行。

（4）流派特色

1）传统疗法与现代技术相结合：刘氏刺熨疗法在继承传统针灸疗法的基础上，结合电热、磁疗、生物制剂使用、红外线的利用等现代科技，不仅继续保持和发展了自然、天然、无副作用的特点，而且使治疗病种从最早主要治疗风寒病症，发展到现在能治疗多种常见病，牛皮癣、眩晕等疑难杂症，以及肺癌、妇科肿瘤等肿瘤方面疾病，疗效更佳，配方也进行了改良。

2）注重公益，弘扬传统文化：1996年，"中国民间医药博物馆"在重庆枇杷山开馆，刘光瑞将自己与父亲多年来收集和整理的各种医药史料，系统地展示给世人。目前该博物馆已收藏中医药文物及标本3万余件，其中不乏"青花风鳞研钵"、"古铜炼丹炉"、木刻或活字印刷的古医书、新石器时代的"碾药槽"、西周"青铜熏炉"、汉朝"巫医诊疗器"等珍品，涵盖新石器时期以及自殷商、先秦至近代各时期民间医药文物、图片、标本、图书、民间秘方和单方等，也包括中国藏、蒙、维、壮等民族民间医药。该馆是重庆市旅游系统指定的定点旅游参观点之一，是经重庆市文化和旅游局批准，文化和旅游部、国家文物局备案的中国唯一民营中医药专业性博物馆。在此基础上，编著出版《中国民间医学丛书》，即《中国民间刺血术》《中国民间小单方》《中国民间草药方》《中国民间火熨术》《中国民间推拿术》《中国民间儿疗图解》《中国民间敷药疗法》《中国民间百病良方》《中国民间疾病预测学》等书。2013年，刘光瑞又创办了第二个博物馆——"重庆巴渝名匾文化艺术博物馆"，里面汇集了3000多块从四川南充、阆中等地收集而来的不同时期的珍贵匾额，内容涉及功德声望、婚喜寿庆、官府门第等六大类，反映了不同的地域文化及风土习俗。

3）专注于医药产品研究：多年来，刘光瑞结合现代人的亚健康、糖尿病、高血压、风湿痹症、肿瘤等病症，开发出一系列专科、专治、专用的医技绝法和良方良药，已经拥有专利15项。其中最让他自豪的，是父亲刘少林还在世时，父子俩共同研制的晕眩专科药，因疗效显著得到了群众和市场的认可。"我之所以自豪，并不是因为此药出自我们父子，而是这一产品的问世，为很多人带来了好处，这叫功德无量。"

2. 上海陆氏针灸疗法

（1）学术渊源

上海陆氏针灸疗法产生于清代道光年间，发展于近代上海，是以李培卿为创始人，陆瘦燕、朱汝功为主要代表的针灸流派，主张以中医经络学说为针灸辨证论治的核心，重视经络理论，阐发"经气"内涵，临床强调切诊，注重脾肾，整体治疗，深究针刺手法，倡导针灸实验等，注意采用温针及五输穴补母泻子法以提高临床疗效。

（2）流派沿革及传承谱系

1）流派沿革：该流派有家族传承、师徒传承、院校教育三种传承方式。自清代道光二年太医院禁用针灸之后，我国近代针灸医学发展日见式微。陆氏针灸流派产生于这一时期，并不断发展，至今已有100多年历史，是我国近、现代在国内外影响较大的针灸流派之一，为复兴与发展我国近、现代针灸医学做出了贡献。

2）传承谱系

第一代：李培卿（流派创始人）。

第二代：陆瘦燕、朱汝功。

第三代：一类为陆氏子女，有陆筱燕、陆李还、陆明、陆伦、陆利霞、陆利芳、陆炎垚（在孙辈中有两人随其母陆利芳在澳洲开业，有2人在上海随陆炎垚学习针灸）；二类为亲传弟子，有李元吉、杨钧伯、顾礼华、屈春水、王佐良、高正、尤益人、石小平、陈德尊、王天籁、施正华、吴绍德、王志煜、张时宜、苏肇家、高忻洙、徐玉声、谈月娟；三类为授业学生，有陈汉平、王卜雄、刘炎、居贤水、杨文英等。

第四代：金绍国、金夷、金泰、张薇、施征、崔云华、席时召、朱显达、金珠、朱勇、李丽会、田秉星、鲍春龄、杨永清、吴焕淦、裴建等。

（3）代表人物

1）李培卿（1865—1947），字怀德，医术高超，素有"神针"之誉。李培卿以浙江名医陈慕兰为师，钻研《内经》、金元四大家之说，针灸医术尊窦汉卿、杨继洲等家。设诊之初悬壶于嘉定，中年曾设诊于昆山、上海两地，晚年则在上海开业，针术精湛，声誉斐然。擅长针术，诊病重脉，兼顾脾胃。又好用长针，中年重用温针，并提出夏季伏天施针施灸法，发明"伏针""伏灸"术，其经验由后人整理出版《针灸科李培卿学术经验》。

2）陆瘦燕（1909—1969），原名李名昌，江苏省昆山市人，因出嗣陆门，故改姓陆。晚年号燕叟，有斋室曰"燕庐"。陆氏初中毕业后即随生父李培卿习医，业秉家传，兼以好学敏思，精读《内经》《难经》《针灸甲乙经》《类经》《针灸大成》等书，涉猎诸家，逐渐融会贯通。1927年学成，参加上海神州医学会应试及格并加入该学会，当年取得营业执照，设诊开业。诊所分别设在昆山南街"绿墙头"、上海市南市，最后在上海八仙桥（现金陵中路）设诊，白天门诊，晚上出诊。虽然年轻，但诊病认真，手法娴熟，疗效显著，因此，诊务日渐繁忙。及至中年，求诊者盈门，伏天不得不限额，求诊者常需隔夜排队挂号。实践中他勇于改进针灸缺乏无菌概念、隔衣取穴施术的陋习，大胆学习引入现代医学有关消毒的理论知识，进针前将针具煮沸或酒精浸泡，对治疗部位消毒，然后再行针刺，开一时风气之先，使针灸渐为新医学界所接受，促进了针灸医术的推广和发展。

诊务之余，陆氏在沪报上刊载《燕庐医话》，宣传针灸知识；编集出版《针灸正宗》二册，并与夫人朱汝功医师合作创办"新中国针灸学研究社"，附设函授班，影响远及东南亚，为针灸学的传播做出了贡献。1952年，响应政府号召，参加上海市公费医疗第五门诊部特约门诊工作，1953年被聘为第二军医大学（今海军军医大学）中医顾问，1958年结束私人门诊，参加上海中医学院工作。历任上海中医学院针灸教研组主任、针灸系主任、附属龙华医院针灸科主任，及上海市针灸研究所所长等职务，集医、教、研于一身。曾兼任国家科委委员、第三届政协特邀代表，上海市第一、二、三届政协委员，中国农工民主党上海市委委员，上海市中医学会副主任委员，针灸学会主任委员等职。1960年在上海中医学院率先成立全国中医院校第一个针灸系，并出任系主任。

陆氏对针灸理论潜心研究，提出许多独到见解，对针灸理论"经气"含义及"六腑之合""经脉交会"等多有阐发；通过实验研究，对传统针法"烧山火""透天凉""导气"等获得珍贵资料。学术思想主张以中医经络学说为针灸辨证论治的核心。临床重视切诊和整体治疗，倡导采用温针及五输穴补母泻子法以提高疗效。概括经络元气与脏腑、腧穴的关系为：①生气之原是十二经脉的根本，十二经脉的元气皆禀先天而生；②十二经脉元气皆自肢端流及于躯干、内脏。陆瘦燕先生强调切诊除人迎、寸口、三部九候常用的诊法以外，还应重视"湮而不彰者"：第一，切诊脉源，包括肾间动气、虚里之脉，分别诊候人体"元气"和"宗气"的虚实变化；第二，冲阳、太溪之脉，分属足阳明胃和足少阴肾两经，与寸口、右关及两尺相应，同候脾胃及肾脏之气；第三，颔厌、太冲脉，分属足少阳胆经和足厥阴肝经，诊候两经经气；第四，左右偏胜，切诊左右脉搏，以候人体左右经气平衡与否。陆氏在针灸学术上亦注重脾胃，主张兼顾李东垣与叶天士的脾胃学说，并将人体十二经脉起于中焦的学说与脾胃学说紧密结合起来，形成一个不可分割的整体。

对于针刺手法，则基于文献研究，将其分为三类：

第一类，基本手法，有进退法、提插法、捻转法、针向法。辅助手法：①徒手操作，作用于穴位，进针前为爪切，进针后为循按，起针时为扪摄；②作用于针柄，有弹法、刮法。持针操作：动、摇、搓、盘、飞、弩。

第二类，复式手法，单纯组为烧山火、透天凉。

第三类，组合手法。①补泻交错组合：阴中隐阳、阳中隐阴、留气、提气、龙虎交战、饿马摇铃、子午捣臼；②补气法和行气法交错组合：运气法、中气法、青龙摆尾、白虎摇头、苍龟探穴、赤凤迎源、龙虎升降、关节交经。配穴法和手法组合：膈角交经、五脏交经。

在教学中，他不仅编写不同层次的针灸学教材，还设置针灸示教室，创制经络、经别、腧穴等系列示教模型。与原上海教学模型厂协作，设计研制我国第一台大型光电经络腧穴电动玻璃人显示模型与第一套脉象模型，为针灸教学提供现代化的直观、直感教具，分别获 1964 年国家工业产品二等奖与三等奖。在针刺手法的研究中，与西医同道携手，用多方位经穴肌电测绘的方法，观察"导气"针法对针感的产生、走向和相应经穴电位变化的影响，用双盲法观察"烧山火""透天凉"复式补泻手法对体温和血糖、血浆柠檬酸含量的影响，均获得可喜的成果。晚年被香港《大公报》誉为"针灸大王"。

3）朱汝功（1913—2017），女，陆瘦燕夫人。28 岁从上海中国医学院毕业，设诊行医，随即与陆瘦燕结婚，夫妇共同在上海八仙桥行医。1958 年进入上海中医学院，主持上海中医学院附属龙华医院针灸科工作。"文革"期间，陆瘦燕去世，朱汝功本人也多次被批斗。"文革"结束后的第一个"五一"劳动节，她以恢复劳动者的身份，主动邀集曾在"文革"乱斗中伤了感情的门生一起聚会，冰释前嫌。1981 年退休赴美探亲之际，在美再度行医创业，并将业务所得捐献上海中医学院设立奖学金，以奖励针灸人才。2001 年，叶落归根。

"文革"结束后，朱汝功曾任上海市针灸学会副主任委员、上海中医药杂志与上海针灸杂志编委等职，1986 年出任美国针灸医学会第六届副理事长，1987 年出任美东针灸医师联合会第一届常务理事，1988 年出任美东针灸医师联合会第二届常务理事兼学术研究部主任，1989 年任美国针灸医学会第七届第一副理事长，1993 年出任美国针灸医学会第九届理事并被聘为出版委员会主任，1995 年出任美国针灸医学会第十届理事。

编著出版《陆瘦燕针灸论著医案选》、《针灸腧穴图谱》修订本、《陆瘦燕、朱汝功针灸学术经验选》、《针灸名家陆瘦燕学术经验集》等著作，将陆氏针灸流派的理论体系和医疗特点做了详尽介绍。

4）尤益人，江苏省无锡市人，1924年生，上海市黄浦区中西医结合医院名医堂特邀专家，主任医师。1945年毕业于上海中医学院，先师从学院院长丁济万，后又从师从陆瘦燕学习针灸，尽得两师真传。历任上海市长宁区红十字（中心）医院中医科主任、针灸科主任，长宁区人民政府医疗事故鉴定委员会委员，上海市针灸学会副主任委员、理事，《上海针灸杂志》编委会委员等职。在上海市长宁区中心医院工作期间，多次被评为上海市卫生局先进工作者、上海市外事工作先进个人。1987年被上海中医药大学国际针灸培训中心特聘为留学生带教老师。发表论文10余篇，其中《痿证论治》刊登于法国《中医药季刊》。参与编写《长宁医萃》《针灸临证指南》。擅长用针灸和中药治疗中风偏瘫、癫痫脑疾、风湿痹病、痿证、哮喘、肠胃病、小儿遗尿、带状疱疹、面神经瘫痪，经验丰富，疗效独特。

5）陆炎垚，详见本书第二章"四、国家级非物质文化遗产代表性传承人"。

6）王佐良，1930年4月生，上海市奉贤区钱桥镇人，上海市黄浦区中心医院副主任医师。1947年毕业于上海中国医学院，侍诊陆瘦燕夫妇，半年后以"陆瘦燕甥王佐良针灸"行医，专司针灸。陆氏夫妇外出旅游时，所留诊务常由外甥王佐良代理。当时陆瘦燕日门诊病人常超过300人次，王佐良能够有条不紊，从容应对。作为陆氏针灸流派的传承人，王佐良中医学理论基础扎实，尤其对经络学说颇着力研究，临床长于针灸、温针，擅长治疗面瘫、偏头痛，温灸治疗小儿遗尿、脾胃病、高血压等。

7）陈汉平，主任医师、教授、博士生导师，上海市名中医，享受国务院政府特殊津贴专家。师承陆瘦燕。曾担任上海中医药大学附属龙华医院针灸科主任、上海中医学院副院长、上海市中医药研究院院长、世界卫生组织传统医学合作中心（上海）主任、上海市针灸经络研究所所长、上海中医学院针灸系主任、中国针灸学会副会长、上海市针灸学会理事长。

8）吴焕淦，1956年出生，中国针灸学会副会长，上海市针灸学会会长，上海中医药大学教授、博士生导师，上海市针灸经络研究所所长，国家重点（培育）学科针灸推拿学科带头人，上海市针灸推拿学重点学科带头人，国家中医药管理局针灸免疫效应重点研究室主任，享受国务院政府特殊津贴。师承陈汉平。主要研究方向为针灸作用的基本原理与应用规律研究，承担两项"973计划"项目"灸法作用的基本原理与应用规律研究"和"基于临床的灸法作用机理研究"，以及各级课题30余项。研究成果"灸法治疗肠腑病症的技术与临床研究"，荣获2013年度国家科技进步二等奖。在临床中，吴焕淦积极探索现代疑难病症的艾灸治疗技术，先后开展了隔药灸、温和灸、天灸等多种灸法研究，并从免疫学的角度归纳总结了灸法作用的主要特点和规律，阐释艾灸疗法的技术关键，向大众展示了"针所不为，灸之所宜"的优势，使灸法的临床应用和地位得以提高。此外，为了提高艾灸的临床疗效，方便患者应用，他还多方求证，改良太乙神针配方，以进一步提高临床疗效。擅长治疗溃疡性结肠炎、克罗恩病、肠易激综合征、肠纤维化等肠腑病症，组建了上海市"中医针灸溃疡性结肠炎特色专科"，被评为上海市A级中医特色专科。

9）裴建，陈汉平弟子。任上海中医药大学附属龙华医院针灸科主任、中华中医药学会疼痛学分会副主任、中华中医药学会脑病分会常委、国际免疫联合会会员、中国免疫学会中医药学会分会理事。中国针灸学会理事、中国针灸学会实验针灸学学会委员、上海针灸学会理事、上海中医药学会瘀证研究会常务理事、世界中医药学会联合会内科专业分会理事。

（4）流派主要著作

陆瘦燕、朱汝功的主要著作有《针灸正宗》《经络学图说》《腧穴学概论》《刺灸法汇论》《针灸腧穴图谱》《针灸学习丛书》

《针灸正宗》第一集和第二集等。此外,《腧穴释义》《针灸歌赋新释》《陆瘦燕金针实验录》《治疗学总论》等,俱已完稿,未及出版,于"文革"期间毁于一炬。

《陆瘦燕朱汝功针灸学术经验选》由陆瘦燕针灸学术研究会编集,上海中医药大学出版社出版。

陆炎垚著有《陆瘦燕朱汝功针灸学术经验选》《针灸名家陆瘦燕学术经验集》《陆瘦燕朱汝功针灸带教录》《陆瘦燕朱汝功针灸医案选》。

其他相关著作有《针灸名家——陆瘦燕学术经验集》《陆瘦燕针灸医案医话》《陆瘦燕金针实验录》《针坛之光——纪念陆瘦燕诞辰100周年》《陆瘦燕针灸论著医案选》、《针灸腧穴图谱》修订本。

（5）流派的主要学术特点

研究阐发腧穴、经络理论,并以此为辨证论治的主体;全面切诊、整体治疗,注重肾气和胃气对人体的影响;权衡缓急,处方配穴有常有变;重视爪切,善施行气、补泻手法,并对刺法理论做了深刻的阐发;针法与灸法并重,辅以中药,进行综合治疗;习用毫针,提倡温针、伏针、伏灸。

3. 浙江衢州杨继洲针灸

"杨继洲针灸"发源于浙江三衢（今浙江省衢州市衢江区）,其代表性著作是明代杨继洲所著的《针灸大成》。作为对明代及以前针灸学术的一次大总结,《针灸大成》卷帙之巨、内容之多、资料之全、流传之广、影响之深远,冠绝针灸典籍,被针灸业者奉为圭臬。自面世以来,翻刻数十次,有木刻本、石印本、铅印本以及影印本等50多种版本,语言则有英、日、法、德等多种译本。

杨继洲（名济时）,浙江省衢州市衢江区六都杨村人。他出身于医学世家,祖上三代御医,举业不顺遂潜心攻医,承家学而精研历代典籍,理论造诣精深,临床经验丰富,尤擅针灸。行医50

余年，医迹遍布闽、苏、冀、鲁、豫、晋等地，是我国明代的杰出针灸学家。

"杨继洲针灸"的核心学术思想可以概括为：溯源穷流，注重辨证；用穴精巧，重视得气；擅用手法，明于补泻；针灸须药，杂合以治。

（1）溯源穷流，注重辨证

杨继洲理论上勤求古训，溯源穷流，对《素问》《灵枢》《难经》《铜人腧穴针灸图经》《备急千金要方》《外台秘要》等书无不研习。在其《针灸大成·诸家得失策》中强调："不溯其原，则无以得古人立法之意；不穷其流，则何以知后世变法之弊。"实践中则强调辨证精确，选穴处方施治才能简要中肯，随症变通。如他在"诸家得失策"中指出："探脉络，索荣卫，诊表里；虚则补之，实则泻之，热则凉之，寒则温之或通其气血，或维其真元。"

（2）用穴精巧，重视得气

杨继洲提出"不得其要，虽取穴之多，亦无以济之；苟得其要，则虽会通之简，亦足以成功"。《针灸大成·卷九》收载杨继洲的 31 个医案，用穴大多在 2～6 穴上下，几乎未见超出 10 穴以上者，且效多卓著。《针灸大成·卷七》"经外奇穴"一节，论述了 35 个经外奇穴的名称、刺灸法和主治，可见其对奇穴之重视。针刺施治时，提出"宁失其穴，勿失其经；宁失其时，勿失其气"的主张，在"经络迎随设为问答"中强调"用针之法，候气为先"，在针灸学术史上影响深远。

（3）擅用手法，明于补泻

杨继洲创立"十二字分次第手法及歌"，即爪切、持针、口温、进针、指循、爪摄、退针、搓针、捻针、留针、摇针及拔针，并以歌诀形式说明其操作要点与作用，清《医宗金鉴·刺灸心法要诀》几乎完全参考此歌诀。在此基础上，他结合窦汉卿的"手指补泻十四法"，归纳出揣、爪、搓、弹、摇、扪、循、捻等"下手八法"，为后世所遵循。而下手八法的第一法"揣"法，为杨继洲首创，是临床针刺治病首要之法。此外，杨继洲还提出二十四式复式手法，尤其是创立了进火补（局部热）和进水泻（进水泻）手法，在深浅两层而不是"天、地、人"三层施行术，是对烧山火、透天凉手法的补充。手法服务于补泻。根据不同刺激强度，杨继洲将针刺补泻分为"大补大泻"和"平补平泻"两种，首开补泻手法有强弱之分的先河，使针刺补泻理论更趋于完善。

（4）针灸须药，杂合以治

杨继洲在临床上主张针、灸、药三者配合使用，强调"药与针灸不可缺一者也"，认为"疾在肠留，非药饵不能以济；在血脉，非针刺不能以及；在腠理，非熨焫不能以达"。《针灸大成》一书多次提及灸治之法，对灸法所用材料、艾炷大小、灸疗补泻、点火法、艾灸壮数、炷火先后、发灸疮、灸后调摄等灸法、灸理进行了精辟全面的论述。在卷六的"十二经穴歌"之后，专门论述了药物方剂，可见他善取诸法之长，杂合以治，以实现最佳疗效。

杨继洲针灸的传承途径主要分为两种，一是以衢州地区民间针灸师承式或私淑式传承，具有稳定的实践频率；二是400多年间不间断地以不同版本的《针灸大成》书籍，以及与此书相关的医案、文章、塑像、学术论文、学术交流等方式流传。

衢州市历来重视传统医药文化的保护和发掘，经衢州市人民政府批复，1993年衢州市中医医院增挂"杨继洲医院"的院名，作为"杨继洲针灸"的保护单位，在"杨继洲针灸"的文化弘扬、传承人的认定和保护、文献搜集、申请保护等方面做了大量工作，出台了一系列行之有效的措施，推行师承式技艺传授、建立"非遗传承基地——杨继洲针灸馆"及"专家工作站"等动态传承机制，为衢州市非物质文化遗产保护做出了重要贡献。

2005年6月，衢州市杨继洲医院与中国针灸学会在杨继洲故乡联合召开"杨继洲《针灸学术》思想研讨会"。2008年6月，衢州市中医医院被确定为非遗项目"杨继洲针灸"保护单位。2009年6月，"衢州杨继洲针灸"列入第三批《浙江省非物质文化遗产名录》，成为衢州市首个传统医药类省级非物质文化遗产。于2016

年列入第四批《国家级非物质文化遗产代表作名录》。

三、世界级非物质文化遗产代表性传承人

2010 年 11 月 16 日，由中国申报的"中医针灸"项目正式通过联合国教科文组织保护非物质文化遗产政府间委员会审议，被列入《人类非物质文化遗产代表作名录》。按照《保护非物质文化遗产公约》和《申报指南》的申报要求，中国推荐了程莘农、贺普仁、郭诚杰、张缙 4 位为传承人代表。

1. 程莘农

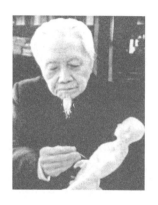

程莘农（1921—2015），男，汉族，江苏省淮安市人，中国工程院院士，《人类非物质文化遗产代表作名录》"中医针灸"代表性传承人。

程莘农家世业儒，其志在医。自幼由其父程序生启蒙教读《药性赋》《医学三字经》《难经》等医著，16 岁拜当地温病大家陆幕韩（寒）为师，19 岁时，陆师辞世，程莘农便独立挂牌行医，不久便在当地有了一定名气，人称"小程先生"，并出任清江市（今江苏省淮安市）卫生工作者协会秘书股股长。1947 年获得中华民国考试院颁发的医师证书。1953 年进入"清江市中西医进修班"学习，1955 年成为江苏省中医学校（南京中医药大学前身）首期学员，毕业时因受校长承淡安先生的赏识而留校任教，并担任针灸教研组组长。其间他积极参加针灸巡回教学，深入基层开展工作，负责南京市 100 余名针灸师及各县市针灸医师的进修学习，足迹遍及江苏省 8 个专区 20 个县，推动了当地针灸学术的发展。

1957 年，程莘农奉调北京中医学院，任针灸教研组组长，兼东直门医院针灸科组长、副主任、主任医师。主持编辑《北京中

医学院学报》，主攻功能性子宫出血、中风和三叉神经痛，完成了"中风偏瘫 64 例观察"等课题，其间还参与了第二版《针灸学》教材的审稿工作。1975 年，调中国中医研究院，任针灸研究所经络临床研究室主任、针灸教学研究室主任、针灸研究所专家委员会副主任委员、国际针灸培训中心副主任、主任医师、教授等。1990 年获世界文化理事会"阿尔伯特·爱因斯坦世界科学奖"，1993 年被国家科委聘为国家攀登计划"经络的研究"首席科学家，1994 年当选首批中国工程院院士。1998 选任中央文史馆馆员。此外还曾任中华针灸进修学院名誉院长，中国医学基金会常务理事，中国针灸学会副会长，中国国际针灸考试委员会副主任委员，第六届四次、五次，第七、八届全国政协委员等职。

程莘农院士勤于临证，重视辨证论治，贯彻理、法、方、穴、术的统一。认为用药用针都是在中医学理论指导下，穴位和中药的作用常有异曲同工之妙。他持针强调"手如握虎""伏如横弓"，运针讲究指实腕虚，气随人意。特别是改良后的"程氏三才法"更是简巧利索，气至速达。由他主持的"体表循行 81 例研究"，将测验的 64 例经络感传路线和《灵枢·经脉》对照，两者循行路线基本一致，该研究成为我国早期经络研究佳作之一。1990 年，程莘农担任国家攀登计划"经络的研究"首席科学家，从人群普查、生物学指标以及现代物理学研究等方面，进一步证明了经络的客观存在。此外，还多次主持国家级、部级课题，其中"循经感传和可见经络现象的研究"获国家中医药管理局科技进步一等奖。

在学术观点上，程莘农以《灵枢》《素问》为主，反对玄学，提倡务实创新。其主要著作有《中国针灸学》、《针灸精义》（印度发行）、《难经语译》初稿、《经络年鉴》等。培养博士、硕士近 20 人，留学生逾千人，多次获"优秀教师""荣誉教师"等奖。先后应邀前往日本、加拿大、美国、法国、英国、意大利等国家和地区讲学。

其学术思想、临床经验详见本套丛书之《传承集粹》分册。

2. 贺普仁

贺普仁（1926—2015），河北省涞水县人，曾任中国针灸协会高级顾问，北京针灸学会会长，是《人类非物质文化遗产代表作名录》"中医针灸"代表性传承人，国医大师。

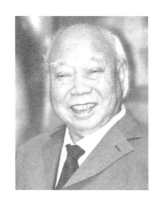

幼习儒家，14岁求师京城名医牛泽华，深得老师真传。22岁独立应诊，因医德高尚、医术精湛而声名鹊起。1956年调入北京中医医院，曾任针灸科主任达26年之久。1976年，奉派参加我国赴西非布基纳法索（当时称上沃尔特共和国）医疗队，因疗效卓著，获得该国总统颁发的金质"骑士勋章"。1990年入选北京市名老中医，1991年被国家中医药管理局确定为全国首批老中医药专家学术经验继承工作指导老师，2008年入选第一批国家级非物质文化遗产针灸项目代表性传承人。

在长期的临床实践中，他根据中医理论中人体喜温热、厌寒邪的道理，发掘了几近失传的火针疗法，并对火针针具进行了大胆革新，经过不断实践，扩大了火针适应证范畴，制定了国家标准火针技术操作规程，提高了火针疗法的治疗效果。在多年实践与思索的基础上，创立"病多气滞，法用三通"的中医病机学说和针灸治疗体系"贺氏针灸三通法"。所谓"病多气滞"，是指虽然不同疾病的病因不一，但无论虚实，疾病在其发生、发展、传变过程中，气滞往往都是不可逾越的病机。《素问·调经论》曰："五脏之道，皆出于经隧，以行血气，血气不和，百病乃变化而生。"气滞则病，气通则调，调则病愈，故称"病多气滞"。"法则三通"是指致病因素干扰了人体脏腑和经络的正常功能，出现经络不调，气血郁滞。疾病传变均通过经络进行，所以针灸治疗各种疾病的作用在于调气血、通经络。具体方法则是其提出的"贺氏针灸三通法"。

从狭义角度理解，"贺氏针灸三通法"指以毫针刺法为主的"微通法"，以火针、艾灸为主的"温通法"，和以三棱针刺络放血为主的"强通法"。从广义角度理解，则包括了以下四个方面：①以"通"体现针灸治病的根本原理在于通经络，行气血；②重视多种疗法有机结合，"三"可以理解为约数，意即多，如"三生万物"，在此强调"必须掌握丰富多样的干预手段，才能应对变化多端的疑难杂症"；③概括现代常用的针具，"贺氏针灸三通法"所选的毫针、火针、三棱针是对现代常用针具的高度概括，是针灸诸法的代表，吸收了其他各针法的精髓；④精妙在"术"，他将数十种针灸疗法的精髓凝练为"三法"，并制定了操作规范，简化了学习难度。同时，"微通""温通""强通"三法都强调操作的精微、微妙，对从持针到出针的各个环节，医者都应用心领悟，达到"易用而难忘"的境界和水平。为此，他总结了一整套"三通"的练针之法，并提出只有将基本功练习与具体疾病相结合去体验"三通法"的操作技巧，使"人""法""术""效"紧密结合，才能真正体现"三通法"的妙处。2001年，"贺氏针灸三通法"治疗中风病、颈椎病，被国家中医药管理局确立为"中医适宜诊疗技术研究"专项科研课题之一。

其学术思想、临床经验详见本套丛书之《传承集粹》分册。

3. 郭诚杰

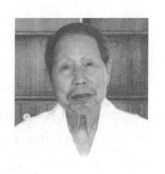

郭诚杰，男，1921年出生，陕西省富平县人，陕西中医药大学教授、主任医师，研究生导师。早年曾随当地名医学习中医，1953年参加西安中医进修学校学习，1959年毕业于陕西中医学院中医师资班，后留校从事针灸教学、临床、科研工作。1960年被评为陕西省劳动模范。1980年担任陕西中医学院针灸系主任。曾任陕西针灸学会副会长、陕西省卫生厅（今陕西省卫生健康委员会）高级职称评审委员会委员，是首批全国老中医药专家学术经验继承工作指导老师，《人类非物质文化遗产代表作名录》"中医针灸"代表性传承人，第二届国医大师，享受国务院政府特殊津贴。

郭诚杰奉行"博学笃行，业精于专"的人生信条，认为中医业者必须知识广博，除精通中医外，还应熟悉掌握西医学、哲学、史学、文学、地理等方面知识，才能在学术上有所发展和创新，并认为中医临床以整体观念、辨证论治为特点，以证型为核心，确定相应的治法，遣方用药选穴，而西医的诊断技术，可补中医四诊之不足，所以应重视西医辨病与中医辨证的有机结合。而他对针灸治疗乳腺增生病的临床及机理研究，正是上述认识的具体体现。

1978 年至 1999 年间，郭诚杰先后 9 次开展乳腺病流行病学调查，发现其发病率由 1978 年的 8.2% 上升至 1999 年的 28%。为了积极防治这一疾病，他博览群书，积累了大量资料，同时虚心向肿瘤及外科专家请教，充实西医知识，并亲自实践，以不断提升自己的诊断水平。在对 130 例乳腺增生病患者的临床研究中，设立针刺治疗组、豆提物注射对照组、西药对照组进行疗效对比观察，证明针刺疗效优于对照组。再结合中医辨证，将乳腺增生病分为肝郁型、肝火型、肝肾阴虚型和气血两虚型，结果各证型之间疗效无显著差异。而对针刺治疗组和豆提物注射对照组分别进行治疗前后细胞免疫功能变化的观察，结果显示两组细胞免疫功能治疗后比治疗前均有显著增高。该研究荣获陕西省高教系统科技成果一等奖。在此基础上，他又开展了该病病因及针刺治疗机理的实验研究，如给大、小鼠皮下注射雌二醇，能成功造成乳腺增生病的模型，表明雌二醇升高是本病主要致病因素之一，而针刺有拮抗雌二醇升高的作用。该研究成果荣获国家中医药管理局科技成果二等奖。此外，他主持制定的"针药结合治疗乳腺增生方案"是国家认可的临床标准方案；他牵头研制的乳腺增生治疗仪，荣获陕西省电子工业厅二等奖；根据多年临床经验研制的治疗乳腺增生病的乳乐冲剂，深受患者欢迎。他本人也曾被评为陕西省优秀科技工作者。

在临床实践中，郭诚杰诊治的病种十分广泛，内、外、妇、儿、骨伤、杂病无所不见，且多收良效。在临床中，他既注重遵循理论指导，又善于总结与提高，探索其规律，做到临床不间断，探索不停止，总结不歇笔。先后发表论文40余篇，内容涉及针灸基础理论以及内、外、妇、儿、骨伤各科疾病，从临床常见病症到疑难杂证，从教学到临床再到科研，皆有所涉。出版《乳腺增生病的针灸治疗》《针药并治乳房病》和《现代经络研究文献》等专著，其中《现代经络研究文献》获陕西省人民政府一等奖。

其学术思想、临床经验详见本套丛书之《传承集粹》分册。

4. 张缙

张缙，原名张国梁，男，1930年出生，辽宁省黑山县人，汉族，中共党员。黑龙江省中医研究院主任医师、研究员，黑龙江中医药大学教授、博士研究生导师。第一、四、五批全国老中医药专家学术经验继承工作指导老师。

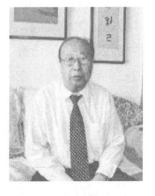

1951年，张缙自中国医科大学医学系毕业后，在东北军区后勤部卫生部第26后方医院工作。1955年参加全国高等医学院校针灸师资班学习，毕业后一直从事针灸医疗、研究与教学工作，曾任中国针灸学会第一、二、三届常务理事，中国针灸学会针法灸法分会主任委员，中国东北针灸经络研究会会长，中国国际针灸考试委员会委员，国家自然科学基金委员会评审专家。是国家级有突出贡献的中青年专家，享受国务院政府特殊津贴。

张缙从医60余载，一直致力于针刺手法、经络理论、针灸古籍《针灸大成》以及针灸教育等方面的研究，为我国的针灸事业和中医药的发展做出了突出的贡献。

在经络研究方面，总结出循经感传的八个规律性，并升华为理论体系。结合自己针刺手法的专长，从控制针感传导发展为控制感传，将方法学与临床密切结合。首次提出隐性感传及隐性显性循经感传在一定条件下相互转化的理论。在研究基础上，又提出了"肯定现象、掌握规律、提高效果、阐明本质"的经络研究工作程序，成为全国经络研究的指导思想。

张缙对针刺手法的研究主要涉及了七个方面：练手法基本功的研究，行针刺手法时进针法的研究，二十四式单式手法的研究，以烧山火、透天凉与龙虎龟凤四法为核心的复式手法的研究，针刺补泻的研究，针刺得气的研究，针感的研究。在研究中，提出了一套有关控制针感性质和传导方位的方法，具有广泛的临床意义。从古代手法中，按音韵分类厘定出二十四式单式手法，又予以定性、定序和术式流程，并拟定了各法之操作标准。对针刺补泻、行针得气、复式手法等均有系统阐发，受到了国内外针灸界的重视。此外，还提出针刺手法的关键在于"力"的运用，针是"力"的载体。

在针灸文献的研究方面，张缙是《针灸大成校释》的主编和主要执笔人。这部出版于 1984 年的百万字巨著，是中华人民共和国成立后在针灸古典文献研究中的重要成果，被评为国家中医药管理局中医药科技进步二等奖，及全国古籍整理研究三等奖。

在针灸教育方面，张缙提出针灸学术分科，举办多期针灸专科班、师资班，并多次应邀到德国、日本、俄罗斯等多个国家访问讲学，培养国内外硕士研究生 70 余名，博士和博士后研究生 20 余名。

张缙编著校释了针灸专著 7 部，撰写学术论文 100 余篇，有 12 项科研工作获得了国家、部、省等各级科研成果奖和科技进步奖。曾任中国针灸学会常务理事、中国针灸学会针法灸法分会主任委员、国家自然科学基金委员会评审专家，是中华中医药学会终身理事，获中国中医药学会终身成就奖。2011 年，被联合国教科文组织认定为《人类非物质文化遗产代表作名录》"中国针灸"代表性的四位传承人之一。

其学术思想、临床经验详见本套丛书之《传承集粹》分册。

四、国家级非物质文化遗产代表性传承人

2006年5月25日，中国公布了首批国家级非物质文化遗产名录518个，其中包含9个中国传统医药项目，由中国中医科学院针灸研究所和中国针灸学会联合申报的针灸项目列为其中之一。为有效保护和传承国家非物质文化遗产，鼓励和支持项目代表性传承人开展传承教习活动，针灸项目评选出了两位代表性传承人，分别为王雪苔和贺普仁，列入第一批国家级非物质文化遗产项目代表性传承人名单。于2018年，郭诚杰、李鼎、石学敏、田从豁、张缙增选为针灸项目第五批国家级非物质文化遗产代表性传承人。陆焱垚、金瑛分别为上海陆氏针灸和浙江衢州杨继洲针灸国家级项目代表性传承人。

1. 贺普仁

详见本书第二章"三、世界级非物质文化遗产代表性传承人"。

2. 王雪苔

王雪苔（1925—2008），男，辽宁省义县人。青年时代先后在锦州医学院（今锦州医科大学）与国立沈阳医学院攻读临床医学。1948年冬参加革命后，曾协助著名针灸学家朱琏编著《新针灸学》，从此走上针灸研究之路。1955年12月中央卫生部中医研究院（中国中医科学院前身）成立后，历任针灸研究所学术秘书室副主任、文献资料研究室

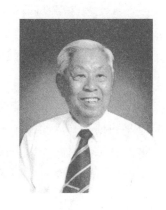

与医史研究室总负责人、针灸研究所所长、中国中医研究院副院长等职，并被聘为卫生部（现国家卫生健康委员会）医学科学技术委员会委员兼针灸针麻专题委员会副主任委员、国家科学技术委员会中医专业组成员兼针灸组组长。在职期间，作为主要成员，参与创办了中国针灸学会和世界针灸联合会，是中国针灸学会的首任秘书长，世界针灸联合会的首任会长。此外，还牵头创办了《针灸杂志》。2007 年入选为第一批国家非物质文化遗产项目代表性传承人。

王雪苔重视经络学说与气的理论研究，认为经络学说是古人在观察经络现象和循经感传联系规律的基础上形成的理论知识，它不仅是针灸理论的核心，而且在整个中医理论构架中也占有举足轻重的地位。

临床中认为各系统疾病皆可循经取穴，配穴主要采用俞募相配、阴阳相配、远近相配、上下相配等方法，并擅长随症变通。注重灸法的应用与研究，认为施灸离不开经络、腧穴，如能在施灸过程中出现热感循经感传现象，则疗效更好。灸疗法的作用不只是物理作用，艾绒燃烧时的生成物及掺杂在艾绒当中的中药还能发挥药物治疗作用。同时认为化脓灸临床疗效明显优于温和灸，但在治疗热病时，则应慎用化脓灸。

王雪苔曾发表《针灸的国际化与现代化》《针灸的现状与未来》《发展中医药六个关键点》等一系列文章，从战略高度阐述了对中医针灸发展的现状与前景的看法，认为中医现代化的前景不会是中西医学融合，而是要逐渐形成一个具有完善的中医理论体系和现代科学内涵、能够充分体现中医特色与优势的现代中医药学，因此强调中医理论体系是实现中医药现代化不可动摇的基石。

其学术思想、临床经验详见本套丛书之《传承集粹》分册。

3. 郭诚杰

详见本书第二章"三、世界级非物质文化遗产代表性传承人"。

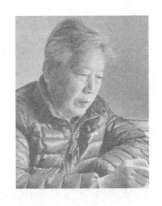

李鼎，男，1929年出生，浙江省永康市人，字养元，号养园。上海中医药大学教授、博士生导师。

早年有志于医，师从四川名医刘民叔、杨绍伊等。1954年进入上海市卫生局中医门诊所工作，后转上海中医学院，长期从事针灸学科的临床、理论教学与文献研究工作。现任上海中医药大学专家委员会委员、上海中医药大学李鼎名师工作室导师、上海市名中医等，享受国务院政府特殊津贴。

在临床治疗方面，李鼎结合现代解剖学和传统经穴特性、气血变化的辨证，指出"调气治神"是针灸治疗的总则。强调针刺调气要分析各种气的深浅、气感、反应特点。在此基础上，又需根据经络的综合关系，发挥针刺调节浅深之气、远近之气和呼吸之气的优势，同时发挥医患双方的主观能动性，达到最好的临床疗效。强调特定穴特别是五输穴和俞募穴的临床应用。俞募穴是邻近脏腑的穴，五输穴则是远离脏腑的穴。如何用好近取、远取之法，是针灸治疗选穴配穴的关键问题。认为通过或近取，或远取，或远近配合，以发挥"本标相应"的作用，这是针灸用穴的大法。

在理论研究方面，李鼎充分利用自己在针灸文献、中医基础理论以及中国传统文化方面的深厚底蕴，厘清针灸学中混乱不清的理论概念，注重考证文献之间的源流关系。从气血到经脉，由病症到用穴，联系整体，阐述经络理论，校注出版针灸经络珍本多种，影响甚广。从经穴解剖开始，寻名考实，对经穴内容做了深入阐释，厘定绘制经穴图。

曾任中国针灸学会理事和针灸文献研究会副理事长、全国高等中医药教材编审委员会委员、《经络学》教材主编、中国国际针灸考试委员会委员、针灸水平考试参考书《针灸学》主编，参与制定中华人民共和国国家标准《经穴部位》。发表学术文章百余篇，编著有《针灸学释难》《针灸学辞典》《中国经络文献通鉴》《中国针灸基础论丛》《循经考穴五十年》等专著，在国内外享有很高的声誉。

5. 石学敏

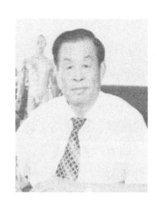

石学敏，男，1938年6月出生于天津，天津中医药大学教授、主任医师，中国工程院院士，博士生导师，国家有突出贡献专家，享受国务院政府特殊津贴。曾任中国针灸学会副会长，天津针灸学会会长，天津中医药大学第一附属医院院长。曾荣获国家"七五""八五""九五"立功奖章，2000年何梁何利基金科学与技术进步奖，2001年求是杰出科技成就奖，2002年捐献其"中国杰出科技成就奖"。

石学敏一直坚持"中西结合、融西贯中"的中医针灸发展理念，提出针刺手法量学理论，并开展相关研究，对捻转补泻手法确定了新定义和量化操作，使传统针刺手法向规范化、量化发展，推动了中医现代化进程。临床强调中医辨证与西医辨病相结合，擅长针药结合。他依据传统中医理论，结合多年的临床研究和现代药理研究成果，采用国际公认的诊疗标准，针对中风病的病因病机特点，逐步形成以"醒脑开窍针刺法"和"丹芪偏瘫胶囊"为主，配合康复训练、饮食、心理、健康教育等疗法，形成了一整套完整的、独特的、规范的中风病中医中药综合治疗方案——石氏中风单元疗法，被国家中医药管理局列为十大重点推广项目之一。此外，他在针灸治疗中风病、延髓麻痹、中枢性呼吸功能衰竭、各种痛证、老年期痴呆、前列腺肥大、无脉症及各种神经系统疾病等方面，成效显著并名扬海内外。多年来，共主持完成包括国家"973"项目在内的科研课题40余项，其中获国家科技进步奖1项，省部级科技进步奖33项（次），国家教委及天津市教学成果奖3项，获国家专利6项。培养硕士、博士、博士后百余名，学生遍布中国各地和世界各国，桃李满天下。出版专著20余部，其中2007年出版的英文版《石学敏针灸学》，被美国针灸考试委员会指定为考试指导用书。

石学敏不仅是著名的针灸家，还是著名的管理学家。自1983年担任天津中医学院第一附属医院院长后，至今从事医院管理工作20余年，带领全院大力弘扬针灸特色，积极走科技兴院之路，针灸疗法深入全院各病区科室，既推动了针灸的学术和人才梯队的培养，也推动了医院办院规模、临床疗效、学术声誉和海内外影响力的大幅提升，拓宽了针灸学科发展模式和中医院办院思路。自1968年率领中国医联队赴阿尔及利亚援外以来，先后赴世界30多个国家及地区讲学和诊疗，开设学术讲座100余场，为海外针灸的发展起到了显著的推动作用。同时，还就针灸临床及机理研究，与德、法、日等多国开展国际合作，为中医针灸走向世界做出突出贡献，被誉为"针灸外交家"。

6. 田从豁

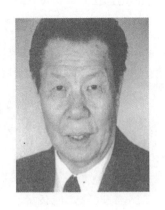

田从豁，男，1930年出生，汉族，河北省滦南县人，主任医师、研究员、博士生导师。曾任中国中医研究院针灸研究所第二研究室副主任，中国中医研究院图书情报室负责人，中国针灸学会常务理事兼副秘书长，北京市针灸学会常务理事，WHO北京国际针灸培训中心副主任、教授，是第二批全国老中医药专家学术经验继承工作指导老师，并应邀担任西班牙、波兰、

意大利、美国、秘鲁等国针灸学会（协会）名誉理事等职衔。

1951 年毕业于中国医科大学医学系。1952 年到卫生部针灸疗法实验所师从朱琏、高凤桐等名师。1953 年受中国中医研究院指派，在中南大区卫生部开办针灸师资训练班。1965 年，田从豁被中国中医研究院聘任为第一批副主任医师，任中国中医研究院广安门医院内科副主任医师。

田从豁在学术上有三个特点：第一，在辨证论治的基础上，重视调理脾胃，并将针灸、中药、推拿等疗法有机结合；第二，在针灸治疗中，对理、法、方、穴、术五个环节俱有研究，尤精于选方配穴，能够根据经络脏腑的关系，穴位的性质、功能，结合辨证情况，求经配穴，随证选用，严谨得当；第三，强调"冬病夏治"法则在防治慢性气管炎和哮喘病方面的重要作用，是"冬病夏治消喘膏"主要发明人。

曾在国内外发表论文 70 余篇。著有《针灸医学验集》、《中国灸法集粹》、《针灸百病经验》（西文版）、《古代针灸医案释按》、《田从豁临床经验》等著作。

自 20 世纪 50 年代起，田从豁以中国针灸专家身份先后到罗马尼亚、波兰、阿尔及利亚、法国、瑞士、日本、泰国、意大利、西班牙、美国等 10 多个国家进行医疗、教学工作。1965 年，他作为第一批援外医疗专家，到非洲的阿尔及利亚进行医疗活动。自1975 年开始，在田从豁担任北京国际针灸培训中心副主任兼教授期间，为世界各地培训了数千名针灸医师，其中很多人在本国开展了大量的针灸治疗、研究和教学工作，使针灸得到了更好地传播。1980 年因成功救治智利著名画家何塞·万徒勒里先生，轰动日内瓦医坛。

7. 张缙

详见本书第二章"三、世界级非物质文化遗产代表性传承人"。

8. 陆焱垚

陆焱垚（1944—2016），女，上海人，陆氏针灸代表性人物陆瘦燕、朱汝功之女。1967年自上海中医学院医疗系毕业后，分配至甘肃省武都县（今甘肃省陇南市武都区）汉王医院任中医师，1979年调回上海中医学院任教，1992年被聘为上海中医药大学针灸推拿学院副教授，先后出任经络教研室、刺灸治疗教研室、刺法灸法教研室主任，并担任全国高等中医院校针灸教育研究会秘书长等职，也曾应邀赴阿曼苏丹国马斯克特中医中心、德国不莱梅红十字会中医研究所开设诊务。是第三批上海市非物质文化遗产项目"陆氏针灸疗法"代表性传承人，上海近代中医流派临床传承导师，"陆瘦燕名老中医工作室"导师。

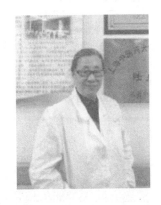

由于自幼即随父母侍诊，所以对"陆氏针灸"感悟尤深，加之近50年的临床经验，可谓学验俱丰。临诊中非常重视病案的完整性，喜用对穴，例如对于慢性消耗性疾病患者，常采用同名经配穴（上下对应配穴）而取手足三里，扶正以提高机体自身免疫力。在治疗痛症上，常采用循经远道取穴，腑病取合。善针善药，针、灸、药三法有时单独使用，亦常根据病情配合应用。尤其擅长通过辨证论治，拟定不同的药饼灸方，因人而异，每收奇效。

主要著作有《陆瘦燕朱汝功针灸学术经验选》《针灸名家陆瘦燕学术经验集》《陆瘦燕朱汝功针灸带教录》《陆瘦燕朱汝功针灸医案选》等。

9. 金瑛

金瑛，男，1969年1月生，浙江省衢州市人，浙江中医药大学教授，硕士生导师，衢州市中医医院主任中医师。是国家级非物质文化遗产项目"杨继洲针灸"传承人，中国针灸学会理事，中国针灸学会临床分会痛症学术委员会委员，浙江省针灸学会常务理事，浙江省针灸学会疼痛分会主任委员。衢州市名中医。

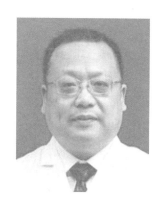

1989年师从王樟连教授，随师侍诊5年，颇得其传。同时又随当代浙江针灸名家高镇五、虞孝贞、方剑乔等学习临床，2015年再拜国医大师石学敏院士为师。临床主张"法之所施，使患者不知所苦"。强调先练指力，后言手法；先求得气，后言补泻。在继承杨继洲"下手八法"和"十二字分次第法"针刺精粹基础上，强调进针迟数有度，运针手法细腻，捻转角度均匀，提插深浅得当，强弱刺激适宜，故针感舒适，亦无痛楚。

作为浙江省中医药重点学科针灸推拿学学科带头人，率先在衢州地区开展"龙氏正骨推拿手法"治疗脊柱及脊柱相关病，创办特色门诊及衢州首个针灸病区，用"靳三针疗法"治疗面瘫、中风后遗症、失眠等神经系统疾病，享有较高知名度。多次开办国家级继续教育项目"杨继洲学术思想传承与临床应用新进展"，推动杨氏学术传承并发扬光大。

作为浙江中医药大学和江西中医药大学的兼职教授，培养了多名研究生。主要研究方向为针刺镇痛与脊柱相关病的临床与实验研究，研究手段涉及免疫学、神经生理学及循证医学方法等。主持省、市级课题3项，主编和参编著作3部。

五、省级"非遗"相关针灸项目

在国家设立非物质文化遗产保护项目的同时，各省市也相应设立了地方"非遗"项目。据不完全统计，目前与针灸相关的项目有北京的程氏针灸、天津的韩氏芒针疗法和孙氏岐黄针法、福建的泉州留章杰中医针灸、吉林的耿一针中医针灸、浙江的衢州杨继洲针灸和施氏针灸、江西的信州火针、河南的张氏经络收放疗法和贵氏针法、陕西的针挑治疗扁桃体炎和灵台县皇甫谧针灸术等。由于各地的文化与管理方式并不完全一致，所获资料有限，我们选择介绍以下3个项目。

1. 北京程氏针灸

程氏针灸源自名医辈出的江苏淮安，形成于古都南京，后传承于北京、上海等地，迄今已延续五代，传承弟子近百人，遍布于世界各地，是近代重要针灸学术流派。其代表性传承人程莘农教授是中央文史馆馆员、中国工程院院士，首批"国医大师"称号获得者，世界非物质文化遗产"中医针灸"代表性传承人之一。

程氏针灸，除汲取了山阳医派、澄江针灸学派精华外，更将"缘理辨证、据证立法、依法定方、明性配穴、循章施术"五大环节融汇统一，强调经络辨证，以药性知穴性，形成了以"天人地"三才针法为技法特点，针对疼痛、失眠、消渴、月经病等几十种优势病种的特色诊疗体系，保留和发扬了传统针灸的精髓，又融汇了西方医学对人体的认知，是当代针灸的一个重要流派。

由于具有清晰的传承脉络和悠久的传承历史、完整的学术体系和良好的临床效果，2009年程氏针灸被列入北京市海淀区非物质文化遗产保护项目，2010年被列入北京市非物质文化遗产保护项目。

程氏针灸的核心学术思想强调，针灸要在辨证论治的基础上，贯彻理、法、方、穴、术的统一，即"缘理辨证、据证立法、依法定方、明性配穴、循章施术"。

（1）缘理辨证

是在中医基础理论的指导下，认识人体、分析疾病、做出诊断的过程。程氏针灸强调中医基础理论应以经络学说为核心，强调基于经络系统这一原始而朴素的医学模型，形成定性诊断与定位诊断相结合的经络辨证方法，从而对疾病的发生发展、预后转归，往往有独特的视角；对多重复杂的症状，往往有独特的归纳与分析；也指导形成了独特的穴位处方和临床技法。

（2）据证立法

是指在治疗原则指导下，根据辨证确立的施治大法。程氏针灸以经络辨证为基础和准则，形成补、泻、温、清、升、降六大治法，并据此合理选择多种针灸技法，发挥不同刺激方法各自的特点和优势，扬长避短，综合起效。

（3）依法定方

是指基于治法确定的具体针灸施治方案。程氏针灸强调处方选穴应立足于辨证的基础，根据所拟定的治法，结合腧穴的主治性能而进行。临床取穴的多少亦应以证为凭，以精为准，以适为度，以效为信。在取穴多少上，当以大、小、缓、急、奇、偶、复为原则。针对不同疾病，以程氏针灸百年经验总结形成的针灸处方，是临床取效的有效保障。

（4）明性配穴

是指处方配穴时要充分考虑到穴位主治的特异性，这是程氏针灸拟定处方的内在规律。程氏针灸认为穴性包括两方面的内容，一是在经络辨证定性诊断基础上的穴性，即穴位的作用是补是泻，是温是清，是升是降，应表还是应里；二是在经络辨证定位诊断基础上的穴性，即穴位作用的靶向性特点，包括作用于皮部、络脉、经脉、经筋等不同层次，和作用于头胸腹及四肢的不同解剖部位特点。这些穴性又因配穴不同，或加强，或抑制，或侧重，并受到刺激方式和刺激量的影响。

（5）循章施术

是指作用于经络穴位的刺激方法，包括刺激的方式、强度、时间、频率等，共同形成符合穴性要求的、适宜的刺激量。

程氏针灸正是基于经脉辨证的层次辨证特点，基于腧穴穴性与刺激方式的关联，基于临床中更为精准地刺激病位从而提高疗效的需要，逐渐积累磨合形成的独特而实用的、作用于穴位不同层次的三才针法，以及以三才针法为核心的多种针灸刺激方法的组合应用。

2. 河南张氏经络收放疗法

经络收放疗法是我国中医医术的古老遗产，在民间盛行已久，尤对小儿麻痹及妇科、骨科伤病疗效显著。可惜此疗法在历史上几经湮没，部分失传，后经张德文老中医搜集、整理，并发挥运用五十余年，疗效明显，才使此疗法重新流传于世。此疗法施术易行，不打针，不吃药，且收效迅速，无精神痛苦之忧，是我国医学遗产中的一个独特派别。

此法的理论精髓是将人身分为日、月、星三家血，并以此为主纲，通过收血、放血、正骨、移血的手法，达到治疗疾病的目的。日血即骨血，月血即筋血，星血即皮血，正骨即将骨骼畸形矫正，移血即身体某部血液不足，借别处血以补济，补其不足，损其有余。

经络收放疗法分为以下几种：

（1）日、月、星三家血经络收放

收骨血，能使左、右、上、下血液交换；放骨血，能使全身血液上升。收筋血，能使左、右、上、下血液交换；放筋血，能使全身肉发育。收皮血，能使全身血液调配；放皮血，能使全身血液运转。

（2）五行经络收放

先以五行（即金、木、水、火、土）定穴分位，以应五脏（即心、肝、脾、肺、肾），五脏即五血，为全身之母，留传在世。①收心血，能使肝血上升；放心血，能使肺血下降。②收肝血，能使脾血下降；放肝血，能使脾血上升。③收脾血，能使筋血调动；放脾血，能使肝血下降。④收肺血，能使脾血上升；放肺血，能使心血安定。⑤收肾血，能使脾血上升；放肾血，能使肝血下降。

（3）五运六气经络收放

五脏又分为五色（即白、青、黑、红、黄），又分五味（辣、酸、咸、苦、甜），五脏兼配六腑（大肠、小肠、膀胱、胃、胆、三焦），又将五脏六腑分为十二经，即五脏六腑包络（心包），合为三阴三阳，五运六气经络收放即运用此理。

经络收放疗法的手法独有妙处，简言之，常用手法有金收、木放、火收、水放、土生长，据此要领，便可治病，确保收到良效。但具体运用时，须视病体之虚实、寒热、老少、新旧、强弱和胖瘦等，酌情运用，以达到补泻、温凉之效用。此法似按摩又非按摩，似推拿又非推拿，姑以疗效而论，实为调血、活络、舒气、解滞、扶正之疗法。

3. 福建泉州留章杰针灸

留章杰，出身中医世家。20 世纪 30 年代专程赴无锡中国针灸学研究社学成归里后，即大力推广针灸医疗，成为泉州市第一位以"针灸为主、针药并施"的针灸医师。其针法先言指力，后言手法，多用平刺手，并创立三度进针法及特殊补泻手法，灸法常用直接灸、温针灸、艾条灸等手技，疗效极佳。

1953 年参与创办福建省第一批中医联合诊所——泉州市中医联合诊所，并创建省内首个针灸科，为福建中医针灸事业的发展奠定基础，成就深得认可，获誉累累：20 世纪 50 年代初闽南地区乙型脑炎流行，致死病例多，留氏以中药针灸介入，中西药结合抢救治疗取显效，1958年获选进京参加全国中西医医学交流会；1963年经福建省卫生厅评定为首批省级名老中医；1980年任福建省针灸学会副会长，1984年创办全国第一张针灸小报《针灸界》，至今仍不定期在海内外发行；1987年受聘为华侨大学中医系兼职教授，授课兼临床带教；1986年及1990年先后被收入《中国当代针灸名家简介》及《中国当代中医名人志》。方法独特，疗效显著，使他及张永树、苏稼夫等弟子在海内外亦享有盛誉。

留章杰全面继承了以承淡安先生为代表的澄江针灸学派的中医针灸理论体系和独特手技，作为闽泉针灸的开拓者，留章杰"针灸为主、针药并施"的针灸之法及"注重攻邪，补中寓攻"为主的疗法理论，独树一帜，是中医针灸界一道亮丽的风景线，在福建针灸发展史上占有重要学术地位。

留章杰针灸手法独具一格。其一，强调指力练习，养气内功，力求得气；其二，持针需正直，持针有平刺手和垂直手两种，留师持针多用平刺手，即以大指和食、中次指平捻针而入，强调持针中平正直，若需要逆经斜刺，亦要先取平直，后改换为斜针；其三，进针有三度，留师将穴位分为"天、人、地"三个层次，配合提插捻转，达到得气乃至补泻目的；其四，强调运针五要素，即练针、查针、爪切、选穴、行针，缺一不可。

留氏注重灸法，尤其擅用直接灸、温和灸，反对"只针不灸、重针轻灸"，被称为"灸法神功"。

留氏熟读中医经典，受承淡安先生影响，崇尚《内经》《伤寒杂病论》《本草纲目》，中医辨证精当，处方遣药合理有效，著有《〈内经选读〉辅导资料》《伤寒方临床阐述》等大作，是善针善药大家。

在近60年临床生涯中，留章杰凭借其学术思想及独特针灸技法，创造了不胜枚举的经典案例，临床效果颇佳，形成了独特闽泉针灸文化，是后学者继承和发扬的典范，值得深入学习和研究。留氏古文基础扎实，琴棋书画精通，是传统文化的使者，他主张中医学者化，注重解读古医书用字用词，深悟其真谛，是少有的儒医，其业绩是宝贵的非物质文化遗产。

2013 年 8 月 20 日泉州市人民政府公布将"泉州留章杰中医针灸"列为市级非物质文化遗产项目，并按程序在泉州市中医院建立非遗传习所。2017 年 1 月，"针灸（泉州留章杰针灸）"项目顺利列入福建省第五批非物质文化遗产代表性项目。

第三章

国家中医药管理局
中医药学术流派——针灸项目

一、项目概述

2011 年 11 月 28 日，国家中医药管理局公布第一批全国中医学术流派传承工作室建设单位名单，64 家中医学术流派工作室名列其中，其中有中医针灸流派工作室共 10 个。

国家中医药管理局建设中医学术流派传承工作室的目的，是充分体现中医药发展以继承为基础，探索建立中医流派学术传承、临床运用、推广转化的新模式。目标是培育一批特色优势明显、学术影响较大、临床疗效显著、传承梯队完备、辐射功能较强、资源横向整合的中医学术流派传承群体，以丰富和发展中医药的理论和实践，促进中医药传承型人才培养，繁荣中医药学术，更好地满足广大人民群众对中医药服务的需求。

鉴于学界对中医学术流派的概念、内涵等尚未形成普遍的共识，流派传承发展的区域分布、规模与基础、学术成熟度与公认度等参差不齐，故应本着"先实践、再总结、再完善"的思路，并指出中医学术流派传承工作室与全国名老中医药专家传承工作室在建设目标、建设内容、建设成果等方面不尽相同。中医流派传承工作室着重挖掘、传承、弘扬、推广学术流派的学术思想和技术，突出以学术流派的理论、观点和医疗实践中具体技术方法与方药运用为重点，以提升中医临床疗效和推动多样化、多层次的学术流派发展与推广。

在后续的工作中，对中医学术流派传承工作室又逐步明确了四个方面具体工作内容：第一，梳理流派传承脉络。深入挖掘整理流派历代传人传记及代表性著作、流派典籍、医话医论、方志记载、历史实物等文史资料，梳理流派历史源流及传承脉络。第二，完善流派学术思想。比较历代传人学术观点、学术论著，探索流派思想学说的历史发展演化过程，发掘对当代中医药学术发展具有开创性和指导意义的学术观点。第三，提炼流派诊疗技术。根据临床实际需要，突出流派优势病种的文献收集与挖掘整理，提炼针对优势病种的流派特色诊疗技术。第四，发掘流派文化特色。重点发掘流派历代传承人各类社会活动、社会公益、医患沟通、医德医风等历史典故，彰显流派传统文化中蕴含的美德与特色。

二、相关针灸项目

1. 澄江针灸学派

（1）学术渊源

澄江针灸学派，是以一代针灸巨擘、中国科学院首批学部委员承淡安先生为创始人，首批国医大师程莘农院士以及邱茂良、杨甲三等众多代表性传承人为支撑，以针灸学术为主要研究对象的现代针灸学术流派。

（2）学派沿革

澄江针灸学派的肇始，是以 1930 年创建于苏州望亭的中国针灸学研究社为标志的。在承淡安先生的精神感召下，赵尔康、邱茂良、谢建明、罗兆琚等远近学人，共襄复针灸仁术，构成了"澄江针灸学派"的早期基础。1931 年 6 月承淡安出版《中国针灸学治疗学》，以期推动针灸薪火广泛传播。

1937 年，澄江针灸学派已经达到了一个高峰，以中国针灸学研究社为平台的针灸学术医教研一体化模式形成。此时，中国针灸学研究社在海内外拥有 17 个分社，分布至福建、浙江、江苏、安徽、广东、陕西、湖北、山西、广西等全国 10 个省，并远及新加坡。研究社创办的我国第一本针灸专业杂志——《针灸杂志》，月发行量已近 4000 份，订阅者远至欧美。门诊病房兼具的针灸疗养院，已经形成每月能够接待初诊病人已近 200 人、复诊病人约 500 人的医疗规模。人才培养模式，也由单一的函授方式，扩展至函授、3 个月的速成班、6 个月的普通学习班、两年制的本科班等不同教学层次，形成了课程体系完整的中国针灸医学专门学校。此时的中国针灸学研究社，已经成为国内规模最大、影响最广，融教学、医疗、临床研究于一体的针灸学术研究与推广的专门机构。

抗日战争全面爆发，中国针灸学研究社毁于战火，战争阻断了澄江针灸学派的发展，但这并没有中止承淡安及其弟子们"拯斯道于不替"的远大志向。上海沦陷后，承淡安经由湖南桃源、重庆而至四川成都一路西行，颠簸中不顾病躯，开办针灸培训班，传播针灸薪火。特别是1938至1947年间，为四川培养了如薛鉴铭、陈治平、江尔逊、徐敬臣数百名针灸人才，并针对抗战期间缺医少药的现实，提出"战事期中，药物来源困难，针灸术可代药物疗病，有过之无不及之伟效"。而留守无锡的赵尔康，则在困难环境下继续勉力维持中国针灸学研究社的社务；1948年夏创办了中华针灸学社，广纳贤才，形成了较大的社会影响。经由赵尔康培养的针灸医家包括江西魏稼、兴化夏春茂等人。抗战爆发后罗兆琚回到家乡，在广西各地行医治病、著书立说、培养后学，先后开办针灸培训班10余期，培养学员200余名。此外，作为承淡安的早期弟子之一，陆崇常在广东创办了"华南针灸医学院"，曾天治在香港创办了"科学针灸医学院"，卢觉愚在香港创办了"实用针灸学社"。再传弟子苏天佑，在1942年香港沦陷后逃难于两广地区，在极为困难的条件下，他坚持针灸济世，同时开班办学，至1946年返香港时，累计办班21期。他们的努力，极大地推动了针灸在广东、香港地区乃至东南亚的薪火相传。

中华人民共和国成立后，承淡安在苏州恢复中国针灸学研究社，黄慈哉、孙晏如、郑卓人、邱茂良、黄学龙、陆善仲、阮少南等人先后汇集苏州，凝聚在承淡安周围，重新擎起中国针灸学研究社旗帜，山西谢锡亮、安徽孔昭遐、屠佑生等人在此时添列于承氏门下，澄江针灸学派进一步壮大。1954年7月，江苏召开了全省中医代表座谈会，会议提议积极筹办江苏省中医进修学校，以更好地加强中医人才的培养。承淡安参会，并于同年9月初应邀到南京筹备江苏省中医进修学校（南京中医药大学前身），当年

10月30日，被江苏省政府正式任命为该校首任校长。孙晏如、邱茂良、李春熙等学验俱丰的针灸学研究社昔日骨干应邀来校执教，学校首届中医进修班的程莘农、杨长森、肖少卿、杨兆民等学员，毕业后由中医内科转入针灸，开展针灸学术整理研究；杨甲三、李鸿奎、梅健寒、江一平、夏治平、袁九棱等针灸师资班学员，毕业后留校参与针灸学科建设。在承淡安的引领下，经过多位承门弟子的共同努力，确立了现代针灸学科框架和体系。1957年10月出版了《针灸学》（江苏人民出版社），标志着现代针灸学科范式和现代高等教育模式的形成，影响至今。澄江针灸学派成为近现代针灸学术的主流和代表。

1957年，程莘农和杨甲三等人先后调任北京，负责北京中医学院针灸教研组及附属医院针灸科工作，并在北京取得杰出成就。也是在20世纪50～60年代，大批承门弟子曲祖贻、邵经明、钟岳琦、魏稼、黄宗勖、管正斋等澄江针灸学派传人，陆续参加了北京、河南、山东、江西、福建、云南等地的中医进修学校（中医学院）教学、医疗工作，黄学龙、高镇五先后参与了浙江中医学院的早期筹备建设，陆善仲、孔昭遐、屠佑生则被安徽医学院聘任，张琼林被六安卫生学校延聘，张祥被内蒙古医学院聘请，赵尔康则被中国中医研究院聘任，同时，全国众多中医院校也纷纷选派师资到南京进修、深造。他们多以其严谨的治学态度、扎实的理论基础与丰富的实践经验，逐步成为各校针灸学科建设核心，并培养出大批新的针界传人。福建陈应龙、留章杰、张志豪，浙江阮少南，广东庞中彦、伍天民，云南文世杰，贵州夏柏森，山西谢锡亮，四川陈治平、江尔逊，湖北张克敬、敖有章，以及常州陈士青、温州吴鸣皋、台州吴伟业、闽清汪其浩等一大批学派传人，参加了所在地的医疗机构工作，以针灸济世活人，以高尚医德和高超医技，为病患排忧解难，不仅深受患者赞誉，而且也在实践中培养了众多弟子门生，使得"澄江针灸学派"渐呈燎原之势。

1989年9月13日，在纪念承淡安先生诞辰九十周年暨国际针灸学术研讨会上，时任江苏省卫生厅副厅长、江苏省中医药管理局局长、江苏省针灸学会会长的张华强先生提出"澄江学派"，充分体现了针灸学界及承门传人对承淡安先生学术成就与人格魅力的推崇。2012 年 11 月，国家中医药管理局也将澄江针灸学派列入首批中医学术流派传承工作室建设单位，程莘农院士也欣然题赠"澄江针灸学派"的墨宝。

诞生于 20 世纪 20 年代末期的"澄江针灸学派"，既是我国现代中医流派的重要代表，同时也具有有别于传统中医流派特点的现代科学学派特质。作为推动我国近现代针灸复兴的旗手和中坚力量，"澄江针灸学派"的形成与发展过程，也是我国针灸学术近百年来由衰微而复兴，直至逐步走向辉煌的艰辛历程之缩影。

（3）传承谱系

第一代：承淡安。

第二代（主要代表）：主要有中国针灸学研究社早期（1930—1937）社员，如赵尔康、邱茂良、罗兆琚、谢建明、杨甲三、曾天治、管正斋、陈应龙、留章杰、郑卓人、钟岳琦、黄学龙、夏柏森等；抗战期间承淡安西行所教学员（1938—1947），如薛鉴铭、陈治平、江尔逊、高镇五等；中国针灸学研究社复社期间社员（1948—1954），如邵经明、阮少南、申书文、谢锡亮、孔昭遐等；中华针灸学研究社社员（1948—1955），如谢永光、魏稼等；江苏中医进修学校早期学员，如程莘农、杨长森、杨兆民、肖少卿、梅健寒、夏治平、袁九棱等；承淡安的女儿承为奋、女婿梅焕慈等。

第三代及以后代表性传承人主要有：李玉堂、孙国杰、吴焕淦、王华、吴旭、王玲玲、张登部、崔瑾、张永树、俞昌德、苏稼夫、冀来喜、赵京生、吴中朝、杨金生、赵百孝、刘清国、高希言、杨金生、吴焕淦、杨永清、马俊、张英、梁凤霞、袁秀丽、幸镜清、萧憬我、陈必廉、吴继东、苏天佑、程凯等。

（4）代表人物

1）承淡安（1899—1957），又名澹盦、澹庵、淡庵，原名承启桐，江苏省江阴市人。曾任江苏省中医进修学校（南京中医药大学前身）首任校长、中国科学院学部委员、中华医学会副会长、全国政协委员，是我国近现代著名针灸医学家和针灸教育家。

承淡安先生出身中医世家，幼承庭训。1917 年师从当地内外科医生瞿简庄先生，三年期间，上览中医经典，下知近代诸家，小有所成。嗣后两年，多次参加上海各种西医学习班，初窥西医门径。此后，一边随父学习针灸，一边精研针灸典籍，认识到针灸是利国济民的良器，但针灸医术已经近乎沦为绝学，于是逐步确定以复兴针灸、造福于民为自己的毕生奋斗目标。

1929 年，承淡安有感于针灸医术独特的价值和国内针灸人才绝少的现状，联合苏州望亭的医界同道，成立中国针灸学研究社，研讨针灸医术，同时出版《中国针灸治疗学》。1932 年春，承淡安将中国针灸学研究社社址迁移至无锡。随着针灸复兴大业的顺利推展，至 1937 年，承淡安领导下的中国针灸学研究社，已经成为世界针灸学术的中心，并在海内外设立了 17 个分中心。

抗战爆发后，承淡安避居川渝。克服身体病痛，不仅自行设诊办学，还陆续应邀承担了德阳国医讲习所、四川国医学院等学校的授课任务，并著书立说，出版了《中国针灸学讲义》《伤寒针方浅解》等。1947 年冬，承淡安返回故乡，在邱茂良、黄学龙等弟子的支持下，于 1950 年秋在苏州恢复中国针灸学研究社，并于 1951 年 1 月复刊《针灸杂志》。1954 年 9 月，承淡安毅然决定停止针灸学研究社各项社务，欣然受命赴南京参加江苏省中医院和江苏省中医进修学校筹建工作，并出任学校首任校长。在南京期间，他坚持"衷中参西"的办学理念，为新中国中医药高等教育模式的确立，起到了较好的引领作用，构建了现代针灸学科体系和现代针灸高等教育模式。同时，他建议江苏省政府于 1958 年开始筹建融医疗、教学、研究于一体的全国第一家针灸实验医院（南京中医药大学第二附属医院前身）。1955 年 5 月 31 日，被聘为中国科学院生物地学部委员；1955 年 7 月，加入中华医学会并应邀担任副主席。1957 年 7 月 10 日在苏州病故。

承淡安先生出身于中医世家，鉴于清末民初针灸学术濒临湮灭的危机，以复兴绝学为己任，全面整理、研究和弘扬针灸学术。在学术上，融会贯通中西医学，结合现代解剖学考订腧穴定位；提倡用科学方法研究针灸经络；主张辨病辨证相结合的临床实践；并致力于针灸器械及用具的研制改造，在毫针、揿针、艾条上有所创新。先后创办了"中国针灸学研究社""中国针灸讲习所""中国针灸医学专门学校"和"江苏中医进修学校"等，培养了大批针灸学人才。被誉为"一代宗师"的承淡安先生，开创了现代针灸学术发展史上著名的"澄江针灸学派"。作为澄江针灸学派创始人，不仅昌明针灸学术，而且培养针灸人才数以万计，洋溢于海内外。学派传人也以弘扬针灸学术为己任，砥砺前行，薪火相传。

2）赵尔康（1913—1998年），江苏省江阴市人。1932年随承淡安学习。1935年参与创办中国针灸医学专门学校，任教务主任。1948年创办中华针灸学社，1952年创办《现代针灸》杂志。1959年负责中国中医研究院针灸研究所理论研究室工作，1972年后任《新医药学杂志》《中医杂志》编辑、编审，1978年任《针灸学词典》《中国医学百科全书·针灸学》编委。1979年任中华全国针灸学会常务委员兼秘书。著有《中华针灸学》《金针治验录》《针灸秘笈纲要》等，并研制针灸人体模型。从业弟子有魏稼、谢永光等。

3）邱茂良（1913—2002年），浙江省龙游县人。1932年毕业于浙江兰溪中医专门学校，1933年师从承淡安，毕业后执教于中国针灸学研究社。1935年协助承淡安创办中国针灸医学专门学校。1954年，应江苏省卫生厅之聘，随承淡安到南京筹办江苏省中医院和江苏省中医进修学校（南京中医学院前身）。曾任江苏省中医院主任医师、南京中医药大学教授、博士生导师、国家科委中医组组员、世界针灸学会联合会顾问、全国高等医药院校中医教材编审委员会副主任委员、中国针灸学会副会长、南京中医药大学针灸系主任、国家重点学科学术带头人。著有《针灸与科学》《针灸学》《中国针灸治疗学》等。从业弟子有李玉堂、李忠仁、仇裕丰、吴中朝、王华、张英、吴旭、何崇，及儿子邱仙灵等。

4）程莘农，详见本书第二章"三、世界级非物质文化遗产代表性传承人"。

5）杨甲三（1919—2001年），江苏省常州市武进区人。1935年师从承淡安。1956年毕业于江苏中医进修学校（南京中医药大学前身）针灸师资班，后留校任教。1957年调入北京中医学院，1982年任北京中医学院针灸推拿系首任系主任。著有《腧穴学》《针灸临床取穴图解》等。从业弟子有刘清国、赵百孝、胡慧、田丽芳、刘爱珍、耿恩广、杨天德、杨天文等。

（5）主要贡献

1）衷中参西，构建现代针灸学术体系：承淡安及其领导的澄江针灸学派，倾向于用近代科学解释中医，用近代技术研究中医，并在苦心耕耘的针灸领域，做出了开创性的贡献。其中，与承淡安先生三部最具代表性的著作《中国针灸治疗学》《中国针灸学讲义》《中国针灸学》相对应，澄江针灸学派为三个阶段构建现代针灸学术体系。

第一阶段，从学派诞生之初，至1935年《增订中国针灸治疗学》出版。该书以经穴学为起点，以针灸操作为补充，以临床实用为切入，以振兴针灸绝学为目标，系统收集、整理、归纳和总结针灸临床经验。此时，承淡安对于针灸学术的思考，还只是停留在临床实用技术的阶段。"于针灸学理，微启其范"，此时对于针灸原理的理性思考，可视为针灸现代学术研究之开端。

第二阶段，大约从1935年至1950年的中国针灸学研究社苏州复社前夕。1940年10月出版、1951年再版的《中国针灸学讲义》，体现了1935年以后承淡安先生对针灸学术的思考。确定了针法、灸法、腧穴、治疗等为《针灸学》四大核心内涵，初步构建了现代针灸学科体系和框架，尤其在针、灸的基本原理和现代研究方面有深入系统的阐述。此时，将"针灸疗法"上升到"针灸医学"，是对针灸学科学术体系整体性、系统性的概括。

第三阶段，从 1951 年至 1957 年《中国针灸学讲义新编本》《中国针灸学》相继出版。除了在针灸原理方面稍有补充外，最突出的变化是"概以西医病名为主，旁注中医旧称，以便中西医皆可适用和沟通交流"，此可谓"中医科学化"的延续和成果。在此期间，承淡安先生认为经络理论是中医理论的精粹，针灸理论的基石，临床诊断的重要依据，针灸治疗的重要理论指导，呼吁"针灸界要首先学习经络理论"，这是承淡安先生自觉实现对传统经典理论的回归。根据他的这一思想，学生梅健寒和李鸿奎编著的《针灸学》出版，首次将经络、腧穴、刺灸、治疗确定为现代针灸学科的四大核心内涵，并一直延续至今。

2）相传薪火，开创现代针灸高等教育模式：传承是学派得以存续的关键。澄江针灸学派一直把针灸复兴与人才培养紧密结合在一起，坚信"必欲使斯术昌明，必须藉群众研究之力。良以一人之智慧有限，众人之力量无穷也"。考察澄江针灸学派开展针灸教育，大约可分为三个历史时段。

第一段是起步期，即从 1931 年 6 月《中国针灸治疗学》出版，至 1935 年 6 月承淡安先生游学日本结束，其主要教育形式是函授教育和跟师面授。

第二阶段是开展现代学院式教育的探索期，即从 1935 年至 20世纪 70 年代末，其间经历了针灸学研究社附设中国针灸学讲习所（1937 年 1 月更名为中国针灸医学专门学校）、江苏中医进修学校（后陆续更名为江苏中医学校、南京中医学院）开办和 1978 年开始的研究生教育试办期。此阶段最为重要，它完整地见证了我国针灸高等教育从无到有的形成与发展轨迹。其中，中国针灸讲习所开设了三个月针灸速成班和六个月普通学习班，中国针灸医学专门学校开设了半年研究班和两年制本科班，为探索院校教育模式提供了样板和范例。特别是两年制本科班，除开设了针灸学相关课程外，还开设了"内经""难经""伤寒""金匮"等中医专业课程，和"病理""诊断""卫生""救护""（西医）医学常识"等西医学课程，以及"党义""日语""体育"等公共课程。1954 年

10月，承淡安先生出任江苏中医进修学校首任校长，从教材和师资队伍建设两个方面，进行了卓有成效的探索，取得了突出成果。教材建设方面，该校针灸教研组执笔主编了第1～5版《针灸学》全国统编教材。师资队伍建设方面，除了一大批学派传人分别被全国各地的中、西医院校聘任为针灸学主讲教师外，杨甲三、程莘农等人调任北京中医学院参与该校建设工作；受卫生部的委托，第一期、第二期全国中医师资进修班先后开学，上海李鼎、奚永江，成都关吉多，合肥王正雨，江西魏稼，浙江乐清潘石言等人参加了学习，首届西医学习中医研究班学员也来南京进行临床实习或参加下乡巡回医疗，这些人，后来都成了各校针灸学科的带头人，对澄江针灸学派教学方法的传播，起到了很好的推动作用。1978年，邱茂良、杨甲三等学派传人成为首批针灸研究生导师，为我国高层次针灸人才的培养，奠定了重要基础。1974年和1983年，南京中医学院先后被确定为卫生部国际针灸培训中心、世界卫生组织传统医学合作中心，为世界培训了大批针灸人才。此外，以曾天治及其传人苏天佑、萧憬我、梁觉玄为代表的学派海外传人，遵循承淡安先生的早期针灸教育理念，从20世纪30年代至21世纪之初，先后在东南亚及欧美地区开展针灸教育，是支撑美国新英格兰针灸学校和法国杵山针灸学校创立的核心力量。他们的功绩，必将铭刻在世界针灸发展史册。

第三阶段是20世纪80年代初，以南京、北京等一批中医院校开办针灸学本科专业为主要标志，可谓成熟期。

这三个历史阶段，也分别代表了师承教育、私人办学、政府办学等近现代针灸教育三种模式的递进过程。

3）格物致知，形成学派独特研究范式：澄江针灸学派创立之初，创始人承淡安先生即以传承绝学、完善学理为目标，开展相关学术，并提出了"以旧学为根据，用科学作化身"的行动纲领。一方面，系统整理和研究传统理论，并加以整理和提高；另一方面，基于临床规律进行新的诠释。经过澄江针灸学派创始人和传承人的持续努力，在针灸学术体系的多个方面，取得了丰富的成果。

首先，学派一直遵循和发展针灸学传统理论，在全面整理传统理论的基础上进行提炼和完善。如 20 世纪 30 年代，基于《铜人针灸经》的记载，承淡安先生与弟子谢建明一起，参照传统取穴方法，结合现代解剖知识，作经穴图考，标明各穴位的准确定位。师徒两人不仅完成了经穴定位的校正工作，还根据《内经》等古籍记载，在滑伯仁的 354 穴位基础上增加 11 穴，使人体穴位达到 365 穴，同时附上十四经新旧穴位对照图，新图取材于生理解剖，旧图则根据《内》《难》二经。20 世纪 50 年代，承淡安先生基于对经络理论的反思，不仅回归古典理论上来，还发出了"针灸界首先要学习和研究经络""经络理论不能从解剖学上理解"等呼吁，1957 年学生梅健寒和李鸿逵完成了《经络学说起源》一文，详细阐述了经络循行与经络病候、腧穴主治之间的关系，使传统经络学说恢复了生机。20 世纪 60 年代，杨长森教授还系统梳理了古典针灸操作方法和原理，阐明了针灸补泻理论与刺激量之间的关系。1984 年，杨甲三教授系统总结腧穴理论，主编了第一部针灸学专业全国统编教材《腧穴学》。当代，学派传人赵京生教授领导课题组，完成了科技部支撑项目"针灸理论通考"，正在主持国家"973 项目"课题"中医针灸理论框架结构研究"。应该说，澄江针灸学派一直注重对于针灸传统理论的反思、完善和发展，作为学派学术研究的主要方向之一。

其次，学派以临床为起点，不断完善和发展针灸学理。20 世纪 30 年代前后，承淡安先生基于临床疗效的快捷和肯定，专攻针灸一科。1931 年，在临床实践的基础上，结合家学，编撰出版了《中国针灸治疗学》一书，以传播针灸疗法；后又邀请南通名医孙晏如先生进行修订并补充病案。1933 年，中国针灸学研究社创办了《针灸杂志》，促进了各地社员交流临床心得；1936 年开始，中国针灸学研究社开始了规范的临床研究，在实践中使用"中国针灸学研究社诊疗用笺"，除了编号、就诊日期外，还有一般情况（姓名、住所、年龄、性别、职业、结婚未、生产几胎）、主诉、病历（既往症、前医之经过）、参考（从来患过重症否、夫妻何方有无性病、遗传病有无、嗜好肉/鱼/卵/贝/野菜/果实/酒/烟草/鸦片、其他）、诊察（目神、体色、舌苔、声音、体温、发热时、恶寒、骨蒸、大便、小便、饮食、睡眠、脉搏、脉性）、断定、备考、介绍人、针灸（日期和处方）、其他处置（日期和方法）、来诊（每月小计）、经过、摘要等栏目和诊疗关键信息。这份民国版的针灸临床 CRF（case report form）表，在"诊察"中突出了中医特色，在"经过"中注重针灸治疗过程中效应变化的观察。

正是在以针灸临床为学术起点的思想指导下，邱茂良先生积极禀承承淡安关于"针灸以疗效立命"的观念，结合现代科学研究之要求，深化中国针灸学研究社临床研究思路，开启了现代针灸临床研究范式。1958 年撰写的"针灸治疗肺结核 291 例疗效观察"，被列入国家科研成果汇编；"针刺治疗胆石症"的研究成果，荣获 1978 年江苏省科技大会奖；"针刺治疗急性细菌性痢疾的研究"是由 10 个协作单位对 1000 多个病例进行系统临床观察和相关基础研究，不仅肯定了针灸临床疗效，还证明对人体免疫系统进行了有效调整的机制，该成果获 1978 年全国科技大会乙级成果奖。

正是由于独特研究范式的确立，使得澄江针灸学派各传人能够在各自擅长的领域进行多向探索，不仅提出了许多新的观点和见解，而且也使得学派在传承过程中不断壮大、开枝散叶，显示出勃勃生机，并与其他传统中医学派形成鲜明区别。

（6）流派特色

第一，提出"运针不痛心法"并创立无痛进针。承淡安先生在苏州望亭创办中国针灸学研究社时，提出"运针不痛心法"，并于 1931 年托名紫云上人编印《运针不痛心法》一书。从此，关于无痛进针和行针，一直是承淡安先生钻研的课题之一，多次与学生探讨无痛进针法，并在教学和实践中广泛应用。这也对澄江针灸学派传人产生了很大影响，魏稼还进一步提出"无痛针灸学"。

针灸刺破皮肤，存在进针疼痛的缺憾，"金针所至，十可全九，惟是刺肌破肤，不免痛楚，引为憾事"。因此，如何才能减少甚至进针无痛，是临床针灸医生的一个追求。承淡安指出："即移减其心灵之专注，及运用其迅速之手腕，与利用器械之精良，基心理、物理、哲理三者而汇成其功能也。"除了针具精良外，针灸医生的指力和精神专注，完全可以达到运针无痛和疗效显著的目的。

指力练习方法。其中，指力是最重要的基本功。承淡安先生认为："学习针术，对于锻炼指力与刺针手法练习，如书画家之运用腕力与笔法，雕琢家之运用指力与刀法，同有练习之必要。"练习指力的目的，主要在于进针迅速、捻转提插纯熟、减少病者之进针刺痛与提高疗效。为此，承淡安提出了棉线球练习法和纸张练习法两种练习指力的方法，也被后来历代《针灸学》教材所沿用。

捻运针练习方法。用针之技术，首要为进针不痛，其次则为捻运提插。作刺激神经之手法，视病候之情况，或须兴奋，或须抑制，或作诱导，或作反射，皆在针刺激之强弱与深浅，完全有赖于手法。古今相传，皆从经验中来，故有练习捻运之需要。练习之法：制一小枕，中实棉花，以针插入，三指持针柄，先练习捻旋形式，或为大指一退一进，或为食指一退一进，以两指能随意捻旋为目的。其次练习捻转提插法。捻提法：先将针进入深部，乃用大指食指捻持针柄，大指向后一捻，针丝提起分许，大指复旋转向前，针又随之插下少许，大指再向后，针又随之提上分许，大指复向前旋转，针又随之插下少许。如是一退一进，针即随其捻转而自上自下，提上之距离较多，插下之距离转少，因此随捻随提，针丝提至肌肉中部时，即作一深插法，达至原深度，如是往返，名捻提法。捻插法：针先达肌肉中部，拇食二指持针，用大指捻转向前，针丝随之捻转插下分许，大指向后退转，针丝复提起少许，如是大指抢转向前向后，针则随之自下自上，以插下之距离多，提上少，因此三数次之插提，即达肌肉深部，于是乘大指捻转向后，即一提而至中部原处，再行上法，随捻随插，随退随提，至深部仍一提而上。如是往返，名曰捻插法。

无痛进针法——押手压刺法。"针刺必痛"，一方面是语言文字引起的反射，另一方面是刺激物加于感受器强化作用所造成。承淡安先生认为，在巴甫洛夫学说指导下，一些医学理论和技术获得了初步的结合和提高；在针灸临床操作上也同样可以应用巴氏学说改进手法。故在传统针刺操作重视押手的基础上，创建了"押手压刺法"，并且认为，找到"压刺法"新技术操作的窍门，可以较快地刺入，并可以减少疼痛，以致毫无疼痛。如果掌握好内外抑制诱导方法，把针刺必痛的阳性反应转为阴性的条件反射，是完全可以做到的。

第二，规范进针操作程序。刺针之实施程序有三：①爪切，针医进针，必先在穴位上按摩，或在骨隙，或在腱侧，或在肌肉间，寻取进针点。穴位既确，以爪掐一横纹或十字纹，即以爪甲掐定，用针于纹之中心刺入之。如此可减少进针时之痛楚，并可固定穴位。故中医甚重视爪切手技。②持针，持针之事，《内经》甚重视之。即至明季，针家杨继洲氏仍极言其重要："持针者，手如搏虎，势若擒龙，心无外慕，若待贵人。"盖言持针者必须端正心情，聚精会神，属意于指端针端，采用直刺、横刺或斜刺时，以保持其进针角度而后下针。③进针，古人于进针时，先定其应补应泻之要，而后行进针之法。《灵枢》曰："凡泻者必先吸入针，补者必先呼入针。"后之医者，令咳嗽一声以代呼，口中收气以代吸，乘患者呼气吸气之间而进针，其规则本极谨严。然今从人体生理解剖学言之，除转移患者之注意以减少其痛感外，别无其他理由，故不必尽泥古说。唯医者总须心静、手稳，依照上面进针之方式进针，最为妥善。

第三，新针八法。承淡安新针八法，即单刺术、旋捻术、雀啄术、屋漏术、置针术（即留针术）、间歇术、震颤术、乱针术，这是在我国传统针刺手法的基础上，参酌日本新针法而总结出来的，承淡安先生指出，临床应用最多者为雀啄术、旋捻术、置针术三种。

第四，皮内针疗法。20世纪50年代，承淡安先生受日本赤羽幸兵卫皮内针疗法的启发，不仅仿制了皮内针，更在此基础上创制和发明了使用更加方便的揿针。1954年，承淡安先生委请赴日演出的梅兰芳帮助收集日本针灸书籍。梅兰芳搜集到了包括《皮内针法》《赤羽氏知热感度治疗学》《经络之研究》在内的一批书籍。承淡安得到这批书之后，如获至宝，立刻让他的女儿及女婿将其翻译成中文。承淡安先生和女儿承为奋、女婿梅焕慈一起，研制角针和皮内针，并开展临床研究，积累资料，并在此基础上发明了揿针。皮内针和揿针现都已经成为针灸临床的常用针具。

第五，灸术。自《内经》记载灸法，后世演绎出了数十种灸法。承淡安先生认为，凡是用艾灼人体肉体，以达到防病治病目的的治疗方法，都可以称为灸法；并总结有艾炷直接灸、艾下垫物的隔物灸、艾灸与针刺组合的温针灸、借助器物的温灸器灸，以及运用艾条的艾条灸法等五大类。

第六，灸法。临床应用艾灸，施术部位的选择，是临床必需精心考量的内容之一。承淡安对于施灸部位的选择，主要依据疾病之症候而定。有局部（患处近部）施灸和远部施灸两类之分。前者是患处直接灸，后者又分为远部诱导灸和反射灸。具体来说：①直接灸，即在病患的局部直接施灸，使其局部之血管扩张，血流畅行，促进渗出物之吸收，以治疗浮肿、痉挛、疼痛、知觉异常等病状；②诱导灸，即对于患部充血或瘀血而起之炎症疼痛等疾患，从与其相关之远隔部位施灸，以通其经脉、调其血行，而达治疗目的的一种方法也；③反射灸，即当病变属于内脏诸器官，病位在深层时，须按体表相关要穴，利用生理反射机能，为间接之刺激以达治疗目的之法也。

2. 甘肃郑氏针法学术流派

（1）学术渊源

郑氏针法学术流派创始于郑毓琳先生的叔祖郑云祥、父亲郑老勋，郑毓琳先生秉承家学，勇于创新，将内功心法与中国传统针灸相融合，成为该流派的奠基人。"文革"期间，郑毓琳先生长子郑魁山从北京下放甘肃，将郑氏针法由北京传入甘肃。经过郑魁山的深入研究与发展，郑氏针法的诊疗体系渐趋完整，并逐步形成了以"热补""凉泻"针法为主要特征的针灸学术流派。

（2）传承方式及传承谱系

郑氏针法由郑毓琳先生创始，经其子郑魁山传承，至今已历四代。师徒相授是其主要传承方式。

传承谱系

第一代：郑毓琳。

第二代（代表）：郑魁山、孟昭敏、郑福成、孟昭威、孟昭汉、张缙、裴廷辅、曲祖贻、李志明、尚古愚、王德深、吴希靖、杨润平、魏明峰、金仁琪、王岱。

第三代及以后代表性人物：方晓丽、郑俊江、郑俊鹏、郑俊武、张毅、张全民、黄幼民、陈跃来、郝晋东、严兴科、秦晓光、赵耀东、杜小正、郑嘉玥。

（3）代表人物

1）郑毓琳（1896—1967），郑氏针法主要创始人和奠基者。14岁随其叔祖郑云祥及舅父曹顺德学习针灸，18岁时又拜博野县名医霍老顺为师，学习四载。他一生秉承家学，勇于创新，成功地将内功与中国传统针法相融合，形成了一套独具特色的郑氏针法，用于治疗眼疾重症等疗效超群，誉隆四海，为弘扬中医针灸学做出了贡献。1954年10月，郑毓琳被任命为卫生部中医研究院针灸研究所第三室主任，担纲中国中医研究院创院初期的针灸科研、教学、临床工作，首倡经络实质研究，整理郑氏针法经验绝技，并带徒施教，为新中国培养出一大批针灸名家。他与其子郑魁山主要负责党和国家领导人及外宾的医疗保健，受中央首长重托多次给友邦领导治愈顽疴，成为新中国政治外交的重要纽带。

2）郑魁山（1918—2010），原名郑福永，男，河北省安国市人，中共党员，甘肃中医药大学教授，甘肃省首届名中医，第一、二批全国老中医药专家学术经验继承工作指导老师，享受国务院政府特殊津贴，被誉为"西北针王"。

出身针灸世家，16岁随其父著名针灸专家郑毓琳先生学医以及气功、太极拳等传统技法，20岁考取中医师执照。1951年又毕业于卫生部中医进修学校，随后致力于创建北京市广安门联合诊疗所。1954年，郑魁山被任命为华北中医实验所主治医师，1955年在卫生部中医研究院针灸研究所从事传统针法研究，并受聘于政务院医务室，为中央首长诊疗，且在外国专家班、国际班任教。1970年下放到甘肃成县，1982年调入甘肃中医学院，主持筹建针灸系，任教授、硕士生导师。1992年甘肃中医学院针灸系，经国务院学术委员会批准，创建了学院首个硕士研究生培养点，并担任研究生导师组组长。历任中国针灸学会理事，中国针灸学会针法灸法研究会顾问，郑氏针法研究会会长，日本后藤学园、英国东方医学院客座教授。

郑魁山精于针刺手法研究，在继承家传针刺手法的基础上，总结出汗、吐、下、和、温、清、消、补的"针刺治病八法"。对"烧山火""透天凉"等手法去繁就简，创立了"热补法""凉泻法"等易于掌握的独特针刺手法。"热补法"就是捻按针时得气，针尖部有一种沉紧的感觉，产生热感；"凉泻法"就是由于捻提针时得气，针尖部位有一种轻滑的感觉而产生凉感。临床上运用温通法治疗疑难疾病，主张须达"温、通、补"方可取效。根据"痰得温而化、气得温而散、血得温而行"的理论，创立了独特的"穿胛热、过眼热"等手法，如穿胛热手法是在天宗穴行温通针法，使针感经肩胛传至肩关节部来治疗关节炎。根据多年经验，充分利用"纳子法""纳甲法""灵龟八法"的特点规律，总结归纳了适应的特效病种。在学习古人经验的基础上，结合个人经验，将"纳子法""纳甲法""灵龟八法"与"六十花甲子"巧妙地融合到一起，改革旧图，成功研制出袖珍式"子午流注与灵龟八法临床应用盘"。首创"郑氏补穴法"及穴位埋线治疗小儿麻痹症的先河，郑氏针法历经四世传承，至郑魁山已形成了一套完整的针刺手法操作体系，1995年经中国科协批准，甘肃郑氏研究会在兰州成立。

郑魁山在公开刊物上发表论文60余篇，其中"热补针法对视网膜出血的研究"获卫生部科研成果奖，"烧山火针法对家兔实验性类风湿性关节炎的实验研究"获美国国际传统医学学术会议杰出论文奖，"热补针法对肾阳虚小鼠肾上腺皮质影响的研究"获新医药华佗杯国际论文大赛金奖；论文"热补针法对家兔高血脂防治作用的研究"载入《中华名医高新诊疗通鉴》并获名医金奖。出版针灸专著14部，其中《针灸集锦》获甘肃省新长征优秀作品一等奖；《子午流注与灵龟八法》获甘肃省卫生厅优秀作品奖；《针灸补泻手技》获西北五省奖。教学录像片"针刺100种幻灯片""中国针灸精华"获省教育成果二等奖。

郑魁山积极传播祖国针灸医学，培养了大批专门人才。1956年，在中国中医研究院针灸高级师资进修班和苏联专家班担任教员；1958年，在中华医学会西医学习中医班和医务人员训练班讲授针灸学；1959年始，在北京大学、亚非疗养院、北京中医学院任教；1982年调任甘肃中医学院针灸教研室主任，1992年创办甘肃中医学院第一个硕士学位点，为甘肃省中医教育事业的发展做出了很大的贡献。曾多次应邀赴日本、新加坡、美国、墨西哥等国进行讲座和医疗指导。

3）孟昭威，北京市人，早年毕业于燕京大学，曾任中国针灸学会常务理事，安徽中医学院教授。对经络、气功、老年保健有深入研究，并提出经络为"第三平衡系统"的观点，颇为学术界所重视。

4）孟昭敏，汉族，1931年6月生，北京市人，副主任医师。1944年师从郑毓琳学医，1948年辅助爱人郑魁山在北京开设中医诊所。1953年10月毕业于北京市针灸研究班，同年参加北京市中医学会针灸门诊部工作，1956年3月在北京市卫生局考取中医针灸医师，同年合并北京市护国寺中医门诊部。1970年1月下放甘肃成县，1980年晋升针灸主治医师，1986年调甘肃中医学院针灸系，1988年晋升副主任医师。常年从事针灸医疗、科研和带教实习工作，临床经验丰富。发表论文8篇。1994年3～6月曾赴美国、墨西哥医疗和讲学，倍受欢迎。

5）曲祖贻，1914年生于山东省烟台市，1930年拜张锡纯为师，1936年拜承淡安为师并参加中国针灸研究社，1950年毕业于卫生部中医进修学校，1951年任中央卫生研究院针灸研究室负责人，同年任北京中医学会学术组主任干事、针灸委员会副主任委员，《中医杂志》编委，1956年任北京中医学院针灸教研室教师兼附属医院医师。"文革"后下放至甘肃，曾任甘肃新医药学研究所主任医师，甘肃针灸学会副会长、学术指导委员会副主任委员，甘肃中医学会顾问，《甘肃医药》编委。主持北京针灸委员会工作时，培训中医师近六百人。学术上倡导整体观，创内外合治学说。重视辨证论治，辨体之强弱盛衰，辨病在经、在络、在肌肉、在脏腑，特别重视临床必须先认病后议治，强调针灸的调整功能，对失眠症不用针灸而用指针，对小儿腹泻则用点脊法。发表30余篇学术论文，并在各种报刊上发表医学小品一百余篇。

6）方晓丽，甘肃中医药大学教授，研究生导师，师从全国著名针灸学家郑魁山先生，是郑魁山教授学术经验继承人。在多年的医、教、研实验中，师古而不泥古，善用各种手法，尤擅长以温通针法治疗各种疑难杂症，每每奏效。在她的带领下，第三代郑氏针法继承学术团队积极开展郑氏针法的传承应用、机理探讨和技术创新研究，完成了"十五"国家科技攻关计划项目课题"郑魁山针灸学术思想及临证经验研究"，并获甘肃省科技进步三等奖、甘肃省皇甫谧中医药科技一等奖，其他研究成果也曾获甘肃省皇甫谧中医药科技二等奖、兰州市科技进步一等奖。承担国家自然科学基金项目4项，国家中医药管理局"郑魁山传统针法及临证经验传承工作室项目"1项，甘肃省自然科学基金项目2项。出版论著10部，发表论文100余篇。

7）郑俊江，1950年8月生，甘肃中医学院针灸系教授。出身于针灸世家，是郑氏针灸第五代传人，曾任甘肃郑氏针法研究会副会长、秘书长。在针灸临床工作中，潜心学习继承传统针刺手法及郑氏家传手法"烧山火""透天凉"，产生热、凉效应成功率在90%以上，能熟练应用"子午流注""灵龟八法"等方法治疗疑难杂症，对神经性耳聋，面神经麻痹、痉挛及脑血管意外后遗症，传染性多发性神经炎等，治疗效果好，疗效好，深受患者好评。对郑山教授独特的针刺手法及临床经验进行整理，合作发表著作5本，论文15篇，其中《针灸治疗传染性多发性神经炎24例》获甘肃省卫生厅科技成果二等奖，《热补凉泻对家兔失血性休克的实验观察》获甘肃省卫生厅科技成果奖。《"烧山火"针法对家兔实验性类风湿性关节炎的研究》获1996年美国国际传统医学学术会议杰出论文奖，《中国针灸精华》录像片获甘肃省教委教学成果二等奖。《针灸补泻手技》获西南、西北地区优秀图书奖，《针灸硕士研究生临床能力培养的教学研究》获甘肃省教学成果一等奖。

8）陈跃来，上海中医药大学附属岳阳中西医结合医院针灸科主任医师，博士研究生导师。毕业于上海中医药大学，擅长针灸治疗排尿功能障碍及生殖系统疾病，如尿道综合征、尿失禁、前列腺疾病、神经源性膀胱、不孕不育、性功能障碍、痛经等；针灸治疗糖尿病及其并发症、内分泌功能失调、耳鸣、顽固性失眠、便秘、过敏性疾病、中风后遗症，以及颈、肩、腰椎疾病等；擅长经络脏腑调理。主持排尿功能障碍性疾病专科。承担国家及部市级科学研究项目十余项，上海市局级项目十余项。作为第一主持人获得上海市科技进步奖、上海市医学科技进步奖2项，创建国家级中医适宜技术4项，上海市中医适宜技术2项，获得上海市医务创新能手等奖励多项。发表论文60余篇。

9）郝晋东，副主任医师，2003年毕业于北京中医药大学，获医学博士学位，从医近二十年，对临床常见病、疑难病的中西医结合治疗积累了丰富的临床经验，曾师从全国著名中医针灸专家郑魁山教授，擅长针刺手法操作，尤其对心脑血管疾病、老年性疾病、小儿脑瘫等疾病的治疗具有独到之处。在头针、耳针方面也颇有心得。

10）严兴科，主任医师，副教授、硕士研究生导师，甘肃中医药大学针灸推拿学院副院长。擅长针灸治疗中风、周围性面瘫、偏头痛、失眠等神经系统疾病，颈、肩、腰、腿痛等疼痛性疾患，慢性前列腺炎、阳痿等男科病，咳嗽、哮喘、慢性支气管炎、胃痛、消化不良、风湿、类风湿等病症。

（4）学术思想

郑氏针法的理论，源于《内经》《难经》，脱胎自"元""明"，成型于郑氏家学，历经传承，至郑魁山先生已形成了完整的针法诊疗体系。以"热补""凉泻"针法为代表的郑氏手法师宗岐黄，立足传统，把握针髓，形意兼备。其临证精要在于揣穴、行针候气、守气等针法操作的细节与技巧，具有简便、易学、实用、效速等优点。

郑氏针法注重针刺基本功练习，临床重视揣穴，心手合一；强调针气相合，治神候气，补泻易成。师古而不泥古，创立了"热补""凉泻""温通法""关闭法""穿胛热""过眼热"等特色手法，疗效卓著；形成了"二龙戏珠""喜鹊登梅""老驴拉磨""金钩钓鱼""白蛇吐信""怪蟒翻身""金鸡啄米""鼠爪刺"等郑氏家传手技，效彰而易学；总结了"汗""吐""下""和""温""清""消""补"等"针刺治病八法"，使辨证、选穴、手法有机结合，从而确立了针灸治病的辨证思维及临证施治手法。郑魁山临证以手法治疗疑难杂症而著称，在实践中，总结发现临床疑难杂症以虚实夹杂、本虚标实为多见，尤以肾虚、肝郁、痰浊、瘀血、血虚为致病原因。根据《素问·调经论》"血气者，喜温而畏寒，寒则涩不能流，温则消而去之"的论点，立固本清源、温通之大法。除了补益、调整脏腑功能治其本以外，还要解郁豁痰祛瘀治其标，在治疗上创用"温通针法"结合配穴治疗各种疑难杂证。精湛之手法配以精当之选穴，临证治疗各种疑难病症力专而效宏。在传统针刺手法机理研究方面，锐意创新，成果丰硕，其学术地位得到国内外同行的普遍认可。研制"子午流注与灵龟八法临床应用盘"，为针灸医、教、研提供了重要的工具。

第三代、第四代学术流派传承团队继承整理和完善了郑氏针法，对郑氏针法进行了创新，继承"穿胛热""过眼热"等手法，创新"通督热针法"。凝练郑氏针法的学术思想内涵，总结郑魁山教授采用传统针刺手法和郑氏针法的临证要诀，发掘整理了专病的临床经验。形成了既秉承郑氏针法学术思想又体现继承人灵活创新郑氏针法的学术经验，围绕传统针刺手法临床应用与技术创新研究，以西北常见病、多发病、疑难病为突破口，开展郑氏针法传承基础与临床研究。运用郑氏"针灸治病八法"以及"热补法""凉泻法""穿胛热""过眼热""温通法""关闭法"等相关针刺手法，辨证治疗临床疾病，在临床诊疗中屡试不爽，疗效卓然，得到广大患者的认可和肯定，在眼病、中风病、血管性痴呆、呼吸系统疾病、脊柱关节病、妇科疾病、脾胃病等临床疑难病症方面取得良好临床疗效。为临床中风后遗症、风湿痹证、眼病、头面五官病等疑难疾病的诊疗提供了新的思路和有效的诊疗方法，取得了良好的经济效益和社会效益。

（5）流派特色

1）特色治疗手段

"温通针法"："温通针法"的操作方法：左手拇指或食指切按穴位，右手将针刺入穴内，候气至，左手加重压力，右手拇指用力向前捻按6或9次，使针下沉紧，针尖拉着有感应的部位连续小幅度重插轻提6或9次，拇指再向前连续捻按6或9次，针尖顶着有感应的部位推弩守气，使针下继续沉紧，同时押手施以关闭法，以促使针感传至病所，产生热感，守气1～3分钟，留针后，缓慢出针，按压针孔。

"过眼热"针法：以风池穴为主施温通针法，使热感传导至眼区，称为"过眼热"针法。用以治疗各种眼疾常获良效。操作方法：患者正坐，自然体位，督脉风府旁斜方肌外侧、枕骨下凹陷中取穴。选用1寸毫针，双手配合针尖朝向对侧目内眦进针0.5～0.8寸，进针后，刺手仔细体会针下气至感觉，得气后再行温通针法，同时紧按在穴位下方的左手大指配合刺手将针感推向眼部，并产生热感，守气 1～3 分钟，守气后出针，按压针孔。常用配穴：攒竹下、太阳、内关、光明、太冲透涌泉等。

"穿胛热"针法：取天宗穴为主施用温通针法，使热感传导至肩、臂部，起到散寒止痛的作用。治疗风寒湿侵袭所致的上肢麻木疼痛和肩凝症等。

"通督热"针法：以大椎穴为主施温通针法，使热感传导至背腰部，称为"通督热"针法。用以治疗强直性脊柱炎、肩背肌筋膜疼痛综合征及肩背腰部寒冷不适诸症常获良效。操作方法：患者取俯伏坐位，在大椎穴处左手拇指为押手，右手持 1～1.5 寸毫针直下斜刺 0.8 寸左右，得气后即行温通针法，使针感沿脊柱下传至背腰部，产生热感，守气 1～3 分钟，然后退针至皮下，出针，按压针孔。常用配穴：外关、风市、足三里、三阴交、太冲等。

2）研制出袖珍式"子午流注与灵龟八法临床应用盘"：郑魁山教授在学习古人经验的基础上，结合个人经验，将"纳子法""纳甲法""灵龟八法"与"六十花甲子"巧妙地融合到一起，改革旧图，成功研制出袖珍式"子午流注与灵龟八法临床应用盘"，包括了上述"纳子法""纳甲法""灵龟八法"3 种优选取穴治病的用途，并增加了许多脏腑经络辨证取穴等现代研究成果，具有携带方便、简单易学易用的特点。

3）首创了"郑氏补穴法"：提出了穴位埋线新疗法，并开创了穴位埋线治疗小儿麻痹症的先河。

4）创立 8 种针刺手法

二龙戏珠法：这种手法是综合关闭、提插、捻转、迎随等补泻手法组成的。操作手法：施针时以感觉传导眼区为目的，如针太阳穴，左手食指紧按脑穴，右手持针刺至一定深度，候其气至，右手持针使针尖和押手同时向上眼睑方向，连续推按、捻转，重（急）插轻（慢）提或轻插重提 3～5 次，捻按或捻提守气，使热感或凉感由上眼睑扩散传导至眼球；再将针提至皮下，针尖向下眼睑方向，重复施行同样针法，使热胀感或凉麻感由下眼睑扩散传入眼球，上下两条感应包围眼球。留针与否视病情而定。该手法常用于针太阳、丝竹空、瞳子髎等穴，治疗急、慢性结膜炎，视网膜出血，视神经萎缩等各种眼病。虚证用热补法，实证用凉泻法。

喜鹊登梅法：这种手法是综合提插、捻转、推垫等手法组成的。操作手法：施针时以推垫手法为主，如针攒竹穴，左手拇指紧按上眼眶下缘，防止进针时刺伤眼球，右手持针边捻转边进针刺入穴内，候其气至，刺手拇食两指夹持针柄或将中指垫于针下，上下起伏活动，使针柄、针体、针尖上下摆动，补法摆动9次，泻法摆动6次，使针下热胀感或凉麻感扩散传入眼内，留针后将针拔出，揉按针孔。本手法常用于针攒竹、鱼腰、丝竹空等穴，治疗急、慢性结膜炎，视网膜出血等各种眼病；也可针刺曲池、肩髃、足三里、三阴交等穴，治疗头痛、面瘫、肩周炎、痹证和胃脘痛等，虚证用热补法，实证用凉泻法，针刺时要求针刺感应传导到病所。

白蛇吐信法：这种手法是用两枚毫针结合提插、捻转手法组成的。操作手法：施针时用两枚毫针齐刺入治疗穴位中，如针曲池穴，左手用舒张押手紧按针穴，右手持两枚针齐刺入穴内，边捻边进针，得气后施行一伸一缩的重插轻提或轻插重提动作，重插轻提9次为补法，轻插重提6次为泻法，根据病情留针一段时间后，将针拔出，揉按针孔。本手法多用于针肩髃、曲池、阳陵泉、足三里、三阴交、肾俞、关元俞等穴，适应证：半身不遂、四肢麻木、痹证以及胸闷胁痛、腰背痛等各种气滞血瘀病证，虚证用补法，实证用泻法。

怪蟒翻身法：这种手法是综合搬摇、捻转等泻法组成的。操作手法：施针时以行搬转术为主，如针肝俞穴，左手拇指紧按针穴，右手持针速刺进至皮下，拇食两指边捻转边进针，促其气至，然后右手持针柄自上向下搬转针体，再由左向右上方翻转，使针体呈半圆弧形轨迹往复翻旋，捻转2～6次，使针感扩散，即刻出针，揉按针孔。临床应用本手法具有清热、镇痛的作用，多用于肩髃、中脘、肝俞、膈俞、脾俞等穴，治疗肝气郁滞、烦闷胸痛、胃脘痛、腹胀腹痛以及由于气血瘀滞导致的各种肢体疼痛病证。

鼠爪刺法：施针时取 3 枚或 5 枚 1 寸毫针，将针柄缠绕在一起，右手捏持针柄，点刺在病灶部位，或直接刺在穴位肌肤上，将针身一下一下逐渐地加力按压刺入穴内 0.3～0.5 寸，迅速出针，捏挤局部皮肤，使每个针孔出血少许，然后用酒精消毒，以防感染。该手法临床多用于针大椎、身柱、脊中、命门、腰阳关、肝俞、脾俞、肾俞等穴，治疗实热证。

金鸡啄米法：这种手法是采用提插补泻中的补法组成的。操作手法：施针时以行小提插术为主，如针内关穴，左手食指紧按针穴，右手持针速刺或捻转刺入穴内，促其气至，然后在 0.1 寸深的范围内，做快速而连续的重插轻提动作 3～9 次，使感应向远处传导，缓慢将针拔出，扣闭针孔。本手法以催经气速至为特点，多用于肾俞、肝俞、中脘、内关、三阴交等穴，适应于久病体虚之证，如肠鸣腹痛、下痢便溏或顽麻冷痹、小儿麻痹后遗症。在治疗时，凡得气缓慢者，均可采用此手法加速气至。

老驴拉磨法：施针时采用推盘手法为主，如针中脘穴，左手食指紧按针穴，右手持针刺入穴位，得气后，刺手拇食两指捏住针柄，将针从地部提至天部，自左下方向右上方如同拉磨一样，缓慢地绕穴位旋转，一般不超过 6 圈，使感应扩散即可。切忌拉转过急、过快，以防肌肉缠针引起肿痛。操作完毕，缓慢出针，揉按针孔。临床应用本手法，可治疗各种因气血瘀滞导致的头痛、痹证、胃脘痛等病症，常用于针刺中脘、下脘、天枢等腹部穴位，具有疏散癥瘕积聚、消除食积痞块的作用，对其他穴位也可采用本手法操作。临证时可按病情进行选配穴，如针太阳、头维穴治疗头痛；针肝俞、期门穴治疗肝气郁滞等病证。

金钩钓鱼法：这种手法与提插法中的提法类似。操作手法：施针时以行小提抖术为主，如针中庭穴，左手食指紧按腧穴，右手持针刺入穴内一定深度，得气后，右手拇食指向前或向后连续捻转针柄 1～3 次，当针下感觉出现沉紧涩滞的反应时，捏持针柄，使针尖拉住沉紧的穴位肌肤，做轻微的提抖动作3～6次，使局部产生牵拉感应，保持一段时间，待肌肉松弛后，缓慢将针拔出，揉按针孔。临床应用本手法具有散结、消瘀和泻热作用，如针刺金津、玉液等穴，治疗舌强不语、失语症；针阳白、太阳、颊车等穴，治疗口眼㖞斜；针膻中、中庭等穴，治疗肝气郁滞、胸痹等。

注重双手配合取穴针刺。先用左手拇指或食指揣穴、点穴，以激发经气，使气至病所，而后发功进针，这是一些复式手法成功和有效的关键，同时更是无痛进针的妙诀。

3. 管氏特殊针法流派

（1）学术渊源

管氏特殊针法流派起源于清朝末期，由山东高密管家岱首开先河，经其孙管正斋发扬光大，而逐步发展形成了以管正斋学术思想为核心，注重经络辨证，以管氏针刺手法、管氏经验穴、针灸配穴处方学、管氏舌针、过梁针等特殊针法经验，和子午流注、灵龟八法的学术见解及临床经验为特征的针灸学术流派。

（2）传承谱系

第一代：管家岱。

第二代：管庆鑫。

第三代：管正斋。

第四代：管遵信、管遵惠。

第三代（代表）：管傲然、管薇薇、丁丽玲、易荣、姜云武、汤晓云、李惠芳、刘海静、田春洪、王莉、刘琼、罗超、张透恒。

（3）代表人物

1）管正斋（1907—1980），男，汉族，字谨愕，号杏轩，山东省高密市人，云南省名中医，昆明市五华区人民医院主任医师。出身中医世家，青年时期就读于北京朝阳大学，毕业后，正值国家处于内忧外患之际，树立了"不为良相，愿为良医"的思想，留学日本，1935年参加承淡安先生创办的中国针灸学研究社，精研针灸。1936 年，在中国针灸学研究社创办的《针灸杂志》上发表"舌针刺法"的学术论文，开创了舌针疗法先河。抗战胜利后，因不满国民政府发动内战，举家迁居云南。自 20 世纪 50 年代初，先后担任云南省、昆明市各级中医学校、培训班教师，传授中医针灸医术，并受聘于云南中医学院，担任"内经""针灸学"课程教师，是当代云南针灸的奠基人之一。从医五十余年，医术精湛，医德高尚，治学谨严，诲人不倦。对患者有求必应，不论亲疏贫富，一视同仁，精心治疗。诊病施针，一丝不苟，深受患者爱戴。

管正斋的主要学术贡献有：遵循《内经》脏象、经脉、诊法、治则等基础理论，形成了以经络辨证为针灸临床之纲的观点；根据《内经》舌与脏腑经络关系的理论，结合家传及自己多年的临床经验，创立"管氏舌针"，提出了 24 个基础舌穴的定位及主治，总结了舌针配穴法、舌针刺法及临床应用等理论，规范了舌针疗法；遵循《内经》《难经》等传统针刺手法理论，汲取《针灸大成》杨氏手法特点，融汇日本代田文志、长滨善天等针灸学者的手法技巧，形成了从学术理论到临床操作独具特色的管氏针刺手法体系；对《周易》有很深的造诣，在活用灵龟八法、长于九六补泻、发明热针九宫穴等方面，体现了管氏"医易贯通"的学术风格；博采徐氏《针灸大全》、高氏《针灸聚英》等各家之长，创新"子午流注环周图"。

2）管遵信，主任医师，教授，博士后导师，第二批、第五批全国老中医药专家学术经验继承工作指导老师。自幼从父管正斋（著名中医针灸专家，云南省首批名中医）学习中医针灸，1956 年经考试获得医师资格。1963 年大学本科毕业，1983 年毕业于卫生部全国针灸研究班。

长期专注耳穴研究。经历了穴位探测、穴位染色、研究原理三个过程后，发现了耳穴的不同穴区定位，并在实践中丰富和发展了耳穴在诊断和治疗方面的独特效果。1973 年发明"玉卫 22 型袖珍穴位探测仪"，1984 年发明了"耳穴染色法"，其中无论是在矽肺病人的诊断，还是在阑尾炎模型家兔，耳穴染色均有准确的反应。1985年，"耳穴染色进行疾病诊断"获得卫生部医药卫生科技成果乙级奖；1992年，"耳穴诊治疾病的原理研究"获云南省科技进步三等奖。1988年创办"中华耳针函授部"。在国内办过51期耳针、针灸、科研方法培训班，在加拿大主讲过4期耳针班。主编了《中国耳针学》《常见病耳针疗法》《实用医学科研方法学》和《耳穴疗法》等专著12本，主持并起草了世界卫生组织西太区和中国针灸学会委托的《耳穴国际标准化方案（草案）》。

管遵信擅长使用针药结合治疗肾病，在大量临床诊疗实践的基础上，提出了"肾衰能治愈，肾小球可以再生"的新观念，取得了满意的治疗效果。2014年，管氏针灸暨管氏肾病四联疗法列入当地非物质文化遗产名录。此外，以其为主研制的"一种中药美容液及其生产方法"，1992年获国家发明专利。他还在学术会议和杂志上发表论文120余篇，译文3篇（英、日、俄各1篇），在报纸上发表医学科普文章57篇。

鉴于他的成就和影响，1988年获"云南省有突出贡献的优秀专业技术人才"光荣称号，1991年获国务院政府特殊津贴，1996年被评为"云南省名中医"，1997年被国家中医药管理局遴选为全国老中医药专家学术经验继承工作指导老师，2014年国家中医药管理局批准成立"管遵信全国名老中医药专家传承工作室"。

管遵信医德高尚，常以自己医馆里的馆训勉励自己："圣医常无心，以患者心为心。善者，我善之，不善者，我亦善之，德善。信者，我信之，不信者，我亦信之，德信。圣医在天下，歙歙焉。为患者而浑其心。患者皆注其耳目，医生皆孩也。"

3）管遵惠，主任医师，教授。男，汉族，1943年5月出生，山东省高密市人。自幼随父管正斋学习中医针灸，1966年毕业于北京中医学院。中共党员。曾任昆明市中医医院针灸科主任，云南中医学院兼职教授，云南省针灸学会副会长，加拿大中医药针灸学院客座教授，加拿大中医药针灸学会名誉顾问。1994年获"云南省有突出贡献优秀专业人才"称号，1996年被授予"云南省名中医"，2012 年 12 月，被国家中医药管理局确定为"管氏特殊针法学术流派传承工作室"项目负责人。是全国名老中医传承工作室建设项目专家，第二批、第三批全国老中医药专家学术经验继承工作指导老师，享受国务院政府特殊津贴。

重视经络辨证，强调经络辨证须与脏腑辨证和八纲辨证紧密结合，融会贯通。临证审病强调望神、察气、观色。临床选穴主张精而少，并且注重配穴组方。运用手法时要注意"调气守神"。继承和发展了其父管正斋的学术思想，将管氏过梁针理论进一步完善。过梁针取穴以奇穴为主，用穴少而精；刺法以"深、透、动、应"为特点；对癔病瘫痪、精神分裂症、外伤性瘫痪具有独特疗效。

共发表学术论文 130 余篇。发明 GZH 型热针仪，获国家发明专利，1988 年获云南省"春城杯"专利发明二等奖；GZH 型热针电针综合治疗仪，获加拿大中医药针灸学会优秀发明奖。另获国家卫生健康委员会、云南省、昆明市科学技术进步奖 12 项。主要学术专著有：《论经络学说的理论及临床运用》《杏轩针经》《热针疗法》《杏林采叶》《管氏针灸经验集》《中国现代百名中医临床家丛书——管遵惠》《管氏针灸经络辨证针灸法》《管遵惠针余笔谈》等。

管遵惠作为全国老中医药专家学术经验继承工作指导老师，一直心系针灸教育，提出"理、法、意"三点是培养针灸学术传承的三要素。所谓"理"，是指需要认真学习、全面继承、深入研究中医针灸经典著作，掌握熟悉中医基础理论，通晓医理，此为传承发展中医之根；所谓"法"，是指在继承前人中医治疗的方术基础上，发展和创新中医针灸治疗方法，不断提高疗效，此为传承之魂；所谓"意"，是指临床治疗时需因时、因地、因人制宜，医者意也。此乃传承之神。管氏特殊针法学术流派传承工作室为云南省培养了多位学术传人，有力推动了云南针灸事业的发展。

（4）流派特色

第一，独特的针刺方法。①单针透刺法：临床主要用于痹证、痿证、癔病性瘫痪、脊髓损伤、外伤性截瘫、胃下垂、子宫脱垂、血管神经性头痛、类风湿性关节炎等；②循经透刺法：根据病情和补泻手法的不同要求，采取"迎"或"随"经脉透刺的针法，主要应用于背部和腹部的经脉；③经穴透刺法：采取一针透二穴，或一针透数穴；④过梁针透刺法：主要应用于四肢部，选用26号（或28号）针，采用单手两指疾速直刺法，进皮后，左手夹持押手，右手小弧度捻转，缓慢进针，进针到穴位深度一半时，左手扶托于穴位肢体的对侧，以探测针尖到达的位置，直到针刺到对侧皮下；⑤脊椎九宫穴多针连刺法：依据CT扫描及临床检查，以压痛点最显著的病变椎节棘突间定为中宫，沿督脉在中宫上下棘突间定乾宫、坤宫，于乾宫、中宫、坤宫旁开0.5～0.8寸，依次定取巽、兑、坎、离、艮、震六宫穴。进针顺序为：先针中宫，次针乾宫、坤宫，直刺或向上斜刺0.8～1.2寸，依次取巽、兑、坎、离、艮、震六宫穴，针尖斜向椎体，进针1.2～2寸，获得针感后，按病情施以补泻手法。

第二，集合穴。天干六合穴中阴阳六合穴，治瘫六验穴，膝痛六宁穴。

第三，督阳五花针刺法。先针大椎穴，次针崇骨、陶道，再针定喘，主治头项强痛、恶寒发热、骨蒸潮热、咳嗽哮喘等；或是先针灵台，次针心俞、膈俞，治疗肺结核、背痛疔疮、肋间神经痛等。因取穴阳经，源于扬刺，状如梅花，故称"督阳五花针"。腹部为阴，主取任脉经穴扬刺，又有"任阴梅花刺"针法：先针中脘，次针上脘、建里，再针梁门，主治胃脘疼痛、呕吐呃逆、纳呆泄利等；或先针关元，次针中极、石门，再针水道，主治宫寒不孕、阳痿早泄、尿频尿闭等。

第四，发明倡用新穴。①飞翅穴：包括上飞翅、下飞翅、翅根3个穴位。这三个穴都位于肩胛骨内侧缘，统称飞翅穴。体表定位：上飞翅，在肩胛冈内端上边缘，平第2胸椎棘突，距背正中线3.2寸；下飞翅，在肩胛冈内侧缘，平肩胛骨下角，第7胸椎棘突下旁开4寸；翅根，在肩胛冈内侧边缘，平第4、5胸椎棘突，距背正中线3寸。取穴方法：伏案正坐，两手抱肘横平放案上，使肩胛骨外开，肩胛冈即突起，在肩胛骨内侧陷缝上缘取上飞翅，肩胛骨内侧陷缝下缘取下飞翅，约当上飞翅、下飞翅穴连线之中点，靠肩胛骨内缘陷中取翅根。②音亮穴：适应证为暴病、声带内收性麻痹、癔病性失语、呃逆、慢性喉炎。体表定位：患者正坐仰首，约在任脉廉泉穴与天突穴之中点，甲状软骨下缘与环状软骨弓上缘之间的微凹处。针刺方法：用28号1.5寸毫针垂直进针，快速透皮，进针后，针尖略向上，缓慢送针，当针进入1～1.2寸左右，则会引起反射性咳嗽，此时应稍提针，待患者咳定，令患者发音，如发音不理想，可再进针刺激；如发音正常，即可出针。③攒眉穴：适应证为呃逆、郁证、头痛。体表定位：眉毛之内侧端，眶上切迹处，为穴位之内起点，眉中间眶上裂为穴位之中心，双针平刺眉头与眉中这个部位统称攒眉穴。针刺方法：选用28号或30号1.5寸毫针，先从攒竹穴部位进针，针尖到达眉中眶上裂，左手拇指按压针尖，使针身紧贴眼眶，右手持针捻转36次，为一度手法；再从阳白穴进一针，使针尖向下刺到眉中眶上裂，与第一针尖相会，左手拇指按压针尖，使针尖紧贴眶上裂，右手持针捻转36次，留针20分钟，其间二针再各行一度手法，即可出针。此穴针感强烈，行针时，患者易流泪；中风后不能言语的病人会有摇头、皱眉、挤眼等动作。

第五，舌针。舌穴定位：心穴——舌尖部；肺穴——心穴两旁3分；胃穴——舌面中央，心穴后1寸；脾穴——胃穴旁开4分；胆穴——胃穴旁开8分；肝穴——胆穴后5分；小肠穴——胃穴后3分；膀胱穴——小肠穴后3分；肾穴——膀胱穴旁开4分；大肠穴——膀胱穴后2分；阴穴——大肠穴后2分；聚泉——舌面中央，胃穴前2分；上肢穴——肺穴与胆穴之间，舌边缘；下肢穴——阴穴旁开1寸；额穴——舌尖正下3分；目穴——额穴斜下3分；鼻穴——目穴下2分；耳穴——鼻穴斜下2分；咽喉穴——耳穴正下2分；海泉——舌下中央系带上；金津玉液——舌系带两侧，静脉上，左名金津，右名玉液；舌柱——

在舌下之筋如柱上；中矩——舌底与齿龈交界处。治疗方法：舌针前，一般给予患者3%过氧化氢液或口灵液漱口，以清洁口腔。针刺方法：针舌面穴位，请患者自然伸舌于口外，选用30号或28号1寸或1.5寸针灸毫针，在选定的穴位上快速进针，深度约1分，手法可采用捻转补泻手法。针舌底穴位，患者须将舌卷起，舌尖抵住上门齿，将舌固定或舌尖向上反卷，用上下门齿夹住舌，使舌固定。亦可由医者左手垫无菌纱布敷料，固定舌体于口外，施行针刺。舌针手法：舌针补法，选用28号1寸或1.5寸针灸毫针，在选定的穴位上，拇指向前小幅度捻转3～9次，稍停，为一度补法。一般行三度或九度手法，不留针。在捻转时，进针0.5～1分许，勿令太深，一般不会出血。舌针泻法，选用28号1寸或1.5寸针灸毫针，在选定的穴位上，进针1～2分深，拇指向后大幅度捻转6次，稍停，为一度泻法，一般行六度或八度手法，不留针。由于进针稍深，捻转幅度较大，个别穴位可能会出血。

第六，倡导经络辨证。具体应用如下：本经自病，调其本经；某经病证，表里经同治；本经有病，兼调子母经。

第七，管氏针法。①管氏"下针十法"，即进、退、捻、留、捣、弹、搓、努、盘、飞，概括了管氏针刺基本手法，是针刺补泻手法的基础。②管氏高级补泻手法，包括"太极纯真补泻法"，即"烧山火""透天凉"法；"飞经走气四法"，即"青龙摆尾""白虎摇头""苍龟探穴""赤凤迎源"法；"两仪生化六法"，即"阴中隐阳""阳中隐阴""龙虎交战""子午捣臼""龙虎升降""凤凰展翅"等法。③特殊补泻手法如"婴幼儿针刺补泻法""拽拉升提和拽拉行气手法"以及"管氏过梁针法""管氏舌针"补泻手法等，详见《杏轩针经》。管氏补泻手法的"内核"是捻转手法。

第八，重视配穴处方。管氏有十四种常用配穴法，即三部配穴法、俞募配穴法、前后配穴法、十二经表里配穴法、阴阳配穴法、接位配穴法、原络配穴法、郄会配穴法、五行俞配穴法、刚柔配穴法、上下配穴法、肢末配穴法、本经配穴法、一经连用或数经互用配穴法等。

临证选穴六原则：①病在上者取之下，病在下者取之上。②病在左者取之右，病在右者取之左，这是巨刺、缪刺法的取穴原则，临证时常用缪刺法治疗神经官能症、癔病性肢痛症，用巨刺法治疗中风病恢复期和后遗症期。③病在胸腹者取四肢，这是循经取穴和运用四肢特定穴的原则，如胸阳痹阻、胸痛心悸，取内关、郄门；寒邪犯肺，咳嗽气喘，取列缺、尺泽；肝胆湿热，胁肋胀痛，取阳陵泉、太冲等。④病在局部取阿是，阿是穴治疗经筋疾病，如各种腱鞘炎、髓鞘炎等。⑤五脏有疾，取之十二原；荥输治外经，合治内腑。这是运用十二原穴及五输穴治疗脏腑经络病证的原则。如寒滞肝脉，少腹牵及睾丸坠胀疼痛，取行间、太冲；肺气虚损，动则气短，取太渊等。⑥急、实、热证，四肢取穴为先；慢、虚、寒证，背腹取穴为主。实证、热证、急性病，一般先取四肢部腧穴，因为五输穴、郄穴、原穴、络穴等特定穴均在四肢，如外感风热，熏灼肺系，郁热上壅，而致咽喉肿痛，取泻少商、合谷、尺泽等穴；虚证、寒证、慢性病，则以取背腹部俞募穴为主，如脾胃虚寒、胃脘隐痛，泛吐清水，喜暖恶凉，喜按喜柔，宜针补脾俞、胃俞、中脘、章门。

选穴处方十法则：包括辨证选穴法、循经选穴法、对症选穴法、单穴独用法、双穴并针法、轮换交替法、链锁顺取法、前后呼应法、表里互配法、四肢相应法等。所谓双穴并针法，指同时取用左右双侧相对应的穴位；轮换交替法，指当病变部位涉及二条以上经脉时，可按经脉轮换交替选穴处方；链锁顺取法，指在同一上肢或下肢，循经依次取穴，使针刺感应循经传导，以加强疗效，如肩臂疼痛，取肩、曲池、合谷，下肢循足少阳经疼痛，取环跳、阳陵泉、悬钟等；前后呼应法指在躯体或头颅前后取穴，前后呼应，阴阳相济，以加强治疗效果；表里互配法；四肢相应法包括两种选穴方法，一是在四肢位置相应的穴位同时取穴进针，以加强脏腑经络的疏调作用，如合谷配太冲，二是按上下肢同名经配穴，因同名经同气相通，上下肢经穴相应，可提高临床疗效，如手足少阳经支沟、阳陵泉同用，治疗胁肋疼痛。

二十种配穴法：①三部配穴法，所谓"三部"，系指局部、邻部、远部而言；②俞募配穴法，由于俞募穴与脏腑生理、病理密切相关，所以脏腑病变时，常采用俞募配穴法；③前后配穴法，是前后呼应法则的具体运用；④十二经表里配穴法；⑤阴阳配穴法，根据经脉的阴阳属性选穴配穴的方法；⑥接经配穴法，是根据经脉流注连接的顺序，取其相接的经脉或手足同名经脉的腧穴，因其脉气衔接，故经穴可互治；⑦原络配穴法（又名主客配穴法），原络相配，能通达内外，贯穿上下，对内脏与经络疾患均可治疗；⑧郄会配穴法，"郄穴"是临床上治疗急性病疼痛的要穴，"会穴"是指脏、腑、气、血、筋、脉、骨、髓精气聚集的八个腧穴，郄会相配主治脏腑病证；⑨五行输配穴法，是指按肘膝以下十二经五输穴的五行属性，"虚则补其母，实则泻其子"的配穴方法；⑩刚柔配穴法（又名夫妻配穴法），有两种应用法，一是按五运化合，夫妻经配合取穴，如甲乙相合，胆经阳陵泉与脾经阴陵泉相配治疗膝部肿痛难熬，再如乙庚相合，治疗手连肩脊疼痛难忍等症时，同取肝经太冲与大肠经合谷；二是妻病取夫经穴或夫病取妻经穴，如胆经实热，取脾经大包、大都治疗，湿热蕴脾，取胆经日月、阳辅治疗；⑪上下配穴法，本法运用时，上病可下取；⑫肢末配穴法，即上下肢部位近似的腧穴相互配合应用，此法适用于脏腑疾病和有全身症状的疾病；⑬本经配穴法，即本经内脏发生病变，采用本经腧穴治疗的一种配穴法，临床运用时需参照十二经病候并结合考虑穴位的特异性，选穴配穴；⑭奇经配穴法，根据奇经八脉的循行分布路线、特定功能及所主病证，按奇经辨证配穴施治的方法；⑮数经互用配穴法，在治疗涉及多条经脉病痛时，采用数经腧穴互用配穴施治，如风寒湿痹之关节疼痛，常取关节周围多条经脉的穴位治疗；⑯经外奇穴配穴法，应用经外奇穴配穴施治的方法，称经外奇穴配穴法；⑰经验效穴配穴法；⑱奇经纳卦配穴法；⑲子午流注配穴法；⑳特殊针法配穴法。

第九，创新子午流注环周图。管氏"子午流注环周图"以徐氏"子午流注逐日按时定穴歌"纳甲法为主体，同时采用张氏"三焦阳腑须归丙，包络从阴丁火旁"之说。图中还应用了同宗交错、母子填充法。在纳甲法无穴可开的时辰，引入纳子法中高氏的十二经流注法，采取"母子穴"填充闭穴，是谓母子填充。如此纳甲法与纳子法配合使用，则逐日逐时均有穴可开，这是管氏子午流注环周图的一大特点，使子午流注针法更臻完善。

第十，活用灵龟八法。擅长灵活运用灵龟八法治疗一些急性病和痛证。总结出以下经验：①运用灵龟八法，应以经络辨证为主要辨证方法，特别要注意应用奇经理论，辨证的准确是获效的前提；②计算无误、选穴恰当、配穴适宜，是运用灵龟八法的关键；③正确掌握运用补泻手法是决定疗效的重要环节；④初步认为运用灵龟八法对治疗一些急性病和某些疼痛的病症疗效尤佳；⑤灵龟八法与子午流注针法相辅为用，可使疗效更为显著。

第十一，管氏热针九宫穴针刺方法。取穴定位按伏羲八卦九宫方位图，即"河图"之"天地定位、山泽通气、雷风相搏、水火不相射"，先以压痛点最突出的棘穴间定中宫，上下一椎棘穴间分别定乾、坤宫，然后于乾、中、坤宫旁开 0.5～0.8 寸，依次取巽、兑、坎、离、艮、震六宫穴。获得针感后，按"洛书九宫数"行捻转补泻手法，其顺序及次数为"戴九履一、左三右七、二四为肩、六八为足、而五居中"，一度行针后，应用 GZH 型热针仪，坎离宫用热针，40～45℃，留针 20min，每日或隔日 1 次，12 次为 1 疗程。

4. 广西黄氏壮医针灸流派

（1）学术渊源

广西黄氏壮医针灸学流派由广西壮医黄瑾明教授创立，历经四代壮医针灸传人的继承发展而逐渐形成。该流派将壮医针法和灸法有机结合，提倡针灸并用；推崇针灸"三剑客"；道路为针灸传导系统；取穴独特，擅用特定穴；治病务求调气，喜针脐环；注重患者感受，强调无痛针灸。

（2）历史沿革及传承方式

壮医针灸已有几千年的历史，但壮族自古没有统一通行的文字，壮医针灸技艺主要靠民间口耳相传、师徒授受等口承的方式传承，因此壮医特色诊疗技法大多散落于民间。

黄瑾明教授年幼时因亲人患病早逝，遂发愤学医，研习经典。1965年，他带领科研团队率先挖掘整理民间壮医针灸疗法，对壮医针灸各疗法进行系统挖掘整理和全面总结，开创壮医针灸研究先河。在研究过程中，博纳众长，融会贯通，于2010年著成《中国壮医针灸学》，首次提出"壮医针灸"一词。历经四代壮医针灸传人的继承发展，逐步形成了广西黄氏壮医针灸学流派。

该流派的传承方式为家族传承、师徒传承、研究生培养。传承保护单位为广西中医药大学壮医药研究室、广西中医药大学第一附属医院、壮医药研究所。

（3）传承谱系

第一代：黄瑾明（创始人），师承民间壮医龙玉乾。

第二代：黄凯、黄缨、黄贵华、秦祖杰、周宾宾、宋宁、李浪辉、唐梅文。

第三代：李美康、陆璇霖、冯纬云、曾平、莫清莲、苏曲之。

第四代：李婕、韩海涛、李秀娟、葛春雷、麦月瑶、刘莎、杜忠剑、冯秋瑜、刘柏杉。

（4）代表人物

1）黄瑾明，流派创始人，壮族，1937年生，教授，硕士研究生导师，全国名老中医，享受国务院特殊津贴专家，全国第二批老中医药专家学术经验继承工作指导老师，广西八桂名医、首批桂派中医大师，国家级非物质文化遗产壮医药线点灸疗法传承人。

黄瑾明天资聪慧，读书刻苦，年幼时因亲人患病早逝，遂发愤学医，研习经典。1961年考取广西中医专科学校（广西中医药大学前身）中医医疗专业，1965年毕业留校，同年下乡行医济世，并开始发掘整理壮医针灸疗法，开创壮医针灸研究先河。1967年在广西中医学院附属医院针灸科精研针灸技术，1974年"五七"

干校期间偶遇民间壮医龙玉乾，遂拜其为师，研习壮医药线点灸疗法，进一步结缘壮医。1983年后，黄瑾明先后创建广西中医药大学壮医药研究室、壮医药研究所和壮医门诊部，潜心研究壮医针灸疗法，并远赴美、英、澳大利亚等国讲学，着力验证和推广传播壮医针灸，影响甚广，治愈国内外病人无数。

2）黄贵华，男，医学博士，主任医师，教授，广西名中医，广西中医药大学第一附属医院院长。通晓中医基本理论知识，有较强的临床工作能力，运用经方治疗消化性溃疡、慢性胃炎、慢性结肠炎、慢性肝炎、肝硬化等消化内科疾病以及慢性支气管炎、风湿、类风湿方面有独特心得。主持国家级、省部级课题4项，获广西科技进步二等奖1项，广西教学成果一等奖2项、二等奖1项，主编出版专著2部，发表论文31篇。

3）李美康，副主任医师，副教授。广西中医药大学第一附属医院门诊部主任，为全国名老中医黄瑾明传承工作室负责人、广西黄氏壮医针灸学流派主要传承人之一。擅长运用壮医、中西医结合治疗急慢性消化系统炎症及胃肠功能失调等疾病，对阳虚体质、失眠、慢性疲劳综合征等调理有一定的研究。

4）冯纬云，广西中医药大学第一附属医院耳鼻咽喉科教授，主任医师，硕士研究生导师。从事耳鼻咽喉科临床、教学工作10余年，擅长运用中医辨证治疗耳鼻咽喉科各种疾病，尤其擅长运用中医中药治疗变态反应性鼻炎。发表论文10余篇。

（5）主要学术思想

1）强调毒虚二因致病：该流派主张"毒虚致百病"的病因理论，认为"百病皆因毒而起"，尤其是某些疑难杂症，更须从毒论治。毒是外因，具体分为痧毒、瘴毒、蛊毒、风毒、湿毒、瘀毒等多种。虚也是疾病发生的重要因素，即正气虚，或气血虚，是体内道路脏腑运化和防卫能力相对减弱，不足以抗毒，正气虚损不足是发病的基础，为内因，是外毒入侵的前提。毒和虚相因而为病，其核心是"解毒"和"补虚"。

2）提出道路传导理论：该流派认为人体内密布"道路"系

统。道路即谷道、水道、气道、龙路、火路，道路与一定的脏腑相联系，谷道的调节中枢是"咪叠"（肝）、"咪背"（胆）、"咪曼"（胰），水道的调节中枢是"咪腰"（肾）、"咪小肚"（膀胱），气道的调节中枢是"咪钵"（肺），龙路的调节中枢是"咪心头"（心），火路的调节中枢是"巧坞"（大脑）。

3）创立壮医气血理论：壮医针灸学流派在继承毒虚理论、阴阳理论、道路理论和三气理论等壮医基本理论的基础上，创造性地提出壮医气血理论，该理论认为气和血是构成人体和涵养生命的最基本物质，通过道路系统循环灌注涵养全身，推动人体生理功能协调运行。还提出具体病机七条：①诸病瘀滞，皆属于气；②诸病肿瘤，皆属于瘀；③诸病瘫痪，皆属于瘀；④诸病瘙痒，皆属于瘀；⑤诸病疼痛，皆属于瘀；⑥诸病疮疖，皆属于瘀；⑦诸病痿痹，皆属于瘀。基于气血失衡病机，流派提出"调气、解毒、补虚、祛瘀"八字治则，并总结出相应的治疗方法，调气多针刺脐环，解毒多以中药、壮药内服或外洗，补虚精于药膳，祛瘀最宜壮医莲花针拔罐逐瘀疗法。

（6）流派特色

1）重视调气通路：广西黄氏壮医针灸学流派把调气作为畅通道路的基本法则，常用的调气方法有壮医针刺和壮医药线点灸。壮医针刺多取脐环穴，喜针脐环穴是该流派调气的特色。脐环穴位于脐周，分脐内环穴（脐窝外侧缘旁开 0.5 寸）和脐外环穴（脐窝外侧缘旁开 1.5 寸），脐内环穴和全身脏腑组织相通应，调气作用显著，脐外环穴则多调治腹部病变。壮医药线点灸调气多取梅花穴（沿患处边缘和上面取一组穴位），有较好的调气通路作用。

2）善用特定穴位：广西黄氏壮医针灸学流派更多应用壮医针灸特定穴，特定穴分天部穴位、人部穴位、地部穴位和其他穴位四大类共 50 多个，天部穴位、人部穴位和地部穴位有固定的名称和位置，而梅花穴、长子穴等特定穴有固定的名称而无固定的位置。特定穴中又多应用穴位群，如梅花穴、月亮穴、脐环穴、耳环穴等均属穴位群，为一组多个穴位的总称。临证取穴时，壮医针灸倡导"寒手热背肿在梅，痿肌痛沿麻络央，唯有痒疾抓长子，各疾施治不离乡"的龙氏用穴规律。"寒手热背肿在梅"指畏寒发冷取手部穴位，发热取背部穴位，肿块及皮损取梅花穴；"痿肌痛沿麻络央"指肌肉萎缩取该萎缩肌肉为穴，疼痛沿其边缘取穴，麻木不仁取该部位中点为主穴；"唯有痒疾抓长子"指皮疹或肿块类疾病取首先出现的疹子（或肿块）或最大的疹子（或肿块）为主穴。这是壮医针灸流派取穴必须遵循的基本原则，临证还常常结合循路取穴和随症取穴。

3）推崇"针灸三剑客"，强调无痛针灸：该学派推崇"针灸三剑客"——壮医药线点灸疗法、壮医针刺疗法、壮医莲花针拔罐逐瘀疗法，提倡针灸并用，强调无痛针灸。黄氏壮医针灸最常用的是针、灸、罐三法宝，针法常用1寸针灸针、1.5寸针灸针、壮医莲花针三种针，喜浅刺。拔罐法常与莲花针法有机结合起来，称壮医莲花针拔罐逐瘀疗法，该法入选中华中医药学会评选的全国首批民间中医药特色诊疗项目。灸法最具特色的是壮医药线点灸疗法，应用药线点燃后形成的珠火星点灸患处或穴位，2011年入选国家级非物质文化遗产名录。

5. 河南邵氏针灸流派

（1）学术渊源

河南邵氏针灸流派创始人邵经明少时拜入清末举人、同乡名医郭玉璜门下，师满后参加承淡安先生创办的中国针灸学研究社，既经历了师承教育的口授心传，又受到了早期院校教育的培养。求学以及行医过程中精勤不倦，以"理、法、方、穴、术"为指导，倡导针灸为主，辅以药物治疗疾病，形成了自身特色。

（2）传承方式

河南邵氏针灸流派从创立至今，其人才培养模式是我国中医教育模式转变的一个缩影。创始人邵经明教授既经历了师承教育，又受到了早期院校教育的培养。第二代的传承模式是多样的，既有师承又有院校教育，其中师承既包括家传、亲炙，又有师徒传授。第三代、第四代的传承模式则大部分以当今主流的院校教育为主，并依托传承单位师带徒平台和流派工作室平台开展师承教育。

（3）传承谱系

第一代：邵经明。

第二代：邵素菊、高希言、杨永清、王民集、邵素霞、路玫、朱彦岑、张日宏、张笑菲、史广宇、刘富强、丁一丹、刘凯、齐晓玲等。

第三代（部分）：王宇、王培育、张君、华金双、任重、李鸿章、权春分、史华、赵欲晓、冯罡、秦小永、严兴科、崔建美、熊冠宇、尹磊淼等。

第四代：周珊珊、贾诚祯、朱田田、杨波、徐阳、虞跃跃、韩晓杰、段婷婷等。

（4）代表人物

1）邵经明（1911—2012），字心朗，号常乐老人，男，河南省西华县人，河南中医药大学教授、主任医师、研究生导师。第一批全国老中医药专家学术经验继承工作指导老师，河南省中医事业终身成就奖获得者。

自20世纪30年代起，即在西华、周口等地开设"鹤龄堂"行医。1952年加入周口镇联合诊所，1954年进入周口市人民医院工作，任内科、针灸科医师，并当选周口市政协委员及人大代表。1958年被选调至刚成立的河南中医学院（河南中医药大学前身），历任针灸教研室副主任、主任，针灸系名誉主任，是河南省针灸学会第一届主任委员，河南省中医事业终身成就奖获得者，享受国务院政府特殊津贴。

邵经明精于针术，工于汤药，尤以针灸名世，是承淡安先生的授业弟子。临床讲究方精穴简、理明证清、效专力宏，重视中西合璧，四诊同参，针药并用，内外兼治。临证主张辨证与辨病相结合，以明确诊断、正确治疗。强调取穴应少而精，重视特定穴的运用，善用背俞穴治疗脏腑病。针刺手法上，能够将针刺与气功融为一体，自创热感手法，尤其对火针、三棱针的应用多有发挥。用药精当，常药味平淡而取效显著。对肠粘连、前列腺炎、癫痫、紫癜、肾炎、肝硬化腹水、崩漏、痛经等，有独到的临床经验。尤其是研创的"三穴五针法"治疗哮喘，更是独具匠心，疗效确切。2007年，国家中医药管理局将"邵氏五针法治疗肺脾亏虚型哮病"技术，作为向全国推广的中医临床适宜技术推广项目。

作为河南中医药大学针灸专业奠基人，邵经明强调为医必须要打好基础，掌握全面的知识理论体系，熟练于临床基本知识。他信守"学习之道，贵在有恒；知识获得，贵在积累"，要求学生勤于背诵针灸歌赋歌诀，苦练基本功。授课时强调理论教学紧密结合临证，因而有学生曾评价他的课："就像一门艺术，每字每句都是精神的享受，知识的洗礼。"

曾参编第二、三版全国高等中医院校教材《针灸学》《各家针灸学说》等，曾担任《中国针灸大全》副主编，参加《当代中国针灸临证精要》等多部专业书籍的撰写。同时总结自己多年的临证经验，编著《针灸简要》《针灸锦囊》《针灸防治哮喘》（曾获河南省教委科学专著二等奖）等书。为使农村基层医生也能更全面地掌握和运用中医药，利用诊余假日，结合自己几十年的行医经验，编写《中医知要》一书，内容包括中药、方剂、针灸、治疗等内容计25万字，语言浅显易懂，医理深入浅出，便于基层同仁学习和掌握。发表学术论文60余篇，其中两篇与哮喘研究相关的论文曾在国际性学术会议上宣读。

2）邵素菊，女，教授，主任医师，博士生导师。邵经明之女，河南邵氏针灸流派传承工作室负责人，河南中医药大学邵经明学术思想研究所所长。中国针灸学会临床专业委员会、中国针灸学会刺络与拔罐专业委员会、中国针灸学会学术流派研究与传承专业委员会、中国民族医药学会肺病分会以及河南省针灸学会常务理事，也是河南省中西医结合学会呼吸病专业委员会、河南省针灸学会临床分会、河南省针灸学会疼痛专业委员会副主任委员，河南省医学会医疗事故技术鉴定专家。她在继承邵老学术思想的基础上，勇于创新，开展"邵氏五针法"治疗不同时期、不同证型哮喘的多中心、大样本研究，制定了技术操作规范文本及视频。在取得成绩的基础上，又进一步将"邵氏五针法"技术扩大用于治疗咳嗽、鼻衄、过敏性鼻炎－哮喘综合征等肺系病的研究，皆取得了很好的临床疗效。她带领本流派团队不仅在校内开设了专门课程，推广邵经明学术思想及临床经验，还定期举办国家级继续教育学习班，积极开展流派间学术交流，多次应邀到澳大利亚、瑞士、芬兰、巴拿马、洪都拉斯、多米尼加等国家和中国香港等地区讲学，扩大了本流派在国际上的影响。先后主持和参与国家级、省部级课题及地厅级课题 19 项。主编、参编专业著作及全国规划教材和协编教材 45 部，撰写论文 100 余篇。

3）高希言，男，1962 年 10 月生，医学博士，教授，博士生导师。中国针灸学会针灸文献专业委员会、中国针灸学会刺络与拔罐专业委员会副主任委员，河南省针灸学会刺法灸法专业委员会主任委员。教育部特色专业建设点针灸推拿学负责人，河南省省级精品课程针灸学负责人，河南省优秀青年科技专家、省级学术技术带头人，河南中医学院针灸学科带头人。1985 年开始追随邵经明教授，在邵经明教授运用背俞穴调整脏腑功能的学术思想启发下，探索运用心俞、肝俞等背部穴位治疗失眠症，取得满意疗效。在此基础上，对失眠进行深入研究，创建治疗失眠的"调卫健脑针法"，被国家中医药管理局作为第二批中医临床适宜技术推广项目向全国推广。精于针灸文献研究、整理，进入 21 世纪后，多次担任中医院校针灸专业本科规划教材《各家针灸学说》《针灸医籍选》的主编，以及研究生教材《针灸流派概论》主编。发表学术论文 150 余篇，SCI 收录 2 篇；出版教材 60 本；获国家专利 10 项。

4）杨永清，男，1964 年出生，教授，博士生导师，上海中医药大学副校长，中美"针灸药物靶标发现国际联合实验室"主任，中国针灸学会实验针灸分会主任委员，上海市针灸学会实验针灸分会主任委员。1985 年师从邵经明教授攻读硕士研究生，期间从事针刺治疗哮喘的临床研究，观察了针灸治疗哮喘对甲皱微循环的改善情况。1988 年到上海中医学院攻读博士，借助免疫学技术研究"邵氏五针法"对过敏性哮喘患者黏膜免疫功能的作用，毕业后形成了针刺抗哮喘临床与基础研究、针刺效应物质基础研究方向，多年来取得了丰硕的研究成果。2018 年其研究成果 "Transgelin-2 as a therapeutic target for asthmatic pulmonary resistance"（哮喘治疗新靶标肌动蛋白结合蛋白 -2 发现和生物学功能研究）在国际著名期刊 Science Translational Medicine 作为封面文章正式发表，发现针刺"邵氏五针法"后可显著改善哮喘患者呼吸功能并提高金属硫蛋白 -2（MT-2）蛋白含量，并通过建立小鼠哮喘模型后证明该蛋白在哮喘发病中起关键作用。有专家评论认为靶向 Transgelin-2 受体的治疗，为解决哮喘当前困境开辟了一条新的路径，从具有显著临床治疗效应的针灸方法出发研究疾病治疗新靶标，可以最大限度地避免靶标发现的临床失败风险，解决目前靶标发现与功能验证中缺乏临床介入的问题，此项研究可以称得上是中国第一个自主知识产权的靶标和新药发现。多次应邀到亚、欧、美洲国家和地区讲学，传播邵老学术经验，推广针灸治疗哮喘的方法及研究进展。发表学术论文 150 余篇，其中 SCI 收录 13 篇。

5）王民集，男，1950 年出生，教授，主任医师，研究生导师。1991 年被确定为首批全国老中医药专家学术经验继承工作指导老师邵经明教授的学术经验继承人，1994 年合格出师。现任河南中医药大学针灸学基础研究所所长，中国针灸学会耳穴诊治专业委员会常务理事，河南省针灸学会常务理事，河南省人民政府预备参事等职。在继承邵经明教授"针药兼施，内外同治"的学术思想以及治疗脑髓病临床经验的基础上，结合自身的临床体会，以脑性瘫痪为切入点，将传统中医理论和西医学紧密融合，将头针、体针相结合，针刺和穴位注射药物相结合，注重手法、留针时间等因素，总结出"五神针"配合体针速刺法，在治疗小儿脑性瘫痪方面独树一帜，特别对改善脑瘫患儿智力水平疗效确切。此项技术已在河南多家医院推广应用，并多次在全国学术大会上进行交流、推广本项技术。

6）朱彦岑，河南中医药大学针灸推拿学院原副教授，副主任医师。邵经明教授 1984 级硕士研究生，1991 年被确定为首批全国老中医药专家学术经验继承工作指导老师邵经明教授的学术经验继承人。在邵老的指导下，对针药防治哮喘进行了系统的理论探索和临床研究，其《邵经明针灸防治哮喘经验》一文，获卫生部、人事部和国家中医药管理局首批"全国名老中医药专家学术经验继承工作有奖征文"一等奖，1994 年合格出师时，论文《邵经明教授学术思想及临床经验浅识》在出师表彰大会上进行大会交流。1998 年远赴瑞士，创办瑞士伯尔尼 Praxis Zhu & Hu GmbH 中医中心，把"邵氏五针法"应用于欧洲的咳、喘、痰等肺系病证及慢性鼻炎、鼻窦炎、花粉症、过敏症的防治，取得了令人满意的疗效。旅欧 20 年来，多次在瑞士华人中医药学会、瑞士伯尔尼旅游及健康博览会等场合大力宣传、推广邵氏针灸，促进了河南邵氏针灸流派在海外的发展。

7）邵素霞，女，主任医师，邵经明教授之女。河南邵氏针灸流派传承工作室代表性传承人，曾任中国针灸学会临床分会灸法专业委员会副主任委员。先后多次被河南中医药大学评为"优秀共产党员""文明教师"，连年被河南中医药大学第三附属医院评为"患者满意的好医生"，被河南省卫生健康委员会授予"健康中原好卫士"荣誉称号。邵素霞主任医师在邵老学术思想的指导下，遵循"取穴精当，巧施配穴"的原则，同时重视经络辨证，强调局部取穴与循经取穴相结合的重要性。对急、慢性喉暗的治疗进行了深入的研究，独创以"人迎、天突、扁桃穴"为主穴的"三穴开喑法"，不仅能通经活络，清利咽喉，还能生津增音，临床疗效令人满意。

8）路玫，女，教授，主任医师，博士生导师，河南中医药大学国际教育学院院长，邵经明教授亲炙弟子。现任中国针灸学会常务理事，中国针灸学会腧穴专业委员会副主任委员，全国中医药高等教育国际交流与合作学会常务理事，河南省针灸学会常务副会长，河南省教育厅学术带头人。受邵经明教授临床重视针刺手法运用、创立努针运气热感手法的影响，路玫在临床十分讲究针刺手法的运用，探索出治疗痛症的独特针刺手法——"努运滞针法"。该法取穴以局部阿是穴为主，选50mm毫针呈70°左右角刺入1.2～1.5寸，施术者集中精力，向深层努运其针，以拇指向前为主，行单项捻转，形成轻微滞针，使患者产生酸胀感。施术者继续以拇指向前为主行针，单向捻转4～5次，频率由快到慢，角度由大逐渐减小。使其酸胀感逐渐增强，以能耐受为度。停顿其针，不进不退，全神贯注，向左右慢慢摆动针柄，如"青龙摆尾"9次。随即将针迅速回释捻转出针，左手拇指迅速用力按压针孔片刻。治疗后嘱患者缓慢活动局部。"努运滞针法"用于治疗局部软组织疼痛、关节疼痛等立竿见影，疗效显著。路玫还强调"辨经辨证"相结合，重视特种针法的运用，擅用三棱针、皮肤针、火针、指针、隔姜灸等治疗顽疾；独创"阴阳互引隔姜灸"法治疗恶性肿瘤放化疗后白细胞减少症、甲状腺功能低下、机体免疫功能低下等症，疗效显著。

（4）流派特点

河南邵氏针灸流派以"崇尚经典，博采众长，继承创新"为主导，遵循"圣心仁术、救人为本"的宗旨；临床以"理、法、方、穴、术"为指导思想，倡导针灸治病为主，配合药物治疗，走中西汇通之路。

1）重中西合璧，倡病证合参：邵老认为病因病机错综复杂，临床诊断不可同一而论，更不可以偏概全，拘泥一家之谈。他继承承淡安先生中西汇通的学术思想，临床辨证与西医辨病有机结合，综合分析，明确诊断，治疗方能有的放矢。

2）取穴少而精，巧妙施配穴：受承淡安疏针减灸思想的影响，邵老强调选穴配方应在经络理论指导下，循经远取和局部近取相结合，以精简取穴为总则，依据病情，抓主要矛盾。临床常取 2～4 穴，有时仅需一穴便可收到奇效。但对复杂病证，也应兼顾病情，适当增加配穴以加强疗效。

3）重整体辨证，擅长用背俞：认为背俞穴施术，不仅能治疗相应脏腑病，且能治疗与该脏腑相联系的脏腑、组织、器官等疾病。针刺背俞穴方法独特，治疗脏腑病时，一改前人沿用的斜刺法，采用 1 寸针直刺，视病人胖瘦刺入 0.5～0.8 寸；治疗脊髓病时，又多采用斜刺深刺之法，采用 1.5 寸针刺入 1.2 寸左右，疗效皆著。

4）针技强调气，手法宜娴熟：该流派认为针刺手法是临床取效的关键环节，并在进针、行针、补泻手法等方面颇多创见。不仅强调指力训练，且非常重视日常养生练功，常"闭目养神"以调息、运气。临床针刺时，将针刺与运气结合，以意领气，发气于指，以加速针下得气。创造出一种热感手法，临床用之颇有效验。

5）治神易调气，令志应在针：强调医者应注意"调心、调息、调意"，在针治过程中应始终掌握和重视病人的精神状态和机体气机变化，并对患者进行心理疏导，在其心理状态较佳的情况下接受针刺。在针刺施术过程中，医患双方都要"必一其神，令志在针"，定心凝神地体会针感，才能更好地促使气至。

6）精针药兼施，工内外同治：邵经明教授十分崇尚张仲景"针药并用"的主张，常说："病有兼证，法有兼治，针治其外，药治其内，针药合用，重辨证论治，俾针药互补，相得益彰。"他本人也不仅精于针灸，而且在汤药应用方面也是自成体系，处方严谨，用药精当，用药虽平却有出奇制胜之妙。在治疗哮喘、肠粘连、癫痫、原发性血小板减少性紫癜、肝硬化腹水、妇女功能性子宫出血等疑难杂症时，针药并举，常可起沉疴而愈痼疾。

（5）特色经验

1）努针运气热感法：右手进针得气后，拇指向前、食指向后搓捻，同时用力下插，达到一定深度得气后，再拇指向后、食指向前搓捻，同时缓缓用力上提使针尖至皮下。如此反复数次后，在适当深度留针待气复至，右手拇食指紧持针柄，意在拇指向前，固定不动，聚精会神，同时结合静心运气，以意领气，通过拇食二指把气发至针体，以努针运气，促使针下产生热感。该针法主要用于治疗多种寒证、虚证和痛证，如脾胃阳虚所致的胃痛、腹痛、泄泻、胃下垂、消化不良，以及腰腿疼痛、痹证等。

2）"邵氏五针法"：主要用于治疗哮喘。主穴：肺俞，大椎，风门。配穴：外感诱发哮喘配合谷；咳嗽甚配尺泽、太渊；痰多配中脘、足三里；痰壅气逆配天突、膻中；虚喘配肾俞、关元、太溪；心悸配厥阴俞或心俞、内关；口舌干燥配鱼际。操作时，大椎缓慢进针 1.2 ～ 1.3 寸，肺俞、风门直刺 0.5 ～ 0.8 寸，针后可于大椎、肺俞穴处加拔火罐，余穴均按常规操作。诸穴得气后，留针 30 分钟，每隔 10 分钟行针 1 次。恶寒严重或背部发凉者，可于肺俞、大椎、风门穴等处加灸。哮喘发作期，每日针治 1 次。若喘已停止，听诊哮鸣音消失，可改为隔日 1 次，10 次为一个疗程，疗程间休息 3 ～ 5 日，继续治疗 1 ～ 2 个疗程，有利于疗效的巩固。

3）"调卫健脑法"：治疗失眠。主穴：百会，四神聪，申脉，照海，耳神门、缘中。配穴：肝阳上扰加太冲；心肾不交加太溪；心脾亏虚加神门；脾胃不和加足三里。操作时，百会、四神聪（针尖朝向百会）平刺进针 0.5 寸，快速捻转 1 分钟，局部产生酸胀感；申脉、照海穴直刺 1 寸，行捻转手法 1 分钟，局部产生酸胀沉感，留针 40 分钟，其间行针 2 次。起针后，将王不留行籽放在 0.5cm×0.5cm 的胶布上，贴压在耳神门、缘中穴，出现刺痛感，以耳郭发红、发胀、发热为度。并嘱患者每天按压 2 次，每次按压 15 分钟，以耳郭发热为度。每天治疗 1 次，5 天为 1 个疗程。休息 2 天后，继续第 2 个疗程的治疗，连续治疗 3 个疗程。

4）燔针焠刺消瘰疬：取阿是穴，皮肤常规消毒后，左手拇食二指固定瘰疬结节，右手持针，将针尖及针身前半部在火上烧红，待发亮呈白色时，对准结节，快速刺入一定深度，将针柄稍加捻转，立即拔出，用干棉球按压针孔片刻。硬结大者刺 2 ～ 3 针，小者1针即可。结核液化成脓不溃破者，火针刺后加拔罐，使脓液尽出。保持疮口清洁干燥。每周治疗1次。一般针治2～3次可愈。

5）泻血清热治咽喉肿痛：主穴取阿是穴（扁桃体肿大处），少商，耳穴扁桃体。配穴：发热者配曲池、合谷；发热甚者配大椎；痰多者配天突、尺泽。点刺阿是穴时，患者取仰靠坐位，面向光亮处，头微仰，张口。医者左手持压舌板固定舌体，右手持三棱针对准蛾顶红肿处点刺使之出血，令患者将脓血吐净，用凉水漱口。少商、耳穴扁桃体分别点刺出血，放血量以血色由紫黑变为鲜红色为度。余穴则常规针刺。对咽喉肿痛患者，邵经明常以三棱针或在病变局部直接放血，或循经远端放血，常可收到一次即消肿止痛的效果。

6. 湖湘五经配伍针推流派

（1）学术渊源

湖湘五经配伍针推流派是一个具有湖湘传统针灸推拿医学特色的学术群体，其学术最早可溯源于清朝咸丰、同治年间，而成型于19世纪70年代。该流派以"针经治脏""五经配伍""五经助制"为主要学术思想，在五行相生相克理论指导下，采用针、灸、推拿等手段有针对性地刺激相应经络和穴位，达到调节脏腑阴阳平衡和治疗相应脏腑疾病之目的。

（2）传承方式

湖湘五经配伍针推流派早期主要以家传为主。自第四代传人刘开运始，逐步转向师徒相授，并与研究生教育相结合，迄今已历经六代的传承发展。

（3）传承谱系

第一代：刘杰勋。

第二代：刘宝三。

第三代：刘家成。

第四代：刘开运。

第五代（部分）：严洁、邵湘宁、钟飞、刘景元。

第六代（部分）：常小荣、林亚平、阳仁达、章薇、岳增辉、李金香、娄必丹、李江山、李铁浪。

（4）代表人物

1）刘开运，出身中医世家，作为苗汉后裔、御医后代，自祖父刘杰勋始，家族业医已近百年，熔汉、苗医于一炉，尤擅儿科推拿，擅长"推经治脏"，并创"刘氏小儿推拿十法"。其推拿手法以推揉为主，拿按为次，兼以摩、运、搓、摇、掐、捏。1974年著《小儿推拿疗法》获得湘西自治州科技成果奖，此外还担任《中华医学百科全书》小儿推拿分卷主笔。曾是湖南中医药大学第一附属医院推拿专家、吉首大学医学院针灸推拿系创始人、湖南省首批 50 名名中医之一，曾任湖南省推拿委员会主任委员、中华中医药学会推拿专业委员会副主任委员。1988 年湘西自治州政府将刘氏小儿推拿疗法拍摄成四集电视系列科教片《推拿奇葩》，在国内形成较大的学术影响。

2）严洁，女，1941 年 2 月出生于湖北省武汉市，流派第五代传承人，教授，博士研究生导师。1963 年毕业于武汉中医学院中医医疗专业（本科），后分配来湖南中医药大学工作。曾跟随刘开运研习中医，并将刘师的学术理念推广应用至针灸、推拿临床及科研，倡导"针经治脏、灸经调脏、五经配伍、五行制化"，使"湖湘五经配伍针推学术流派"得到进一步推广。曾任湖南中医药大学针灸系第一任系主任，"九·五"国家重大基础研究攀登预选项目——经络研究课题专家组成员，中国针灸学会理事及经络研究会副理事长，全国高等中医院校针灸教育研究会副理事长，湖南省针灸学会会长。第五批全国名老中医传承工作室指导老师，享受国务院政府特殊津贴。

长期以来，以"经络脏腑相关的临床与实验研究"为主攻方向，开展了 40 余项课题研究。曾任国家"七五"攻关、"八五"攀登、"九五"攀登预选项目"经络的研究"课题中"经脉—脏腑相关"专题组长、子课题负责人，是国家"973"项目"灸法作用的基本原理与应用规律研究""经脉体表特异性联系的生物学机制及针刺手法量效关系的研究"特聘专家。荣获省部级以上各类成果奖18项，其中包括"循经感传现象肌电的观察"1987年获全国中医药重大科技成果乙级奖，"足阳明经与胃相关规律的研究"1997年获国家中医药基础研究奖三等奖、湖南省教委科技进步一等奖。先后编著出版教材、专著10余部，其中任主编2部，《图解中国针灸技法》（汉英对照）获湖南省教委优秀教学成果奖，整理针灸古籍2部，以第一作者或通讯作者在国内外学术期刊发表论文100余篇。

临床善于运用特定穴治疗消化系统、心脑血管系统疾病；对应点上下交叉刺激治疗各种软组织损伤；以电针、水针、神经根刺激等综合方法，治疗颈肩腰腿痛及各类瘫病；针药配合治疗妇科病及更年期精神综合征；轻捻转加震颤手法治疗高血压病；针刺配合隔药饼灸治疗高脂血症等。

由于严洁教授对中医针灸事业的发展作出了突出的贡献，先后多次被评为学院优秀教师，荣获湖南省先进女职工、湖南省教育战线巾帼建功标兵，湖南省高校模范共产党员，省优秀中青年专家等光荣称号。在她的带领下，"湖湘五经配伍针推学术流派"逐步形成了一支高素质、高水平的湖湘针灸推拿学术流派，培养了"灸经调脏"代表性传承人常小荣教授、张泓教授、阳仁达教授；"针经治脏"代表性传承人有章薇教授、林亚平教授；"推经治脏"的代表性传承人有邵湘宁教授、钟飞教授、李江山教授、符明进副教授、刘景元资深传承中医师、石维坤副教授等一批湖湘针灸推拿优秀人才。

3）邵湘宁，男，汉族，辽宁省抚顺市人，1956年12月出生，流派第六代传承人。1975年3月参加工作，1995年6月入党，大学本科学历，教授。现任湖南省卫生厅党组成员、湖南省中医药管理局局长。

邵湘宁是教育部中医药职业教育教学指导委员会委员、湖南省中医药学会理事、湖南省推拿学会副主任委员、株洲市中医药学会副理事长。主持或参与教育部、国家中医药管理局、河南省中医药科研四项，担任"21世纪初中医药教育发展战略研究"之"中医职业教育现状分析"子课题等两项的主要负责人。编纂著作多部，在国家、省级杂志发表论文11篇，其中《用质控图检测推拿手法的初步尝试》获湖南省自然科学论文三等奖。

主编或副主编多本医学专著，包括：《针灸推拿学》（全国中等中医药教育规划教材，2002年中国中医药出版社出版）、《中医针灸教学病案精选》（2000年湖南科学技术出版社出版）、《针灸推拿学》（中西医结合临床专业专科系列教材，2001年中国中医药出版社出版）、《中国传统医疗绝技大全》（1994年山西科学技术出版社出版）、《实用病症康复手册》（2002年湖南科学技术出版社出版）。

4）常小荣，女，汉族，1956年出生，湖南省郴州市人，湖南省高校教学名师、二级教授，博士生导师，流派第六代传承人，第五批全国老中医药专家学术经验继承工作指导老师。

曾任湖南中医药大学针灸推拿学院针灸学教研室主任，湖南省重点学科、湖南中医药大学针灸推拿学学科带头人，国家中医药管理局针灸学重点学科带头人，国家中医药管理局经穴－脏腑相关重点研究室主任，国家级实验示范教学中心主任，省级教学团队、省级科技创新团队带头人，湖南省第十次党代会代表。兼任湖南省针灸学会常务副会长，中国针灸学会循证医学专业委员会副主任委员，中国针灸学会经络研究专业委员会副主任委员，中国针灸学会学科与学术委员会常务理事，中国针灸学会实验针灸分会常务理事，中国针灸学会标准化委员会常务理事，国家自然科学基金课题评审专家，湖南省中医药科技进步奖评审专家，中国博士后科学基金评审专家。瑞典《JAH》杂志副主编，《湖南中医药大学学报》《湖南中医杂志》《神经再生杂志（NRR/SCI）》编委。

主要研究方向为"针灸经络研究——经脉脏腑相关规律和机制的研究"以及"灸法的临床与实验研究"。主持国家973课题2项，参研国家973课题3项；主持国家自然科学基金课题4项、部省级课题 12 项。获国家科技进步二等奖 1 项、教育部科技进步一等奖 1 项、部省级科技进步二等奖 4 项、三等奖 4 项；获部省级教学成果一等奖 1 项、二等奖 1 项、三等奖 2 项；专利 9 项。在国内外学术期刊发表学术论文 100 余篇。主编国家"十二五"规划教材《针灸医籍选读》、卫生部医学视听规划教材《推拿练功之易筋经》和《针灸学十四经络》，担任副主编编写国家级规划教材 2 部，参编 6 部；出版《智慧中医入门：巧学中医技法》《图解毫针针刺手法》《图解中国灸疗技法·中英双解》等学术专著 36 部。

先后荣获湖南省五一先锋、湖南省优秀共产党员、湖南省劳动模范、湖南省优秀研究生指导老师、湖南省芙蓉百岗明星、湖南省医学学科领军人才等荣誉称号，所率领的团队获湖南省"芙蓉标兵岗"和巾帼文明岗光荣称号。第五批全国老中医药专家学术经验继承工作指导老师。

（5）流派特色

1）始于小儿推拿，推及成人及针灸：湖湘五经配伍针推学术流派始于以擅长运用推拿治疗小儿疾病而享有医名的清代御医刘杰勋，并以家族传承的方式得以延续，并不断与湘西苗医"推掐术"等充分融合。传至刘开运，对家传技艺进行了系统整理，并不断发扬光大，开门授徒。其学术思想的核心是五经配伍，即在经络辨证和脏腑辨证的基础上，结合经络－脏腑相关及五行生克原理，采用特定治疗手段有针对性地刺激相应经络和穴位，达到调节脏腑阴阳平衡和治疗相应脏腑疾病的一种方法。严洁将这一思想移植至针灸领域，并向成人延伸。进而促成了该流派的进一步发展。

2）基于经络脏腑相关性，强调归经施治：经络与脏腑相关性，是经络腧穴与脏腑之间的一种双向联系，即所谓"有诸内必形诸外"，"揣外而知内，治外而调里"。湖湘五经配伍针推学术流派主张"本经司控本脏，一经司控多脏，多经司控一脏，多经对多脏可交叉调控"，即具有以"经"统率的"纵向"关系（一经多脏），以脏统率的横向关系（一脏多经），多经多脏的"纵横关系"（多经对多脏）。

3）强调五经配伍、五行助制：即强调以脏腑经络辨证为纲，结合经络－脏腑相关及五行生克原理，在经络辨证和脏腑辨证的基础上，确定主病之脏以定病位，根据病位选取相应的经脉腧穴，如脾病治脾经，再根据证候、五行关系决定"治五经"的主次关系。所谓"五行助制"，是立足五行生克制化之理，确定补母、泻子、抑强、扶弱的治疗原则，作为临床施治时取穴、主补、主泻的依据。而运用相生或相克关系总的原则是：病证以虚证为主时以相生关系为主，反之则以相克关系为主。

4）重视心主，调理脾土：刘开运根据小儿体质及生理病理特点，提出"补心易动火""心常有余"，临床心病虽有气、血、阴、阳之虚，又有热陷心包、热（火）扰心神、痰迷心窍、瘀阴心脉等实证，推心经（中指）强调只能直推而不旋推，若需补心常以旋推脾经代之。而脾之虚证，当予旋推补脾。直接清脾经有泻实清热之效，但脾乃阴土，阳常不足，故如寒湿困脾、宿食停滞等无热现象的实证，绝不可直接清脾而泻其实，即使是脾胃湿热、大肠湿热等有明显热象的实证，亦应加旋推脾以调之。

7. 吉林长白山通经调脏手法流派

（1）学术渊源

长白山通经调脏手法流派起源于吉林省长白山地区，以吉林省针灸推拿学科创始人刘冠军教授提出"外通经络、内调脏腑"的针推治疗疾病的基本学术思想后，经过纪青山、李一清、王之虹、王富春等人的继承和发展，逐步形成的结合针灸、推拿、药浴、敷贴等多种中医外治技术的临床诊疗流派。

（2）传承方式及传承谱系

该流派主要以院校教育、师传生受为主要传承方式。

第一代：刘冠军。

第二代：纪青山、李一清。

第三代（代表）：王之虹、宋柏林、王富春、刘明军、韩永和、丛德毓。

第四代（代表）：王洪峰、张欣、齐伟、刘鹏、王朝晖、李铁、周丹、吴兴全、王宇峰、张敏、陈新华、刘成禹、刘晓娜、曲辑、于波。

（3）代表人物

1）刘冠军（1930—2002），男，吉林省辉南县人，长春中医药大学终身教授。弱冠承舅父田润周先生亲授，后就学于辽源伤寒专家洪哲明先生。1981年晋升为教授，历任长春中医药大学附属医院院长、中华全国中医学会理事、中国针灸学会理事、全国中医基础理论研究会委员、东北针灸经络研究会副会长、吉林省中医学会理事长，曾当选为吉林省科协常委、长春市人大代表等。是第一批全国老中医药专家学术经验继承工作指导老师。多次被评为省、市科技先进工作者，市劳动模范，全国卫生系统先进工作者，被授予长春中医药大学终身教授荣誉，享受国务院政府特殊津贴。

在治学上，他主张"博览通读要有韧劲，划地求知要有专劲"，宗《内经》、法仲景、效东垣，主张"继药物之妙，取针灸之巧，宗百家之长，走创新之路"，治病多针药结合。临证重视脉诊，主张"变脉证、探求本源""别异同，揣摩病情"，认为诊断不明，很难收效。重视经络学说，强调经络辨证，认为人的气血循经络而遍布全身、营养脏腑四肢百骸，故须采用"平治于权衡"的治疗方法，根据经络"上下相连""左右贯通"及"维筋相交"的生理功能，采取"以上调下，以左调右"的方法治疗疾病。注重针灸辨证，尤喜流注医学，认为五脏之气要应天时才能顺应自然，健康无病。重视脾胃学说在针灸临床的使用，认为脾胃是人体脏腑的中心，是主宰后天营养的大本营，本健则脏腑自安、百骸旺盛，本弱则百病由生、变证多端，治疗则当散聚开关、培土生金为主，选列缺、肺俞、丰隆、太白，灸脾俞、三里以温脾益气。

治疗中风病症擅针药结合，经验独特。研制了"麝香抗栓胶囊"，主要用于中风（脑血栓）四大症状即眩晕、语言不利、口眼歪斜、半身不遂。临床上善用脾胃学说治疗咳嗽、胃下垂、泄泻、发热、痹证、胃痛、白带异常、漏下等，均有佳效。对传统的针挑疗法颇有心得，用来指导治疗胃痛、偏头痛、痹证、痔疮、脱肛、目赤痛等病症，颇有疗效。

作为长白山通经调脏手法流派的创始人，著有《针挑疗法》《脉诊》《刘冠军医学存真录》等专著40余部，发表论文逾百篇。其中《针挑疗法》阐述了45个针挑点的部位、取法、与经脉关系、主治、操作法，并将针挑术规范为挑点法、挑筋法、挑血法、挑液法、挑痕法和挑罐法，介绍各种术式的操作方法、作用及适应证，开创了该流派注重运用多种外治法的基础。牵头研制的针灸经络腧穴智能模型，被评为国家科技进步奖和全国发明银奖。

2）纪青山，男，1938年出生，吉林省榆树市人，主任医师，教授。1965年毕业于长春中医学院（今长春中医药大学），后师从刘冠军。曾任中国针灸学会理事、吉林省针灸学会顾问，是全国第二、三批老中医药专家学术经验继承工作指导老师，国务院政府特殊津贴获得者。他认为针灸治疗应注重辨病、辨证和辨经相结合，根据四诊合参资料，运用脏腑辨证和疾病在经络上的反映来推断病证及所处经络，针刺该经腧穴则可达到治疗目的。临床治疗注重选取五输穴及原穴，取穴力求少而精。但在治疗面瘫时则主张多针浅刺，即一次治疗通常需用30～40支针，在面部的针刺深度多在2～3分，并根据病情和选穴情况，灵活选用扬刺、透刺、远道刺、直针刺等不同针法。参加多项科研课题研究，其中，经络腧穴智能模型以及人体经穴、头穴、耳穴微机化模型研究，分获国家科技进步三等奖。

3）李一清，男，1938年出生于吉林省吉林市的中医家庭，自幼对中医针灸耳濡目染，1955年进入吉林医学院（今北华大学医学院）中医班学习。是吉林省首批名中医，国务院政府特殊津贴获得者。曾主编、参编针灸专著9部，发表论文逾百篇。与刘冠军共同编导的《针刺手法》电教片，1985年获卫生部电化教材优秀奖。他在治疗热结旁流与温热下痢方面有独特见解，认为两者属于异病同治，同取天枢、大横，施以捻转泻法、盘摇法，即可达到泻下去实、导滞下行之功。此外，还提出了治疗缺血性中风的针灸八法，即醒脑开窍法、开噤豁痰法、通腑泻热法、平肝息风法、开音利舌法、通经活络法、温阳益气法、益肾利膀法等，并分别明确了各法适用症状。

4）王之虹，男，1954年生，医学博士，教授，博士研究生导师，国家"973"计划首席科学家，曾任长春中医药大学校长，是中国针灸学会副会长、中国针灸学会针灸推拿结合专业委员会主任委员、教育部高等学校中医学类教材指导委员会副主任委员、吉林省针灸学会名誉会长。王之虹主要专注于对脊柱相关病的研究，认为脊柱自身疾病和脊柱源性疾病的根源都在脊柱平衡失调，筋歪骨错，故病异治同，治疗时则应筋肉与关节并重，强调整得关节之后要进行理筋，方可巩固疗效。施治部位应"以痛为腧，点线结合"，根据选穴的深浅和敏感性，灵活选择手法。手法操作应做到"沉稳着实、轻巧快活"，松解类手法应沉稳有力、均匀柔和，节奏要慢，忌轻快浮躁；整复类手法则应力量轻、方法巧、速度快，忌用蛮力、生拉硬拽。

5）宋柏林，男，教授，博士研究生导师，国务院政府特殊津贴获得者。现任长春中医药大学校长，兼任中华中医药学会医院管理分会副会长、吉林省政府决策咨询委员会委员、吉林省中西医结合学会会长。出版专著十余部，发表学术论文20余篇，承担国家中医药管理局中医特色临床诊疗技术规范研究课题十余项，"壮骨伸筋胶囊的研究"获吉林省科技进步二等奖。临床中，采用针药结合治疗偏瘫、糖尿病、失眠等病症已形成了系列治疗方案。

6）王富春，男，1961年生，长春中医药大学针灸推拿研究所所长，二级教授，博士生导师。"长白山学者"特聘教授，全国优秀教师，吉林省有突出贡献专家，吉林省名中医，中国针灸学会常务理事，中国针灸学会穴位贴敷专业委员会主任委员，吉林省针灸学会会长，国家中医药管理局重点学科带头人。出版专著170部，发表研究论文200余篇，完成省部级科研项目20余项。长期从事特定穴理论与临床应用研究，提出了"合募配穴治疗六腑病""俞原配穴治疗五脏病""郄会配穴治疗急症"等特定穴配伍理论，创新性地提出"同功穴"概念，为临床一穴多症、一症多穴提供了理论依据。通过长期临床实践，总结出"镇静安神针法"治疗失眠、"振阳针法"治疗阳痿、"调胱固摄法"治疗小儿遗尿等独特疗法，并擅长运用"苍龟探穴"针法治疗肩周炎、"青龙摆尾"针法治疗网球肘、"白虎摇头"针法治疗腰痛、"赤凤迎源"针法治疗坐骨神经痛和腰椎间盘突出等，皆受到患者肯定。

7）刘明军，男，1964年出生，教授，医学博士，博士生导师。现任长春中医药大学针灸推拿学院院长，兼任中国针灸学会针推结合专业委员会副主任委员兼秘书长、中华中医药学会整脊分会副会长等职，出版学术专著42部，主编、副主编国家级规划教材10部，发表学术论文70余篇，主持及参与部省级以上研究课题20项。临床擅长采用运腹推经法治疗单纯性肥胖，采用循经弹拨法治疗慢性腰肌劳损，采用点按穴位法治疗颈椎病；对病变椎体附着的筋膜、关节囊及颈肩部软组织及痛点则使用理筋松解手法，结合治脊手法整复移位关节。

（4）流派特色

1）区域特色性——温经为先，善用补法：长白山地处我国东北地区，冬季寒冷漫长，最低气温低于–40℃，结冰期长达5个月。春秋两季多风，夏季高温多雨，人多贪凉喜冷。人体遇寒邪则易损阳气，经脉气血失于阳气温煦则凝结阴滞。因此，该流派在治疗疾病时重视扶助正气，温阳散寒，补虚益损，形成了独特的在外温通经络、在内调整脏腑，以达到"通其经脉，调其脏腑"之效。

2）临证通过性——通经调脏，以通为用：自刘冠军教授总结出"经络–脏腑相关"理论以来，传承人多有发挥。第二代传人纪青山提出多针浅刺治疗面瘫，李一清提出针灸治疗缺血性中风的"针灸八法"。第三代传人王之虹提出经穴推拿和脏腑推拿治疗代谢类疾病的思想，以活血化瘀、通经活络的推拿手法解决瘀滞问题。王富春提出的特定穴配穴理论、刘明军提出"运腹推经法"治疗单纯性肥胖等，都是在此基础上的发挥。

3）治法多样性——重视皮部，法随证变：长白山通经调脏手法流派重视十二皮部理论，提倡综合使用中医手法，通过作用于皮部—络脉—经脉—脏腑，行疏通经络、行气活血之功，由表及里平衡阴阳、调整脏腑。如王之虹提出中医外治法包括针、灸、推拿、整骨、刮痧、拔罐、功法等多种中医特色诊疗手法，在治疗时使用多种手法先调整阴阳，使经络通、气血行、筋骨濡；其次补虚泻实，调整气血津液与脏腑经络，以补虚泻实；再次应用手法使血管有节律地舒缩变化，改善血液流变；最后舒经通络、理筋整复，使气血通畅、经络关节通顺。

4）学术创新性——继承发展，代有传人：该流派创始人刘冠军临床针药并施，创立"经络－脏腑相关"理论，奠定了流派的理论基础。同时，他对子午流派针法研究颇深，著有《子午流派易通》一书，并据此编制了"刘冠军子午流派取穴新法"计算机程序，为流派注入了创新的血液。纪青山、李一清以"经络－脏腑相关"理论为基础，开展了大量临床研究工作，创新了诸多疾病治疗方案，提升了疗效。王之虹、宋柏林、王富春等深入研究经穴脏腑相关理论，并在特定位配伍基础上，系统化、科学化地进行腧穴配伍理论与临床研究。第四代传人王洪峰、齐伟等，在保持流派原有的骨伤、软伤治疗优势外，开创了推拿治疗脏腑病的系列研究，并在国内建立了第一家脏腑病推拿治疗区。

8. 靳三针疗法流派

（1）学术渊源

20世纪80年代之前，"靳三针"是对靳瑞教授针灸临床疗效既高且速的美誉。进入20世纪80年代中期后，靳瑞教授集历代针灸医家临床经验，结合自己多年实践探索，并经过其40多位博、硕士研究生持续、系统的临床和实验研究，总结创造了一个针灸新流派，即靳三针疗法流派。该流派以选取三个腧穴为一组临床治疗方案为特色。

（2）传承方式

该流派主要通过研究生教育、开设培训班的方式进行知识传授与流派推广。

（3）传承谱系

第一代：靳瑞。

第二代：赖新生、袁青、庄礼兴、陈兴华、许能贵。

第三代（代表）：李月梅、王继红、贾超、邵瑛、吴加利、罗秋燕、王澍欣、贺君、郭小部、欧阳泠星、杨海涛、章闻。

（4）代表人物

1）靳瑞，男，岭南针灸学派"靳三针疗法"创始人，广东省名中医、广州中医药大学博士生导师。历任国务院学位委员会第二、三届学科评议组员，中国国际针灸考试委员会委员，中国针灸学会第二届常务理事，中国针灸学会文献研究会副理事长，广东省针灸学会副会长，广州中医针灸研究会会长，1999年1月被人事部（今人力资源和社会保障部）、卫生部、国家中医药管理局确定为全国老中医药专家学术经验继承工作指导老师。他出身中医世家，家庭熏陶使其自幼便积累了对中医的诸多感性认识。1951年考入广东中医药专科学校（今广州中医药大学），由此使自己的中医理论知识更加系统化，并树立了对效如桴鼓的针灸的信心。毕业后分配至海南行政区医院（今海南省人民医院）工作，由此充实了西医学理论知识，并曾师从著名神经生理学家林数模教授。1955年回到广东省中医进修学校（今广州中医药大学）从事针灸教学工作，是该校针灸学科的奠基人之一。1960年～1966年，受广东省卫生厅指派，每年到东江各地救治乙型脑炎患者。1967年后，被中央选调参加海南、广西、云南等地的脑型疟疾救治与研究工作。1981年出任广州中医学院（今广州中医药大学）针灸系主任、针灸研究所所长。1982年《救治脑型疟疾研究》获广东省科技进步奖。1987 年，接受国家中医管理局（今国家中医药管理局）研究任务，通过电脑，对中华人民共和国成立以来最有代表性的针灸临床研究资料进行分析，系统总结针灸临床取穴规律，由此初步建立了"靳三针"体系。此后，将"靳三针"思想与脑病临床研究相结合，发明了治疗中风后遗症的"颞三针"，治疗儿童精神发育迟滞的"智三针"，治疗自闭症的"启闭针"，治疗多动症的"定神针"等"靳三针"组穴。此外还有治疗视神经萎缩的"眼三针"，治疗鼻炎的"鼻三针"，治疗耳鸣耳聋等。其中，"'颞三针'治疗中风后遗症"1998 年获广东省科技进步奖，并被国家中医药管理局鉴定为首批适宜诊疗技术、国家级中医继续教育项目。"'靳三针'治疗弱智儿童"获国家中医药管理局科技进步奖。2001 年广州中医药大学成立靳瑞优秀博士论文奖学金，广州中医药大学附属学院成立"靳三针研究中心"。2003 年 12 月《靳三针治疗脑病系列研究》经省级鉴定，广州中医药大学授予该项目科技进步一等奖。2003 年 12 月广州中医药大学科技大会授予靳瑞教授科技突出贡献奖状和奖牌。

2）赖新生，男，1955 年生，福建省武平县人，广州中医药大学博士生导师，二级教授，第五批全国老中医药专家学术经验继承工作指导老师，广东省名中医，曾入选人力资源和社会保障部"百千万人才工程"百类人才，享受国务院政府特殊津贴。1990 年在广州中医学院获医学博士学位。后又被遴选为全国老中医药专家学术经验继承人，继承靳瑞教授的学术经验，完成了"三针疗法"体系的创立工作，并将研究成果加以系统整理，出版了大量专著，同时运用多媒体的方式，推动"靳三针"在世界范围内的传播。此外，他先后主持完成包括"973"计划、国家自然科学基金项目在内的国家和部省级课题 20 余项，发表 SCI 论文 20 余篇，其中《针灸治疗 I 型变态反应的临床与实验研究》获 1995 年广东省中医药科技进步一等奖、国家中医药管理局科技进步三等奖。主持国家中医药管理局中医适宜推广项目 1 项。

3）袁青，男，1961 年生，1984 年毕业于广州中医药大学。

现为广州中医药大学靳三针研究中心主任、针灸康复临床医学院针灸临床教研室主任，博士生导师。2007年圆满完成全国老中医药专家师带徒的工作和任务，获首届全国中医师带徒"高徒奖"。主要研究方向是"靳三针"治疗儿童脑病的临床与科研工作，主持和参与了多项国家、省、部级研究课题，其研究成果获广东省科委科技进步二等奖1项、广东省中医药管理局科技进步奖二等奖2项。为推动"靳三针"在国际的传播，曾多次应邀赴美国、加拿大、新加坡、韩国等十多个国家与地区，推广和普及"靳三针"学术思想与经验，指导临床和教学。发表学术论文近百篇，出版学术专著8部。

4）庄礼兴，男，1955年生，广东省普宁市人，教授，主任医师，博士生导师，广东省名中医。现任广州中医药大学第一附属医院康复中心主任，广州中医药大学针灸康复临床医学院针灸系副主任，全国中医学术流派"靳三针"疗法工作室负责人，国家中医药管理局"十一五""十二五"重点专科带头人。现任中国针灸学会中医学术流派研究与传承专业委员会副主任委员，广东省针灸学会副会长暨针法专业委员会主任委员，广东省中医药研究促进会副理事长，广东省中西医结合学会康复专业委员会副主任委员及肺康复专业委员会副主任委员，中华医学会、广东省医学会、广州市医学会医疗事故技术鉴定专家库成员。他出身中医世家，从事针灸学临床、教学、科研工作三十余年，研究、实践"靳三针"疗法，擅长治疗神经系统疾病及各种痛证，对中风后遗症、腰椎病、癫痫、帕金森病、慢性疲劳综合征等有满意疗效。主持国家"十五"科技攻关项目"靳瑞学术思想临床研究"、国家"十一五"科技支撑项目"靳三针治疗中风后偏瘫优化方案研究"，并为推动"靳三针"临床诊疗的标准化、规范化进程做出了贡献。参与各级科研课题10余项，研究成果获各级科技进步奖5项，发表学术论文50余篇。

5）陈兴华，男性，1965年10月出生，广东省兴宁市人。广州中医药大学博士生导师。擅长应用"靳三针"治疗神经系统疾病及颈腰椎等关节疾病，对各种痛症及中风、帕金森病、癫痫、慢性疲劳综合征等疾病有较深入的研究。主持或参与"针刺治疗帕金森病临床研究""气街理论指导针灸治疗癫痫临床研究"等厅局级以上课题9项，主编或参编《常见病的针灸治疗方法》等论著8本，在省级以上刊物发表相关学术论文近20篇，并有多篇论文在全国性学术交流大会上获奖。

6) 许能贵，男，1964 年生，1988 年 7 月毕业于安徽中医学院（今安徽中医药大学）针灸专业，1991 年 7 月获硕士学位，1998 年 9 月师从靳瑞教授攻读博士学位，2001 年 7 月博士毕业后，作为人才引进调入广州中医药大学工作。曾先后被评为安徽省杰出青年中医、安徽省高校中青年学科带头人培养对象、安徽省教育系统劳动模范、安徽省优秀教育工作者、广东省高等学校"千百十工程"人才培养对象，国家教育部"新世纪优秀人才支撑计划"入选者、全国第二届"百名杰出青年中医"。是国家重点基础研究发展计划（"973"计划）项目首席科学家，广州中医药大学副校长，针灸推拿学省级重点学科学术带头人，享受国务院政府特殊津贴专家。兼任中国针灸学会副会长，中国针灸学会针法灸法分会、学科与学术工作委员会副主任委员，广东省针灸学会副会长，广东省针灸学会经络研究、实验针灸专业委员会主任委员。主持国家"973"计划项目1项、国家自然科学基金项目5项，教育部科研基金项目2项、国家中医药管理局科研基金项目2项、广东省自然科学基金团队和面上项目各1项、广东省科技计划重点和面上项目各1项，参与研究国家和省部级科研项目10余项，研究成果获教育部科学技术一等奖1项、广东省科技进步二等奖1项。在国内外公开发行的刊物上发表学术论文80余篇。

（5）流派特色

靳三针多以三个穴位为组穴治疗各种疾病，突破了传统的单、双配对的形式，且对某些疾病可以3次收效，故名"靳三针"。该疗法涉及范围很广泛，其取穴简捷，主治、组方独特，手法精湛，疗效显著，在针灸流派中独树一帜。

1）组方规律：经过不断地实践探索，"靳三针"发展到目前已经有45组穴位处方，这些配方绝大部分是以3个穴位为1组（其中有3组取2个腧穴，个别4个穴位甚至10余个穴位）。兹分类介绍如下。

一是按照选穴思路分类，包括：①以局部取穴为主的三针体系，如眼三针、面肌针等；②以经络脏腑相关原理取穴的三针体系，如胃三针，既有胃之募穴和局部的中脘穴，又有通阴维脉的内关穴，以及胃经合穴、胃下合穴足三里，既可调节脾胃脏腑功能，又能通调胃经、任脉、阴维脉等经脉；③结合现代医学生理病理基础补充的三针体系，如颞三针取穴对应颞叶的头皮表面投影区，多在治疗对侧肢体运动障碍时选用。

二是按照临床功效分类，包括：①治疗神智类疾病，包括着眼于督脉、膀胱经局部取穴的智三针、四神针、颞三针、脑三针（合称头四项），还包括取心经腧穴为主的手智针，取肾经取穴为主的足智针；②治疗五官类疾病，包括眼三针、耳三针、鼻三针、面瘫针，以及治疗三叉神经痛的叉三针；③治疗躯体类疾病，主要以四肢部的五输穴、原穴、郄穴等特定穴为主，躯干部以背俞穴为主，此外亦运用交会穴，如手三针、背三针、腰三针等，此外，有的组穴则体现了围刺法的应用，如膝三针、踝三针；④治疗脏腑类疾病，主要是合募配穴，辅以交会穴，如肠三针、尿三针。

用于针灸急救时，无论脱证还是闭证，都源于阴阳之气不相顺接，取穴多在督脉和任脉的交接处，如人中见于闭三针、脱三针；或阴阳交接之处，如十宣用于闭三针。

"靳三针"常用配穴如下：

手智针：内关、神门、劳宫。智三针：神庭、左右本神。四神针：前顶、后顶及双侧络却。脑三针：脑户、左右脑空。定神针、晕痛针：均取印堂。足智针：涌泉、泉中、泉中内。颞三针：

颞Ⅰ针、颞Ⅱ针、颞Ⅲ针。眼三针：眼眶的内中外分别选眼Ⅰ针、眼Ⅱ针、眼Ⅲ针。耳三针：听宫、听会、完骨。鼻三针：在治疗过敏性鼻炎时取迎香、鼻通和印堂，而治疗慢性鼻窦炎时则取迎香、鼻通、左右攒竹，以清热开窍。颈三针：取天柱、百劳、大杼。手三针：曲池、外关、合谷。足三针：足三里、三阴交、太冲。坐骨针：大肠俞、坐骨点、委中（坐骨点、委中、昆仑）。肩三针：肩Ⅰ针、肩Ⅱ针、肩Ⅲ针，三穴分别位于肩关节内、外、上方，可祛风除湿、通经活络、活血止痛。踝三针：解溪、太溪、昆仑。胃三针：中脘、足三里、内关。肠三针：天枢、关元、上巨虚。胆三针：日月、期门、阳陵泉。尿三针：关元、中极、三阴交。背三针：大杼、风门、肺俞。肠三针：关元、天枢、上巨虚。胆三针：日月、期门、阳陵泉。脱三针、闭三针：人中、十宣。膝三针：膝眼、梁丘、血海。腰三针：肾俞、大肠俞、委中。痿三针：上肢痿：曲池、合谷、尺泽；下肢痿：足三里、三阴交、太溪。开三针：人中、涌泉、中冲。

2）手法特点："靳三针"提倡慢进针，临床常用小幅度捻转、缓慢进针，以保证取穴精准、医患双方都能集中精神于针下。进针得气的补泻手法可概括为大补大泻、小补小泻和导气同精三法。大补大泻是指针刺得气后，三进一退为补，一进三退为泻，即慢入快进为补，快入慢出为泻。小补小泻的补法是慢慢用腕力和指力将针推到地部，紧压穴位30秒，迅速出针；泻法是快速将针插到地部，再缓慢用力将针退出。导气同精法则是在卫部得气后，三进三退，使气至病所。此外，"靳三针"还非常重视治神，将治神总结为定、察、安、聚、入、合、和、实、养"九字诀"，并进而提炼为"生"一字总诀。所谓"定"，是指针刺前，医患双方皆要安定神志，平稳情绪；"察"是指医者在针刺前要仔细观察患者精神状态，以此判断其身体状态；"安"是指医者要注意安抚病人，消除他们对疾病的焦虑情绪和对针刺的畏惧；"聚"指医者针前应引导患者集中注意力于针刺部分；"入"指医者持针之时，应全神贯注于针中；"合"指进针之时，医患双方的"气"应相合，注意力都集中于针下；"和"是指注意行针三要素：候气、辨气和补泻；"实"是指留针时让针刺获得的正气周流全身，尤其对虚证病人，更应静以久留；"养"是指针刺后病人还需注意生活调摄，方可保持针刺的远期效应。"靳三针疗法"的核心精神体现在"生"字总诀，即"三生万物"，寓生生不息之意，要求医者应常怀"生"意，努力解除患者之病痛，给患者以生机。

9. 辽宁彭氏眼针学术流派

（1）学术渊源

眼针疗法是根据眼白、眼睛脉络形态和颜色变化诊断疾病，并在眼眶内外特定穴区进行针刺以达到治疗目的的一种中医特色诊疗技术。辽宁彭氏眼针学术流派创始人彭静山教授，15 岁学医，22 岁悬壶，临证近 70 余年，精通内、外、妇、儿、针灸，提倡针药并用。耄耋之年，在华佗"观眼识病"启发下，创立眼针疗法。该疗法研究始于 1970 年，1982 年通过辽宁省卫生厅鉴定，授予辽宁省重大科技成果奖，1987 年通过国家中医药管理局的鉴定，1988 年获得辽宁省科技进步三等奖，1990 年获国家中医药管理局中医药科技进步二等奖，1990 年 11 月首次出版《眼针疗法》，至此眼针疗法从理论到临床形成相对完整的体系。之后经过几代人的传承，学术思想不断完善，诊疗技术不断规范，临床疗效不断提高，并被列为包括国家"973"课题在内的多项科研课题研究内容，取得丰硕成果。2012 年被列为国家中医药管理局中医流派传承工作室建设项目后，流派传人进一步凝练出眼针疗法的理论核心"眼针八区十三穴络脑通脏腑"，筛选出眼针疗法优势病种，出版著作《彭静山眼针疗法研究》，建立"辽宁彭氏眼针学术流派网站"，在全国建立 11 个彭氏眼针学术流派传承工作站，并提出"眼针运动疗法技术""眼针熥疗止痛技术"等优势技术，进一步扩大了流派影响力。

（2）传承方式及沿革

辽宁彭氏眼针学术流派的传承模式是院校教育和师承相结合，包括研究生教育和师带徒两种方式。

（3）传承谱系

第一代：彭静山。

第二代传承人：田维柱、王鹏琴、张明波、朱凤山、陈玉芳、王淑娟。

第三代传承人（部分）：车戬、海英、张丝微、黄春元、张威、鞠庆波、邵妍、侯本赤。

（4）代表人物

1）彭静山（1909—2003），男，辽宁省开原市人，著名中医师、教育家。15岁学医，先后师从开原刘景川先生、刘景贤先生、"神针"唐云阁先生，以及东北一代名医马英麟先生。22岁时开业行医，中华人民共和国成立后曾任中国医科大学针灸讲师。1956年调入辽宁省中医院，先后任针灸科主任、副院长，辽宁中医学院（今辽宁中医药大学）针灸教研室主任、教授，辽宁中医学院中医研究所针灸经络研究室暨眼针研究室主任等职，是全国《中医辞典》审查委员，卫生部中医古籍整理出版委员会顾问，享受国务院政府特殊津贴。

临证近70年，精通内、外、妇、儿、针灸，提倡针药并用，临床经验丰富。在发明眼针疗法之前，他认为传统经穴周围一寸五分以内皆属经穴范畴，不必寻找新穴，所以寻求更好的治疗效果，在穴位范围之内选择最佳进针点就显得尤为重要。彭老的无痛进针法总结为十二个字"准确找穴，躲开毛孔，迅速刺入"。找穴要点第一，宁失其穴，勿失其经；第二，重视揣穴，病穴为重；第三，针欲有效，左手为重。

1970年开始进行眼针疗法的研究，彭老将前人的眼部理论进行了精简，保留五脏之络，并把三焦分成上中下三个部分，以类相从，共为13个脏器，利用八卦把眼睛分成八个相等区，再分别纳入相关脏腑，于是，以《易经》的阴阳八卦、眼科的五轮八廓和脏腑经络学说为理论依据，形成了彭老的眼针疗法。

眼针疗法能够疗效显著，首先必须定位准确。彭老认为左眼属阳，阳生于阴，八区顺时针排列；右眼属阴，八区呈逆时针排列。每区所占区域经历了不断地总结完善，由一开始的八区十三穴变为现行的八向八线定八区。现行的左眼一区是从 9：45 至 11：15 的位置，右眼是相对称的，第一区由 2：15 至 12：45。其中一、二、四、六、七每区两穴，剩下的三、五、八每区各一穴。

彭静山教授虽因被迫害导致双耳失聪，但是他凭着对中医学的热爱和对命运抗争的精神，攻坚克难，突破极限，为祖国医学添上了浓墨重彩的一笔。1987 年 11 月，彭静山教授在北京召开的世界针联第一次针灸学术大会上，向来自 50 多个国家和地区的 1500 名代表，讲述了眼针疗法。1984 到 1988 年彭静山教授多次受邀前往日本教授眼针疗法，推动眼针疗法走向了世界。

出版著作 16 本，在国内杂志发表学术论文 130 余篇，"静思庐随笔" 100 余篇，为后人留下 300 余万字的宝贵资料。由他创立的"眼针疗法"，是他造福世人的最好见证。

2）田维柱，男，1942 年生于辽宁省沈阳市，教授、主任医师，博士生导师。第三、四批全国老中医药专家学术经验继承工作指导老师。曾任全国特种针法研究会副主任委员兼秘书长。曾师从彭静山教授研习眼针，得其精华并有所发扬。世界针灸学会联合会终身名誉主席王雪苔教授曾赞之曰："观眼识病，发先哲之奥旨，今源于古；刺眶疗疴，师彭公之医术，青出于蓝。"从事中医、针灸的教学、医疗和科研工作 30 余载，擅用针灸、中药治疗多科疾病，对中风、疼痛、眩晕、不寐、郁证、癫痫等神经系统疾病有较深研究。针灸临症强调整体观与治神理念，要求辨证论治与辨经论治相结合；取穴处方注意驳繁就简、标本兼顾，操作时注重手法，强调以"进针柔和、透皮不痛、得气明显、注重感传"为施术要领，著有《中华眼针》等 3 部专著，在国内外学术期刊发表学术论文 30 余篇，已完成科研课题 3 项，分别荣获沈阳市科技进步三等奖和辽宁省科技创新三等奖。

3）朱凤山，曾任辽宁中医药大学副教授，曾多次被卫生部和学校派往科威特、日本、马来西亚、新西兰和美国等国医疗、讲学，以及开创国外医疗教学基地。1996年10月赴美，获杰出人才绿卡，次年获全美针灸执照，遂在加州设诊行医，并多次赴美国不同城市讲授和传播"眼针疗法"。2006年获美国华盛顿州政府特批"华盛顿州针灸执照考试资格临床培训中医针灸师"。2007年，胡锦涛同志访美时，作为旅美杰出新华人代表受到接见并合影。

4）王鹏琴，女，医学博士，博士生导师，辽宁省名中医，彭静山教授学术继承人。"辽宁彭氏眼针学术流派传承工作室"负责人，中华医学会脑病专业委员会常委，辽宁省中西医结合学会神经内科专业委员主任委员，辽宁省针灸学会、辽宁省中西医结合学会常务理事，中国康复医学会疼痛专业委员会常务委员，中国康复医学会中西医结合专业委员会委员。1981年进入辽宁中医学院针灸专业，1985年随彭静山教授到"深圳辽宁疑难病治疗中心"实习，白天陪彭老出诊，晚上整理病例，总结经验。1986年毕业后留在辽宁中医学院附属医院"眼针研究室"工作，参与眼针疗法的研究工作。作为研究成果参与人，1987年获得辽宁省科技进步三等奖，1990年获得国家中医药管理局科技进步二等奖。1988年经医院组织，正式拜师彭静山教授。2012年开始主持国家中医药管理局批准的"辽宁彭氏眼针学术流派传承工作室"建设项目，积极总结传承、挖掘创新眼针疗法理论体系，扩大治疗范围，带领团队凝练出眼针疗法核心理论"眼针八区十三穴络脑通脏腑"，出版著作《彭静山眼针疗法研究》，率先提出"眼针运动疗法"在中风病康复中的应用，制定"眼针运动疗法技术"和"眼针烔疗止痛技术"操作规范，并获得"眼针运动疗法针具"实用新型专利，为眼针疗法的进一步传承推广做出了突出贡献。

5）车戬，男，辽宁中医药大学附属医院主任医师，中国特种针法学会副秘书长。1994年本科毕业于辽宁中医学院针灸系，2003年师从全国名医田维柱教授，2007年在第三批老中医药专家学术经验继承工作中，被人事部、卫生部、国家中医药管理局评为"全国优秀学术继承人"，所撰写的结业论文荣获全国优秀学术论文奖并被收入《薪火传承集》。2007年主持并制定"眼针技术操作规范国家标准"，2008年顺利通过验收。2013年主编出版《眼针实践录》，2014年出版"眼针技术操作规范"中英文双语光盘。多次应邀前往泰国进行学术访问，推广眼针疗法。

6）鞠庆波，男，辽宁省中医院主任医师。1996年本科毕业于辽宁中医学院针灸系，作为全国第四批老中医药专家学术经验优秀继承人，曾师承国家级名医、全国中医基础理论界学术泰斗李德新教授，后又师承王鹏琴教授学习眼针，是"辽宁彭氏眼针学术流派传承工作室"主要成员，参与国家中医药管理局课题"彭氏眼针治疗急性缺血性中风的研究"。现主要从事彭氏眼针学术流派传承工作，兼任辽宁省中西医结合学会神经内科专业委员会副主任委员。

7）黄春元，男，副主任医师，医学博士。1997年大学毕业留在辽宁中医学院附属医院针灸科工作，2012年被选为全国名老中医田维柱教授的学术经验继承人，现任辽宁中医药大学附属第四医院（辽宁省中西医结合医院）副院长、辽宁省手法诊疗研究会副会长兼常务副秘书长、辽宁省中医药学会常委、辽宁省中西医结合学会常委等职。多年从事神经内科（针灸科）临床、科研、教学工作，掌握多种针刺技术，长期致力于针灸治疗中风、头痛、眩晕、痹证、郁证、失眠等神经系统疾病以及疑难杂症的研究。发表专业论文近10余篇，参与省级以上科研计划、基金资助项目近3项，参与编写《中国特种针法临症全书》等2部著作，2006年所参与的"彭氏眼针治疗急性缺血性中风的研究"课题，荣获沈阳市科学技术进步奖三等奖。

（5）学术思想

1）理论基础：眼针疗法源于华佗"观眼识病"的望诊理论。彭静山教授在这一理论基础上，将眼白、黑睛分成"八区十三穴"，与五脏六腑建立对应关系，同时将眼区范围扩大至眼眶，将单纯的望诊延伸至治疗疾病的一种针刺技术，即眼针技术。该技术不独对眼科疾患，更对全身疾病具有治疗作用，优势病种疗效尤其显著。

2）眼针穴区的划分：根据后天八卦，将眼球及眼眶划分为八个相等区，为了使用方便，将八卦中的乾、坎、艮、震、巽、离、坤、兑，改用1～8八个阿拉伯数字代表。具体的划分方法是：两眼向前平视，经瞳孔中心做一水平线，并延伸过内、外眦；再经各眼瞳孔中心做一垂直线，延伸过上、下眼眶。这时已将眼球及眼眶分成4个相等的区，再用等分法划成8个区，从而形成眼针8个穴区。再以这8个穴区与八卦及脏腑经脉相对应，除上焦、中焦、下焦各占一个穴区外，其余各表里对应脏、腑共占一个穴区，总称"眼针八区十三穴"。眼针穴位不另起穴名，属于某区脏腑即为某区穴。以任脉为中线，左、右眼穴区呈对称之势。请见下图（图3-1）。

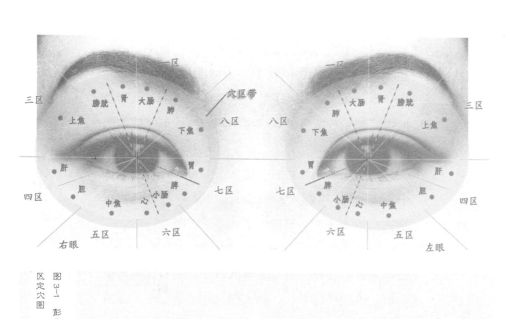

图3-1 彭氏眼针分区定穴图

3）观眼识病：根据眼部穴区划分，先观左眼，再观右眼。病人的眼球转向目内眦时，可以观察1～6区，病人眼球转向目外眦时，可观察6～8区。正常人的白睛络脉，纤细而不明显。发生疾病之后，相应区域的络脉会发生形态或颜色的变化，形态变化如络脉粗大、曲张或怒张、分岔、隆起、垂露、过度延伸或模糊不清，颜色变化如络脉浅淡、暗灰、鲜红、紫红、深红、红中带黑、淡黄、红中带黄等，分别昭示相应脏腑的不同疾病性质。

（6）特色技术

1）眼针功能：具有止痛消肿、安神定志、理气和血、通经活络之功效，适应证与体针大致相同。优势病种主要是脑源性疾病，尤其脑血管病、各种疼痛性疾病、功能性胃肠疾病、神志病。

2）取穴方法：眼针穴区分为眶外穴区和眶内穴点。眶外穴区均距眼眶缘外2毫米处，眶内穴点则在眼球和眼眶之间的区穴中点。治疗选穴时，可循经取穴，即确诊病症属于某经后，即选取与该经对应的穴位，或同时对症取几个穴区；也可看眼取穴，即不论疾病的种类、病变部位，只在眼部穴区络脉病变最明显的穴区取穴；也可根据病位取穴，病位在上（头疼项强、不能举臂、胸痛等），则取上焦穴，病在中取中焦，病位在下取下焦；还可辨证取穴，即根据中医脏腑辨证，确定病变脏腑，则选取相应脏腑穴区。

3）操作方法：针具选用0.35mm×25mm及0.35mm×13mm的毫针，眼针运动疗法针具则选择0.25mm×10mm的改良皮内针。施术时，病人或取正坐位，或取仰卧位。眶外穴区施术时，取13mm毫针，在距离眼眶缘外2mm处平刺；眶内穴点施术时，取0.35mm×25mm毫针，在眶内紧靠眼眶穴区中心，针尖向眼眶方向直刺。进针后，不用任何手法，病人感到酸、麻、胀、重或温热、清凉，即为得气现象。如没有得气，可将针提出三分之一，改换方向，重新刺入。留针时间一般为20～30分钟。起针时，稍摇针柄，轻轻拔出二分之一，少停几秒钟以后再慢慢提出，然后疾速用干棉球压迫针孔，以防止出血。

眼睑肥厚病人，当慎用眼针。病人躁动不安，病势危重抢救时，不宜使用眼针。

（7）近年眼针技术的发展

1）眼针运动疗法技术：这是眼针针刺与运动疗法的相结合，即在眼针留针期间，同步施行现代康复，如运动疗法（PT）、作业疗法（OT）、语言训练（ST）、智能和吞咽训练等，以期两种疗法产生协同作用，增强疗效。适用于脑血管病急性期、恢复期、后遗症期伴有肢体运动功能障碍的患者，其他原因引起的颅内病变遗留有肢体功能障碍的患者，以及颅脑外伤所致肢体运动功能障碍的患者。

2）眼针熥疗止痛技术：熥疗是将装有多味中药的药袋，放入蒸锅内蒸熥加热，然后置于体表特定部位热敷的一种中药外治疗法。眼针熥疗止痛技术是在眼针留针的过程中进行熥疗，主要用于治疗中风后肩手综合征和各种疼痛性疾病，临床显示此法能有效提升止痛效果。

10. 四川李氏仲愚杵针流派

（1）学术渊源

杵针疗法是湖北麻城孝感李氏家族入川始祖李尔绯受传于武当山岩居道士，原为道家养生导引之辅助工具，为历代医经所未载，仅秘传口授。李仲愚将祖传十四代家传密技，结合临床，精深推广，从而形成一种兼针刺和按摩之长、不刺入皮肤肌肉、无痛无创性的独特外治方法，并于 20 世纪 80 年代逐步公诸于世。

（2）传承方式

杵针疗法迄今已经家族传承十六代。至十四代之前，皆为家族内部口口相传，并无文字记载。自 20 世纪 80 年代公诸于世后，逐步与现代院校的研究生教育相结合，形成了家传为主、师生相授为辅的传承方式，并逐步具备了中医流派的特点。

（3）传承谱系

第一代：李仲愚。

第二代：钟枢才、李淑仁、刘全让、赵文、邓又新。

第三代（代表）：钟磊、樊效鸿、黄勇、晋松、张小彦、郑有佰、陈廷辉、杜越。

第四代（代表）：董远蔚、王鑫灵、陈日高、冯大刚、吕品、杨斐、唐国盛、李杨、陈震、何文钦、苟鑫、潘若曦。

（4）代表人物：

1）李仲愚（1920—2003），男，四川省彭县人，教授、主任医师。第一批全国老中医药专家学术经验继承工作指导老师。曾任中国针灸学会常务理事、中国医用气功学会副会长、四川省针灸学会会长，四川省政协委员，享受国务院政府特殊津贴。

幼攻儒术，少习岐黄，壮读百家，勤奋无懈。17 岁悬壶于县医馆，19 岁获国民政府注册中医师资格，次年入学成都国医学院学习深造。1950 年，彭县解放，出任县卫生工作者协会主任、县人民委员会委员。1952 年，参加温江地区医生进修班学习西医，1956 年奉调成都中医进修学校（今成都中医药大学），从事中医、针灸教学和临床工作。他博览群书，于儒、释、道皆有研究，善集诸家之长。中医学术思想本于《内》《难》，临床施术取各家之长，能因人因时因地因证而活法用之。精于针灸、方脉及气功，常以汤液、醪醴、针灸、角、砭、导引、按摩、薄贴、膏沫、浴熨等多种疗法，治疗各科疾病。针灸擅长用长针深刺、大艾灸法，选穴注重特定穴，手法重在补泻。20 世纪 80 年代初，正式将杵针应用于临床，治疗多种常见病及各种奇难杂证，疗效显著，并多次进京用杵针给中央领导治病，多能收到满意疗效。1986 年，"李仲愚杵针疗法的研究"被列入国家"七五"重点科研攻关项目，研究成果获得 1989 年度四川省科学技术进步奖二等奖。此外，他还主持了四川省中医药管理局重点科研项目"李仲愚蓝字气功抗衰老的研究"，国家中医药管理局重点科研项目"李仲愚穴位药贴疗法的临床及实验研究"，开展了治疗老年性耳聋，以及治疗癫证、痹证、痿证的临床观察等研究。著有《杵针治疗学》《气功灵源发微》《李仲愚药贴疗法》《李仲愚蓝字气功治疗高血压研究》等专著。

他重视教学，在教学过程中多从传统中医理论及针灸、气功学说出发，联系儒、佛、道知识，结合临床讲授相关知识，受到学生好评。强调知行统一，重视医德教育。无破皮创伤之虑的杵针疗法，经其推广传世，正逐步在更大范围造福世人。1990 年，被授予"四川省自然科学界精神文明标兵"称号。

2）钟枢才，李仲愚女婿，成都中医药大学附属医院主任医师。1962 年学习中医并开展临床工作，1973 年至 1984 年在成都第二卫生学校从事教学及中医临床工作，1984 年调入成都中医药大学附属医院跟师李仲愚，参加了国家"七五"科研项目攻关——"李仲愚杵针疗法的研究"，1991 年正式拜师，1994 年被人事部、卫生部、国家中医药管理局确定为李仲愚学术经验继承人。擅长治疗耳聋、耳鸣、胃脘痛、消渴病、内科杂病等。

3）钟磊，钟枢才之子，1990 年毕业于成都中医药大学，分配到该校附属医院工作，跟随李仲愚和钟枢才学习李氏杵针学术思想及临床经验，现为中国针灸学会流派研究与传承专业委员会常务理事、国家中医药管理局四川李氏仲愚杵针流派传承工作负责人。临床擅长治疗腰腿痛、颈椎病、股骨头缺血性坏死、退行性骨关节炎、骨质疏松症，参加编写新世纪全国高等中医药院校创新教材《杵针学》。

4）樊效鸿，成都中医药大学附属医院副主任医师，兼任中国中西医结合学会骨科专业委员会青年委员、四川省医学会骨科专业委员会委员、四川省中医学会骨科专业委员会常委、四川省中西医结合学会骨科专业委员会委员、四川省康复医学会脊柱脊髓损伤专业委员会委员等职。2002 年跟随钟枢才学习李氏杵针的学术思想及临床经验，临床善于运用杵针治疗腰腿痛、颈椎病、股骨头缺血性坏死、退行性骨关节炎、骨质疏松症。承担成都中医药大学本科层次杵针学的教学工作。

5）黄勇，成都中医药大学附属医院副主任医师，兼任四川省医学会中西医结合骨科分委会委员、四川省中医运动医学委员、中国医师学会四川省骨科分委会委员、四川省骨科分委会关节镜委员等职。2002年跟随钟枢才学习李氏杵针的学术思想及临床经验，擅长治疗腰腿痛、颈椎病、股骨头缺血性坏死、退行性骨关节炎、骨质疏松症。承担成都中医药大学本科层次杵针学的教学工作。

（5）流派特色

1）特色工具杵针。一套杵针工具共由四件构成，分别是五星三台杵、七曜混元杵、金刚杵和奎星笔，每件又由针头、针身和针柄三部分构成（图3-2）。

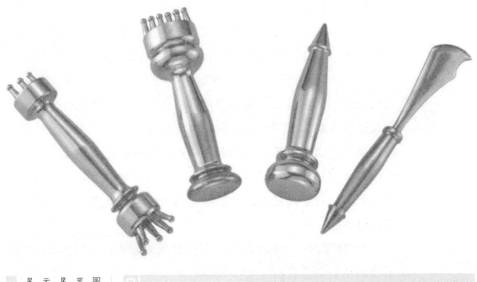

图3-2　上图从左至右，分别是：五星三台杵、七曜混元杵、金刚杵、奎星笔

依据临床辨证、选穴的不同，四件杵针工具各有所擅。如金刚杵常用于肌肉丰盛处俞穴（如环跳、承扶、风市等）的开阖、

升降、运转手法治疗，奎星笔则多用于五俞、八廓（眼、耳部八廓穴）等肌肉薄少处的俞穴。

杵针的操作，常用以下几种手法：①点叩手法，行杵时，杵针针头向施术的部位反复点叩或叩击，如雀啄食，以叩至皮肤潮红为度；②升降手法，行杵时，杵针针头接触腧穴的皮肤，做一上一下的上推下退，上推为升，下退为降；③开阖手法，杵针针头接触腧穴皮肤，逐渐贯力达于针头，渐向下进杵为开，随之将杵针慢慢向上提而不离开腧穴皮肤为阖；④运转手法，杵柄紧贴腧穴皮肤，做从内向外、再从外向内（太极运转），或做顺时针、反时针方向的环形运转；⑤分理手法，杵针针尖紧贴在腧穴部位皮肤上，做左右分推为分、上下推退为理的行杵手法。

杵针虽属针灸疗法，但无需刺入皮下，故无破皮伤肌之苦，亦无创痕感染之忧，病者易于接受。

2）善用特殊穴位

①北辰穴：从神庭至百会穴的连线为北辰正中线，再分别从两眼目内眦、瞳孔正中、目外眦向头顶引正中线的平行线，左右各3条，共计7条，称之为经线。又从神庭沿发际引1条与经线相交的纬线，形成7个交点，称为北辰穴1段。另从百会穴向两耳尖引1条与经线相交的纬线，同样形成7个交点，称为北辰穴4段。在1段与4段之间，引两条纬线，将经线平分为3段，依顺序成为北辰穴2段和北辰穴3段，每段7穴，共计28穴，统称为北辰穴。

针刺北辰穴时，在经纬线交点处，用毫针沿经线方向平刺0.5～1寸。每次取1段北辰穴，交替使用，亦可随证独取1段或4段北辰穴同用。北辰穴有化瘀通窍、祛痰活络的作用，临床主治中风瘫痪、口眼歪斜、语言謇涩、手足萎躄等神经系统病证。

②八荒穴：以百会（天谷）穴为中宫（作中心），从百会前至神庭穴的距离作半径，画一个圆圈，把这个圆分为八个等

分点，即天、地、风、云、龙、虎、鸟、蛇与八卦相应的八方（北、南、西南、东南、西北、东北、东、西），形成八个穴位，即为外八荒。再把中宫至外八荒的距离作三等分，画成两个圆圈，即中八荒和内八荒。内、中、外八荒二十四个穴位就构成了八荒穴。针刺方法：用毫针平刺0.5～1寸，针尖均朝中宫百会方向。一般每次交替取一组八荒（8穴），亦可辨证独取一组八荒穴或三组八荒穴同用。主治偏正头痛、眩晕、失眠、健忘、痴呆等病证。凡血管神经性、外伤性、脑动脉硬化症所致头痛、眩晕，血管性痴呆，神经衰弱性失眠、焦虑证等，均属其治疗范围。

③十鬼穴（又作十鬼祟穴）：十鬼穴与古籍"十三鬼穴"是不相同的概念，其大都与手足经脉井穴所处位置相关（详见表3-1），为脏腑经气注输出入之处，具有平调脏腑经脉气机的作用。临床主治失眠、癔病、癫证、郁证及抑郁性精神病、更年期综合征、气功偏差，以及现代医学范围的神经官能症等精神与情志性疾病。操作方法包括灶灸法、针砭法、砭刺法等三种。灶灸法是取米粒大小艾炷，灸于穴上，若施灸过程中毋吹其火，待艾火燃全皮肉、按之，勿令灼伤肤腠，则为温补灸法；若施灸过程中疾吹其火，待艾炷燃近皮肤，扫除之，则为宣泄灸法。凡灶灸之法，每于所取十鬼穴灶灸三壮为宜。针砭法则取2～3分或5分长的毫针，直刺穴位肌肤之下，欲补者以轻而快之指法弹其针柄，欲泻者以重而慢之指法弹其针柄，每隔3～5分钟弹针一次，三弹后出针。砭刺法属于泻法，是以三棱针砭穴，砭后放绿豆大小血滴为度。临床上取用鬼穴时，一般每次双侧同取，具体选穴则通过辨证而定，抑或十鬼穴依次取穴。

表3-1 十鬼崇穴名与定位

鬼崇穴名	定位	相应经穴穴名
一、鬼眼	拇指桡侧爪甲旁约0.1寸	少商
二、鬼鼻	食指桡侧爪甲旁约0.1寸	商阳
三、鬼心	中指桡侧甲旁0.1寸	中冲
四、鬼耳	第四指尺侧爪甲旁约0.1寸	关冲
五、鬼听	小指尺侧爪甲旁约0.1寸	少泽
六、鬼哭	足大趾内侧爪甲旁约0.1寸	隐白
七、鬼口	足二趾外侧爪甲旁约0.1寸	厉兑
八、鬼意	足中趾外侧爪甲角旁约0.1寸	
九、鬼胆	足四趾外侧爪甲旁约0.1寸	足窍阴
十、鬼头	足小趾外侧爪甲旁约0.1寸	至阴

　　④八阵穴：是以一个腧穴为中宫，把中宫到一定距离作为半径，画一个圆，将这个圆圈分为八个等分，即天、地、风、云、龙、虎、鸟、蛇，分别与八卦的乾、坤、坎、离、震、巽、艮、兑形成八个穴位，即为外八阵。再把中宫到外八阵的距离分为三等分，画成两个圆圈，即为中八阵与内八阵。内、中、外三个圆圈上的八个等分点，即为八阵穴。根据中宫位置的不同，八阵穴又有不同的细分，其中，以百会（泥丸）穴为中宫，百会到印堂穴为半径所形成的八阵穴，称为泥丸八阵；以风府穴为中宫，风府到后发际边缘的长度为半径所形成的八阵穴，称为风府八阵；以大椎穴为中宫，大椎到左右旁开三寸处为半径所形成的八阵穴，称为大椎八阵；以身柱穴为中宫，百会到魄户穴为半径所形成的八阵穴，称为身柱八阵；以神道穴为中宫，神道到神堂穴为半径所形成的八阵穴，称为身柱八阵；以至阳穴为中宫，至阳到膈关穴为半径所形成的八阵穴，称为至阳八阵；以筋缩穴为中宫，筋缩到魄门穴为半径所形成的八阵穴，称为筋缩八阵；以脊中穴（第十一胸椎棘突下凹陷中）为中宫，脊中穴到意舍穴为半径所形

成的八阵穴，称为脊中八阵；以命门穴为中宫，命门到志室穴为半径所形成的八阵穴，称为命门八阵；以腰阳关穴为中宫，腰阳关到大肠俞穴为半径所形成的八阵穴，称为腰阳关八阵；以腰俞穴为中宫，腰俞到秩边穴为半径所形成的八阵穴，称为腰俞八阵。可见，八阵穴是灵活多变的，不仅可以在头部、背部督脉、腹部任脉上布阵，而且还可采取俞募配穴、原络配穴，以及在阿是穴上布阵。

⑤河车路：可以分为头部河车路、腰背部河车路、胸腹部河车路。各部河车路根据所属脏腑和主治不同，又可分为若干段。

头部河车路包括河车印脑段和河车脑椎段。其中河车印脑段有7条：中间1条从印堂穴到脑户穴，与督脉并行；与第1条并行，目内眦至相对应的脑户旁，为第2条；并行于前两条，瞳孔正中至相对应的脑户穴旁，为第3条；与前3条并行，目外眦至相对应的脑户旁，为第4条。2、3、4条左右对称。河车脑椎段则由河车印脑段从脑户穴下至大椎穴。

腰背河车路为河车后线。上起大椎下至长强，沿督脉旁开0.5寸、1.5寸、3寸，左右各3条自上而下的连线（左右两侧的第1、3条线分别与足太阳膀胱经在背部的两条循行线路重合），即为腰背河车路。其中大椎到至阳段称为河车椎至段，至阳到命门段称为河车阳命段，命门至长强段称为命强段。腰背部三段河车的主治功能，大致与上、中、下焦功能相对应。

胸腹部河车为河车前线，从天突穴直下至会阴处，沿任脉旁开0.5寸、1寸、1.5寸的三条自上而下的连线，即为胸腹部河车路。其中天突至膻中段称为河车天膻段，膻中至神阙段称为河车膻阙段，神阙至中极段称为河车阙极段。胸腹部三段河车的主治功能，大致与上、中、下焦功能相对应。

⑥八廓穴：包括眼八廓、耳八廓、鼻八廓，分别依据眼眶周围的眼眶骨边缘、耳根周围、素髎穴到迎香穴的距离为半径所作的圆，将其分作天、地、山、泽、风、雷、水、火八个点，即分别为眼八廓、耳八廓和鼻八廓，分别主治眼、耳和鼻部疾病。

⑦面部五轮穴：将面部分为火轮、土轮、水轮、木轮和金轮。其中，上从神庭到左右头维穴，下从印堂穴至左右眉梢为火轮；上从印堂，下到鼻准，两旁从攒竹穴到内眼角，再从内眼角环和左右的迎香为土轮；从人中穴到迎香穴，下行到地仓，再至颏部为水轮；左颧部为木轮；右颧部为金轮。五轮当中，火轮属心，土轮属脾，水轮属肾，木轮属肝，金轮属肺，分别主治所属之脏及相应部位的疾病。

特殊穴位的使用，也导致了临床思维与传统中医针灸临床主体思维方式的差异。

第四章

国医大师中的针灸代表

一、项目概述

我国首届"国医大师"评选工作于 2008 年 10 月正式启动，目前已经评选了 3 届，从全国中医药（包括民族医药）临床专家中共评出 90 名国医大师，其中针灸"国医大师"5 名。这些国医大师，不仅均为省级名中医或全国老中医药专家学术经验继承工作指导老师，同时还要具备品德高尚，获得社会广泛赞誉；为发展中医药事业做出突出贡献；中医药理论造诣深厚，学术成就卓越，在全国及行业内具有重大影响；从事中医临床或中药工作 55 年以上，在群众中享有很高声誉等条件。开展国医大师评选表彰工作有利于中医药优秀文化的弘扬，有利于促进中医药学术思想和临床经验的传承，有利于振奋中医药行业精神、凝聚行业力量，有利于营造全社会关心支持中医药事业发展的良好环境。

二、相关针灸代表

1. 程莘农

详见本书第二章"三、世界级非物质文化遗产代表性传承人"。

2. 郭诚杰

详见本书第二章"三、世界级非物质文化遗产代表性传承人"。

3. 贺普仁

详见本书第二章"三、世界级非物质文化遗产代表性传承人"。

4. 吕景山

吕景山（1934—），男，河南省偃师市人，山西中医药大学教授、山西省针灸研究所原所长。历任中国针灸学会第三届理事会理事、中国针灸学会腧穴分会副理事长、中华全国中医学会山西分会常务理事、山西省针灸学会理事长。第二届国医大师，全国第三、四批老中医药专家学术经验继承工作指导老师，享受国务院政府特殊津贴。

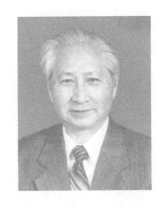

吕景山出身于具有浓郁中医氛围的家庭，受家庭影响，吕景山自幼便习读中医著作。1956年进入刚刚成立的北京中医学院，1962年毕业后分配到山西省中医研究所（山西省中医院）工作，历任医师、主治医师、副主任医师、针灸科主任。1964～1965年进修于中央卫生部举办的援外针灸班。1976年，吕景山入选国家援助喀麦隆医疗队，疗效显著，受到当地人民的喜爱。1986年调山西中医学院（今山西中医药大学）任教授，1983年荣获"山西省卫生先进工作者"称号，1984年山西省工会给记二等功1次。1991年调到山西省针灸研究所工作，任所长、主任医师。

在北京中医学院学习期间，吕景山因勤学好问而引起了时任北京中医学院教务长祝谌予的关注和赏识。1961年进入大学六年级的吕景山，经祝谌予引荐，得以跟随祝谌予岳父——北京四大名医之一的施今墨先生学习。时值中央号召发展中医，周恩来总理亲自嘱咐要对施今墨先生的成果和经验进行抢救性的学习和整理。为配合整理工作，年逾八旬的施今墨先生每天上午就一个系统的病症对弟子详细讲解，吕景山深受其益。同时，在跟随施今墨先生出诊、聊天中学到的知识点，即便是一个名词、一句话，他都注意随时记录，从而为他日后编写《施今墨对药》提供了重要基础。《施今墨对药》较详细地介绍了施今墨临床常用对药370

余对，包括每对药的组成、药物图像、单味功用、伍用功能、主治病症、常用剂量及临证经验，组方简便，疗效确切，是对施今墨先生"对药"学术思想与临床经验的系统总结，填补了宋代以来药对配伍的空白。

作为"针药并用"大师，他在精研"药对"的基础上，首次提出了针灸"穴对"理论，是"同步行针"手法创建者。临床中对糖尿病、冠心病、痛风、过敏性病症颇有研究。主要著作有《施今墨对药》《施今墨对药临床经验集》《施今墨医案解读》《吕景山对穴》《冠心病中医诊治与调理》《糖尿病中医诊治与调理》等，其中多数俱已翻译成日、韩等国文字。

5. 石学敏

详见本书第二章"四、国家级非物质文化遗产代表性传承人"。

第五章

针灸界著名中医药
专家指导老师及国医名师

一、项目概述

我国政府历来重视中医药的传承保护与发展工作，20世纪50年代开始进行中医药的院校教育，培养了大批具有高等教育背景的中医药高级人才，但传统的中医师承教育则处于自发状态，没有可靠的政策、制度保证。1990年5月，在国家中医药管理局召开的老中医药专家座谈会上，与会专家谈到目前有丰富经验和技术专长的老中医药专家大都年事已高，他们的宝贵经验亟待加以继承，否则将面临失传。国家中医药管理局认同了这一认识，并积极向人事部、卫生部反映中医药队伍目前的人员结构和继承工作的迫切性。人事部、卫生部在工作上、政策上给予了很大支持。1990年6月，人事部、卫生部、国家中医药管理局联合发出了《关于采取紧急措施做好老中医药专家学术经验继承工作的决定》，要求在全国遴选500名老中医药专家作为指导老师，每人配备1～2名在理论与实际均有一定基础的中年主治医师以上人员为助手，开展"师承面授方式继承"，以抢救老中医药专家独到学术经验和技术专长，从而开启了系统全面、延续至今历时近三十年的"全国老中医药专家学术经验继承工作"。

为进一步做好全国老中医药专家学术经验继承工作，推动继承工作与专业学位教育的衔接，2008年，人事部、国务院学位委员会、教育部、卫生部、国家中医药管理局共同制定了《全国老中医药专家学术经验继承工作管理规定（试行）》，此规定第五条指出"中医临床专业的继承人在继承期间可以申请临床医学专业学位"，专门设立了临床医学（中医师承）专业学位，实现了师承工作与临床医学专业学位的衔接，创新了高层次中医药师承人才培养模式。

截至目前，全国共开展评选了六批全国老中医药专家，累计有指导老师3845名（人次），继承人6967名。具体情况如下：1990年，第一批遴选465名指导老师和717名继承人；1997年，第二批遴选 557 名指导老师和 845 名继承人；2002 年，第三批遴选 586 名指导老师和 942 名继承人；2008 年，第四批遴选 530 名指导老师和 1052 名继承人；2012 年，第五批遴选 734 名指导老师和 1465 名继承人；2017 年，第六批遴选 973 名指导老师和 1946 名继承人。

2017 年，在第三届国医大师评选的同时，国家中医药管理局启动了首届全国名中医评审工作，共评选出 100 名。以下对相关针灸专家进行介绍。

二、相关针灸代表（以姓氏笔画为序）

1. 于耀才

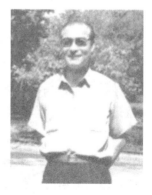

于耀才，男，1939 年生，汉族。1961 年毕业于黑龙江中医学院（今黑龙江中医药大学），教授、主任医师，曾任黑龙江中医学院附属医院院长，黑龙江省针灸学会副会长，黑龙江省中医管理学会主任委员。第二批全国老中医药专家学术经验继承工作指导老师。

1961 ～ 1968 年在黑龙江中医学院附属医院工作，1968 ～ 1970 年在毛里塔尼亚援外医疗队，1974 ～ 1975 年在哈尔滨医科大学附属第一医院进修，1980 ～ 1982 年赴圣多美和普林西比民主共和国医疗队。

从事针灸临床、教学、科研工作 50 余年，在中医理论指导下，以针灸治疗神经内科常见病、多发病。尤其擅长运用"刺灸法"辨证治疗多种疾病，取得了显著疗效。1993 年研制出"通痹保健药垫"，该药垫由中药和保温材料制成，其特征在于两层保温层之间为中药层，最外层为包覆层，中药由威灵仙、透骨草、细辛、艾叶、白芷、石菖蒲及泽兰混合，经粗粉碎制成，使用过程中，药性经皮肤渗透到病痛部位，起到"内病外治"的作用，用于治疗风湿关节痛等病症，疗效显著。主持研究的科研课题中，获政府科技进步三等奖1项，省局级科技进步二等奖2项，发表学术论文18篇，著有《刺灸学讲义》等。

2. 马胜

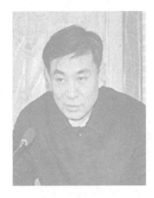

马胜，男，1963年生，教授，硕士生导师。国家级中医特色专科、山东省重点中医专科学科带头人，山东针灸学会常务理事及针法灸法专业委员会副主任委员，山东省疼痛研究会中医针灸镇痛专业委员会副主任委员，山东中医药学会脑病专业委员会委员，潍坊市针灸推拿专业委员会副主任委员，第六批全国老中医药专家学术经验继承工作指导老师。

在临床实践中积极拓展中医针灸治疗范围，对临床常见病如颈肩综合征、梨状肌综合征、脑梗死、脑出血恢复期、面神经麻痹、三叉神经痛等痛症，以及慢性结肠炎、肠易激综合征等治疗，能得心应手；对复杂的腰椎间盘突出合并椎管狭窄症、抽动－秽语综合征、外伤性截瘫、偏瘫等疑难杂症的治疗，具有独到见解和心得。运用刀针松解术治疗颈肩腰膝痛、臀上皮神经卡压综合征，运用"一通二灸三定调"治疗腰椎间盘突出症等，均疗效显著。在大量临床实践的基础上，自行研制的骨刺消痛散、腰腿痛丸、中风醒脑通络丸、中风偏瘫复元丸，广泛应用于当地临床，深受欢迎。

科研方面，先后获针灸专业实用新型专利3项，承担山东省中医药发展计划课题3项，获山东省中医药科技三等奖2项，共发表论文论著20余篇。曾应邀担任《中华新医学》杂志编委、《中国新消化病杂志》编委、《河北中医》特邀编辑。1992年应美国中国医学科学院之邀赴美国洛杉矶参加第四届国际针灸及东方医学学术大会，在大会上做了题为《〈黄帝内经〉脑髓理论初探》的学术报告，后被美国 CMA 聘为客座教授。由于业绩突出，被山东省卫生健康委员会、山东省人力资源和社会保障厅评为山东省中医先进个人，记三等功一次，先后获"潍坊名医""潍坊跨世纪优秀科技人才"等荣誉称号。

3. 王华

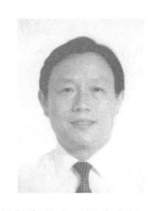

王华，男，1955 年 11 月出生，中共党员，二级教授，博士生导师。第六批全国老中医药专家学术经验继承工作指导老师。1974 年 9 月参加工作，1979 年 12 月本科毕业于湖北中医学院（今湖北中医药大学），1994 年 6 月获南京中医药大学博士学位。历任湖北中医学院针灸系副主任、针灸系主任、院长助理、副院长，2000 年 2 月～ 2010 年 3 月任湖北中医学院院长，2010 年 4 月起任湖北中医药大学校长。享受国务院政府特殊津贴。兼任中国针灸学会副会长、世界中医药学会联合会亚健康专业委员会副会长、世界中医药学会联合会教育指导委员会常务理事、中国针灸学会微创针刀专业委员会主任委员、中华中医药学会常务理事、湖北省中医中药学会会长、湖北省中医管理学会副会长、湖北省针灸学会副理事长，是教育部高等院校中医学教学指导委员会委员、国家中医药管理局重点学科针灸学科带头人，湖北省省级重点一级学科中医学学科带头人、优秀科技创新团队负责人，国家级精品资源共享课程《针灸学》课程负责人，针灸治未病湖北省协同创新中心负责人，湖北中医药大学针灸研究所所长。

王华在针灸效应的基础研究、经穴 - 脏腑相关性研究领域取得了显著成果。他提出了固护先天后天之本和疏通经络、通泻病邪的"双固一通"针灸治疗思想，并围绕"双固一通"针灸法开展了大量的实验和临床研究，取得了一定的研究成果。在此基础上，又提出针灸腧穴配伍的新方法——标本配穴法。在临床实践和实验研究中，他将标本配穴法应用于治疗骨质疏松、防治胰岛素抵抗、糖尿病、甲亢性心肌病、帕金森病时，显示了优于常规配穴的效应，体现了标本配穴的优势。

主持及参加国家自然科学基金重大科研计划和省部级课题共计20项，承担国家"973"计划子课题1项，主持国家自然科学基金课题3项，教育部博士点基金、国家中医药管理局课题各1项，主持省级课题11项，获省部级科技奖励8项。主编普通高等教育"十一五"和"十二五"国家级规划教材、全国高等中医药院校规划教材《针灸学》和全国高等中医院校来华留学生卫生部规划双语教材《针灸学》，主编和参编其他著作13部，发表学术论文120余篇。先后担任国家科学技术奖评审专家，国家自然科学基金生命科学部专家评审组成员等。培养博士研究生21名，硕士研究生22名。

4. 王光鼎

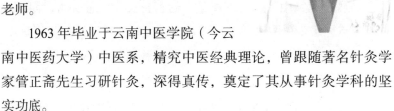

王光鼎，男，1941年生，云南省昆明市人，主任医师、教授，曾任云南省中医院（云南中医药大学第一附属医院）针灸科主任、针灸教研室主任。是云南省荣誉名中医，第四、五、六批全国老中医药专家学术经验继承工作指导老师。

1963年毕业于云南中医学院（今云南中医药大学）中医系，精究中医经典理论，曾跟随著名针灸学家管正斋先生习研针灸，深得真传，奠定了其从事针灸学科的坚实功底。

王光鼎善于学习并借鉴现代医学的新知识、新方法，不断完善自己。通过数十年的临床实践及对中医经典著作的学习，形成了自己独特的学术观点。其临证注重整体观念，提倡"以平为期"

的治疗理念。善于运用四诊八纲，辨证施治，注重经络辨证和脏腑辨证相结合，针刺手法娴熟，治疗上倡导针药结合、内外合治而见奇效，尤对面神经麻痹、面肌痉挛、三叉神经痛、耳鸣耳聋、中风、小儿脑瘫、动眼神经麻痹、腰椎病、颈椎病、风湿性关节炎等病的诊治颇有心得，疗效显著。

发表学术论文 60 余篇，主编和参编专著《当代针灸临床屡验术》《妇科精华》《中华名医高新诊疗通鉴》《杏轩针经——管正斋针灸学术经验经要》《针灸推拿及经络实用技术》五部。主持的"针刺加小柴胡汤治疗老年性耳鸣耳聋"科研课题获云南省卫生厅科技进步奖；参与承担的"九五"攀登计划预选课题"经络学的研究"，获 1997 年云南省卫生厅科技进步奖，2002 年获昆明市政府科技进步奖。

5. 王竹行

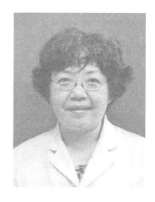

王竹行，女，1963 年 3 月生，浙江省宁波市人，毕业于成都中医学院医学系。第六批全国老中医药专家学术经验继承工作指导老师，重庆市名中医，主任中医师，重庆市中医院针灸科主任，重庆市针灸研究所所长，重庆市针灸推拿学学术技术带头人，国家临床中医重点专科和重庆市中医药重点学科负责人。历任中国针灸学会理事、中国民间疗法开发协会冬病夏治分会副主任委员、中华中医药学会养生康复分会常务委员、重庆市针灸学会副会长、重庆市中西医结合学会神经病学分会副主任委员、重庆市干部保健专家。

王竹行从事中医药工作 30 余年，理论基础深厚，临床经验丰富，擅长针药结合辨治疾病，特别在脑中风偏瘫的预防、急救、治疗、康复的临床实践方面成果丰硕，对面瘫、头痛、失眠、耳鸣、三叉神经痛、带状疱疹及神经病、癫痫、血管性痴呆、眩晕、颈椎病、腰椎间盘突出症、骨性关节炎等病症的疗效也较显著，对多发性硬化、末梢神经炎、运动神经元疾病、重症肌无力、小儿抽动－秽语综合征等疑难病的治疗体会独到。

王竹行研制的"序贯式冬病夏治法"，能在夏季有效防治慢性支气管炎、慢性鼻炎、哮喘、慢性胃病、腹泻和免疫力低下等疾病，已列入重庆市科委惠民计划集成示范工程，在全市推广。她还先后完成国家中医药管理局"十五""十一五"重点针灸专科和重庆市重点医学针灸学科项目建设。承担省部级及厅局级科研项目16项（主持6项），获科技成果奖5项；参编《脑梗死》《实用临床针灸推拿治疗学》《当代针灸临床治验精粹》《针灸临证集验：神经精神病证专辑》等著作，发表、交流学术论文30余篇。

6. 王明章

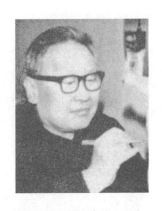

王明章，男，1923年11月出生于湖北省黄陂县，武汉市职工医院教授、主任医师。王氏家庭为世代医家，其父王少泉擅治内科杂症，兼善针灸。王明章幼承家训，随父习医8年后，1948年考入承淡安创办的中国针灸学社函授学习2年。中华人民共和国成立后，考入武汉市首届中医进修班学习，其后又考入中南卫生部针灸师资班学习。1959年调入湖北中医学院中医系，负责《伤寒论》和《针灸学》的教学工作。1974年随医疗队赴阿尔及利亚，边临床、边举办中医针灸学习班，受到阿方卫生部长的接见和嘉奖。1980年作为武汉市赴日医学交流考察团成员赴日讲学。第一批全国老中医药专家学术经验继承工作指导老师，湖北省名老中医。曾任中华医学会武汉中医分会理事、武汉市针灸学会副主任委员等职。

在学术思想方面主张古为今用，洋为中用，不拘于一家之见，提出学习仲景，不在于学《伤寒论》之方，而在于学《伤寒论》

之法，强调辨证论治的治疗原则。有临床中，常因病制宜选择不同治疗方法，并强调针刺手法直接关系到临床疗效的成败，认为"针刺不计手法，犹如唱歌不讲音律一样，曲不成调，杂乱无章，绝不会成为一个真正的针灸医生"，而针刺手法的关键在于指力，指力和押手是提高针刺疗效的两个重要因素。

在灸法方面，他提出了"高烧流鼻血时忌用灸法"及"温灸后半小时到一小时内忌喝水"的临床见解。在针刺手法上，创立了独特的"五人进针法"治疗癫狂病，并以其独具匠心的针刺方法，治疗急、慢性肠痈500例，疗效显著。以"建瓴汤"化裁，结合《灵枢·官针》巨刺法演化运用，针药并施，治疗中风偏瘫收效甚佳。善习马丹阳担截之法治疗顽痹，以及运用督脉穴治疗神智疾患。此外，还独创了"王氏按摩养生法"。

王明章著有《伤寒论语释》和《针灸精义》两部学术专著以启迪后学者。

7. 王鸿度

王鸿度，1956年出生，西南医科大学针灸教研室主任，教授，硕士生导师。第五批全国老中医药专家学术经验继承工作指导老师。

1979年在泸州医学院附属医院中医科（现为西南医科大学附属中医医院）工作，1984年考入成都中医学院针灸专业攻读硕士学位，师承著名针灸专家杨

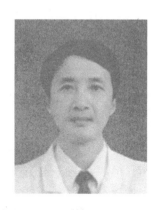

介宾、关吉多教授，1987年毕业后回原单位继续从事医疗、教学及科研工作。现任四川省针灸学会常务理事，《中华现代临床医学杂志》常务编委，首届四川省生物技术协会中医药分会理事，《西南医科大学学报》常务编委等职。

王鸿度对皮腠与营卫气血之间的关系有深刻的认识，认为营卫升降出入于皮腠之间，蕴含了深刻而微妙的机制。同时指出营

卫气化的实质在于营卫新陈代谢过程中蕴含皮腠神气变生的机制，并撰文《皮腠神气变生机制初探》，论述营卫在皮腠变生之神气的意义和功效。以此学说为指导，临床治疗周围性面瘫、带状疱疹后遗留神经痛等多种疾病，获得较为满意的疗效。此外还擅长诊治中风偏瘫、骨骼肌肉系统疾病。采用传统针灸、中药内服外敷配合康复训练等方法，治疗包括颈肩腰腿疼痛，颈、腰椎疾患，中风及后遗症，面瘫等神经系统疾病和多种消化、呼吸系统病症，疗效亦著。

1994～1996 年，受卫生部派遣，到非洲莫桑比克首都中心医院工作两年，医名隆盛，《健康报》对此做了相关报道。2003～2005 年，被卫生部遴选担任中国医疗队队长，派驻南太平洋瓦努阿图共和国，圆满完成任务。归国前，瓦努阿图共和国卫生部部长亲临中国大使馆，授予其个人荣誉奖牌和杰出声望医师证书。瓦努阿图共和国最大的报纸 *Vanuatu Daily Post* 以整版的篇幅报道对王鸿度及其患者专访，介绍神奇针效。2007 年，荣获"四川省援外医疗工作先进个人"称号。

多年来，王鸿度积极开展科学研究，先后承担国家级课题 1 项、部省级课题 2 项、厅局级课题 4 项，撰写论著 60 余篇，参与编撰专著 2 部、规划教材 2 部。率先对头针治疗中风、耳穴压丸治疗结石性胆囊炎等进行动物实验及临床研究，并先后赴英国和日本进行国际学术交流，与日本德岛大学医学院细胞情报研究所合作研究头针治疗中风的机理，研究成果发表在英国《神经科学通信》(*Neuroscience Letter*) 上。

8. 王鸿谟

王鸿谟，男，1944 年 7 月出生，首都医科大学教授，主任医师，博士生导师，北京市名老中医，全国第六批老中医药专家学术经验继承工作指导老师。

王鸿谟教授出生于中医世家，幼承

庭训，耳濡目染，立志学医。1962年以优异成绩考取北京中医学院中医系本科，学习期间受到程世德、颜正华、王绵之、任应秋、程莘农等诸多国医大家的影响，其中受殷凤礼教授影响尤大。研究生期间师从印会河教授，并深受导师"抓主症"思想的影响。

从事中医教学、医疗、科研工作40余年，擅长察色切脉早诊治未病，针药并用治疗各科疑难重病。尤其精于治疗高血压、冠心病等心脑血管病，急慢性胃炎、胃肠溃疡等消化病，肺炎、支气管扩张等呼吸病，以及癌症和皮肤损容性疾病。在脉诊、色诊以及经络研究方面颇有造诣。在经络研究领域的学术贡献有六个方面：第一，将经络理论分为经络结构、循行规律、古典理论三部分，以求经络理论的完整统一；第二，创立经脉终始规律、经气双向运行规律、脏腑使道联络规律、经络分野规律，结合前人工作归纳出经脉循行八项规律，考证还原经脉向心循行原貌，恢复经气双向运行，创立循经排穴法，改进世界卫生组织《针灸穴名标准》；第三，辨析还原标本、根结、本腧、根溜注入、气街、四海等古典经络理论本义；第四，重申"经脉行气，络脉受血"，倡导气血分论，经过系统论证，结合手五里穴禁刺、经脉环状联系、六经气血多少、迎随补泻法等探讨，从理论与实践两个方面，系统分析批判否定营气流注；第五，提出经络系统的新定义，构建经络系统；第六，促进经络学标准化和规范化。

出版学术著作20余部，主编教材3部，发表学术论文100余篇。先后主持国家自然科学基金研究项目、国家重点科技攻关项目、中华医学会－巴黎欧莱雅合作项目等研究。获得科研成果多项，获国家专利1项。专著《中华经络学》，获国家新闻出版总署"三个一百"原创图书奖。养生专著《察颜观色》，荣获中华人民共和国建国60周年优秀图书奖。出版《王鸿谟自诊祛病法》《看病有病没病看脸色早知道》等。

9. 王富春

王富春，男，1961年出生，汉族，辽宁省新民市人。现任长春中医药大学针灸研究所所长，二级教授，博士生导师。全国优秀教师，第六批全国老中医药专家学术经验继承工作指导老师，国家中医药管理局重点学科针灸学带头人，"长白山学者"特聘教授，吉林省名中医，中国针灸学会常务理事、吉 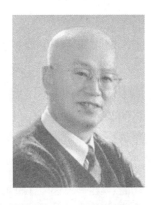 林省针灸学会常务副会长，吉林省重点学科带头人，吉林省有突出贡献专家，长春市有突出贡献专家。已发表学术论文近300篇，主编出版学术著作150部。

首次凝练出"主症选主穴，辨证选配穴，随症加减穴，善用效验穴"的临证选穴要诀。"主症选主穴"是抓住疾病的主要症状选穴；"辨证选配穴"是辨别疾病的证型选穴；"随症加减穴"是根据疾病的变化选穴。

首次提出"新三才"取穴法，针对失眠"阳不入阴"的特点，从整体观念入手，突出循经取穴、精气神取穴、阴阳相协取穴的原则，以天、地、人"三才"理论和子午流注的取穴原则为纲，结合具体的临床实践，灵活运用。穴取四神聪、神门、三阴交，术用三才浅、中、深三部刺法，选取申时顺气血盛衰之势治疗，理、法、方、穴、术形成完整连贯的有机临床思维体系。

独创"振阳"针法。在多年的临床实践中，王富春在人体腰骶部位发现一个新穴，将其命名为振阳穴（白环俞直下，会阳穴旁开1寸），并配合中医辨证取穴与针刺手法，确立了振阳针法。

首提"同功穴"。这是针对某一症状、具有相同主治作用的一类腧穴的统称。"同功穴"即为"腧穴配伍"概念中的"主治作用相同的腧穴"，换言之，"腧穴配伍"即为根据症状，选取具有相同主治作用的"同功穴"配伍，以达到协同增效之目的。

10. 王樟连

王樟连，男，1951 年生，全国名中医，浙江中医药大学教授，硕士生导师，主任中医师，第四批全国老中医药专家学术经验继承工作指导老师。

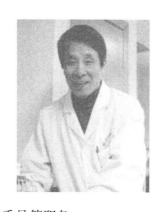

曾任浙江中医药大学第三临床学院针灸教研室主任，浙江中医药大学附属第三医院针灸科主任，兼任中国针灸学会理事，浙江针灸学会常务理事、副秘书长，浙江针灸学会针灸临床委员会主任委员等职务。

王樟连长期从事针灸临床、教学与科研工作，临床诊疗经验丰富，学术上主张习古践今、兼收并蓄、衷中参西、优势互补。临床上重视脉诊，强调辨证、辨病与辨经相结合；治疗提倡针药结合，并善用穴位注射治疗各科疾病；对于气血阻滞的各种病症，则多用拔罐，补泻分明。对中医针灸结合治疗冠心病、病毒性心肌炎、失眠、椎间盘突出、颈椎病、中风后遗症、面瘫、帕金森病及其他疑难杂症，都有丰富经验。穴位注射治疗慢性支气管炎、支气管扩张、哮喘、慢性肾炎、肾性高血压都有明显的效果。多次受浙江中医药大学和浙江省卫生健康委员会委派，到德国、巴西、葡萄牙等国的大学讲学及医院诊疗，受到高度评价。在科研方面，采用针灸穴位注射治疗冠心病、肺癌、慢性肾炎、肾性高血压等病症，皆取得一定的研究成果，曾获浙江省政府科技进步一等奖 2 项、二等奖 3 项、三等奖 2 项，发表临床治疗经验论文30 余篇。

王樟连治学严谨，医德高尚。他常常告诫弟子："不要排斥现代医学知识，应该结合中西医精华，治病救人，不要拘泥于学科门户之见，要善于继承发扬。首先是要继承，在继承的基础上才能创新，才能发展。"

11. 王德敬

王德敬，女，1966年6月生，副主任医师，副教授，博士，第六批全国老中医药专家学术经验继承工作指导老师。现任山东中医药高等专科学校针灸研究所所长、针推康复学科带头人。

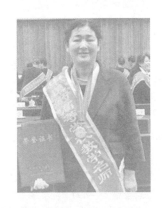

1992年，在北京中医医院进修针灸推拿期间，曾师从贺普仁、金针王乐亭弟子等人学习针灸技艺。2001年在硕士研究生学习期间，师从山东中医药大学附属医院督灸科崇桂琴主任，研究运用督灸方法治疗强直性脊柱炎等免疫系统疾病。2003年考入天津中医学院（今天津中医药大学），师从王舒教授攻读博士学位，其间进行以脑血管为主的理论与临床科研。多方拜师请益，形成了擅长运用针、推、药、康复等综合疗法的特点，对以脑血管病为主的神经系统疾病、疼痛类疾病、关节病、肌肉疾病、免疫系统疾病等皆具心得。

她以教书育人为追求，立足本职岗位，系统讲授针灸学、推拿学、刺灸学、经络学、腧穴学、针灸医籍选、方剂学等课程，并可以用英语主讲针灸学和中医专业英语部分课程。主编全国中医药高职高专卫生部规划教材《经络腧穴学》。

12. 王毅刚

王毅刚，男，1948年10月出生，四川省资中县人。重庆市中医院主任中医师。全国第四、五、六批老中医药专家学术经验继承工作指导老师。

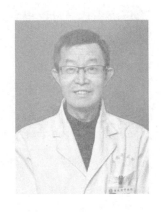

年轻时曾担任赤脚医生。1977年考入南京中医学院（今南京中医药大学）中医本科专业，毕业后分配至重庆工

作。2002、2009年分别被授予重庆市针灸学术技术带头人。重庆市名中医，中国中医科学院临床博士后合作导师。曾任《中国实验方剂学杂志》《实用中医药杂志》《中国中医急症》编委，中国针灸学会器材专业委员会副主任，重庆市针灸学会副会长，重庆市神经科学学会理事等学术职务。

精通中医针灸理论，广泛涉猎古典医籍，学风严谨，医德高尚，具有丰富的临床经验。临床以针灸疗法与中医药辨证并重为特点，主张"一针二火三服药"，擅长治疗瘫痪、痿证、痛证及内科杂病。禀承和发扬道家自然科学法则，对传统针灸学术进行革新。认为中医药重在辨证，针灸学重在对症。对针刺技法颇多研究，自感"用穴不在多，用巧则灵；手法不在繁，得气则效"。重视"得气"，创立针刺"行气四法"和"动留针术"。重视中西汇通，倡导经络、神经一体论，重阴阳平衡以疗瘫痪。开展中风病针灸治疗研究，主张针灸配穴、手法以及病人卧、坐、站姿，功能锻炼等，均应以平衡康复、功能的有用康复为目的。善用"阿是"穴治痛。认为神经性疼痛可予上位阻止治疗；慢性软组织疼痛病变，如颈、肩、腰背痛，四肢关节疼痛等，属经筋病变，逐次处理好局部阿是穴可有显著疗效，提出"阿是为主，远端适当配穴；得气要重，配合肢体运动；阿是众多，选择最著几个；初诊复诊，逐次清理为妥"的治疗原则。

先后在国内外中医学术刊物及学术大会上发表和交流论文50余篇，编著出版中医针灸临床专著两部，获得四项科技成果奖和一项发明专利。

13. 王麟鹏

王麟鹏，男，1955年5月出生，满族，北京人，首都医科大学附属北京中医医院针灸中心主任，医院首席专家。教授、主任医师、博士生导师。中国针灸学会副会长、北京市针灸学会会长、北京中医药学会副会长，也是国家中医药管理局和北京市针灸重点学科与国家及北京市临床重点专科的学科带头人，全国第六批和北京市"双百工程"老中医药专家学术经验继承工作指导老师，享受国务院政府特殊津贴。

主要从事针灸与神经病学临床研究，主持国家"973"项目、国家自然科学基金项目等省部级以上课题10余项。发表学术论文150篇，论著10余部。获省部级科技奖10项。SCI论文35篇，其中发表在著名杂志 *Pain* 上的治疗缓解期偏头痛的临床研究，是 Faculty of 1000 评价系统收录的首篇针灸研究。

北京中医医院针灸科成立之初即名家云集，汇集了各针灸名家及其优秀的技法和理论，如王乐亭的金针、贺普仁的火针和三通法理论、贺惠吾的管针、于书庄的经络辨证、王居易的查经辨证、周德安的六治经验等。王麟鹏教授在主持学科建设之际，注重传承研究，围绕重大疾病及疑难病开展名老中医经验的疗效验证、针刺机理研究及传承推广，不断凝练学科研究方向，有力推动了学科发展，临床规模不断扩大，诊疗水平不断提升，是北京地区针灸重点学科的重要代表。

在长达30余年的临床工作中，王麟鹏系统学习了本院针灸名家的学术思想和临床经验，并融会贯通，逐步形成自己的针灸诊疗思路。从2000年起在国内率先建立"中医卒中单元"，开展了以针灸为特色、卒中早期恢复为重点的中风治疗，以及针对卒中后痉挛、尿失禁等症的高水平临床研究，形成了专病特色优势，并在国际国内发表了研究成果，成为北京市十大疾病推广诊疗方案和国家重点专科全国诊疗规范。他本人开展针刺治疗原发性头痛的临床研究，提出了"循经辨证"、依病分期和帽状腱膜刺法等头痛治疗方法，在国际上发表论文多篇，诊疗方法列入国家中医药管理局临床诊疗方案标准。在治疗原发性失眠中，根据《内经》"昼精夜瞑"理论，提出基于改善日间醒觉状态的宁神定志思路和治疗方法。建立了中风、失眠、头痛专台，各地患者慕名而来。

14. 韦立富

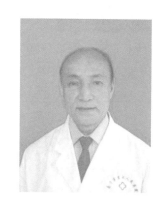

韦立富，男，1939 年出生，广西壮族自治区融水县人，中共党员，南宁市第七人民医院主任医师。广西针灸学会名誉会长，中国针灸学会第三、四届理事会理事，第三批全国老中医药专家学术经验继承工作指导老师，南宁市第六届政协委员。

1961 年 7 月从广西中医学院（今广西中医药大学）毕业后留校参加工作，1976 年筹备成立南宁市针灸研究所，并任所长。2011 年，获批成立"韦立富名老中医传承工作室"。2012 年被广西壮族自治区卫生厅、广西壮族自治区人力资源和社会保障厅联合授予"桂派中医大师"荣誉称号。

早年跟随近代著名针灸学家朱琏女士学习针灸，为其针灸学术继承人，继承和发扬了朱琏的新针灸学理论及其独特的针灸手法，认为针灸治病原理是通过激发机体自身调节系统，达到调整神经系统，抑制亢进机能，产生抗炎、镇痛等效用。在长期的针灸临床实践中，又逐渐形成自己独特的风格，擅长运用缓慢捻转进针法及独特的行针手法。根据神经系统在针灸治病过程中所起的作用，从针刺的强度、时间的长短和患者感觉的轻重等因素，把针刺的方法归纳为兴奋法和抑制法，并运用于临床。擅长针灸治疗呼吸系统、血液循环系统、消化系统、神经系统、泌尿生殖系统、内分泌系统、运动系统的疾病，和肌肉、关节疾病，妇科、小儿科疾病，新陈代谢疾病、神经精神科等疾病。

韦立富医术精湛，多次应邀进京为中央领导人治病。曾参加援外医疗队赴尼日尔首都尼亚美医院工作，应邀赴波兰讲学，赴泰国进行学术交流。曾参加《新针灸学》第 3 版的整理编写工作。论文获南宁市科协优秀论文三等奖、广西科学技术学会优秀论文三等奖；参加的科研课题获首届"生命力杯"世界传统医学优秀论文奖，并获南宁市卫生局科技进步一等奖。

15. 文洪

文洪，男，1956年出生，山西省太原市人，山西中医药大学第三中医院（山西省针灸研究所）副院长、主任医师，教授，硕士生导师。第五批全国老中医药专家学术经验继承工作指导老师。中华中医药学会对外交流与合作分会委员，山西省中医药学会临床教学委员会委员，山西省中西医结合学会老年医学专业委员会常委。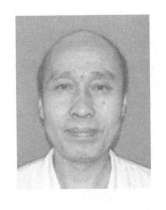

1978年考入山西中医学院，为该校第一届本科生，毕业后进入山西省中医研究所（今山西省中医药研究院）工作。后因专业技术突出，被派遣至喀麦隆援非8年。文洪在学术上强调"整体观念""平衡理念"，擅长治疗疼痛类疾病、脊柱及相关疾病、中风病及中医疑难杂症。尤对治疗即时疼痛颇有心得，运用"住痛移疼"针法往往起到立竿见影的疗效。

发表论文近30篇，其中，《意念在针刺揣穴和针刺手法中的作用》一文，获中国医学学术成果奖特等奖。出版专著《针灸新悟》。承担省级科研项目2项。援外期间，曾为喀麦隆领导人以及政府官员进行医疗保健服务，精湛的医术和高尚的医德，使其赢得了喀麦隆政府和人民的高度赞誉，多次被评为全国援外医疗先进个人。2005年10月被授予喀麦隆国家最高荣誉"一级骑士"勋章；2008年当选"山西省十大文明形象大使"，并被山西省劳动竞赛委员会记个人一等功一次。曾分别受到胡锦涛主席、李鹏总理等党和国家领导人的亲切接见。

16. 方剑乔

方剑乔，男，1961年出生，民盟盟员，浙江省慈溪市人，浙江中医药大学教授，博士生导师，主任中医师。第六批全国老中医药专家学术经验继承工作指导老师，享受国务院政府特殊津贴专家。现任浙江中医药大学校长，中国针灸学会副会长，世界中医药学会联合会中医手法专业委员会副会长，浙江省针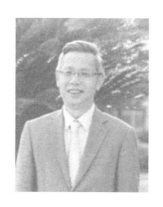灸学会会长，浙江省中医药学会常务理事，浙江省名中医。

1983年毕业于浙江中医学院（今浙江中医药大学），1984年赴中国中医研究院（今中国中医科学院）研修两年，1990年赴日本昭和大学医学部研修一年，1997～2000年就读于日本昭和大学医学部，获神经生理学博士学位。他崇尚现代针灸，主张传统经典理论和现代医学知识互为所用，擅用电针治疗痛证，针药结合治疗风湿性疾患。首次提出疼痛的"病症观"，认为针灸临床辨证有别于传统中医辨证论治，在痛证的治疗上表现得尤为明显，极力主张辨病论治、辨经论治、辨证论治三者的有机结合，提出"针灸临床三维诊治体系"，丰富了针灸临床辨证的理论体系。他还强调"疼痛病位"在临床痛证治疗中的重要性，必须辨清"病在经络"还是"病在脏腑"后方能施治，并总结出针灸临床治痛的选穴规律。同时，充分肯定了电针疗法和经皮穴位电刺激疗法在疼痛类疾病治疗中的价值，并探索出电针疗法刺激参数的应用规律，克服了传统中医"不能言传、只能意会"的局限。

在针灸镇痛与免疫调节效应的基础与临床研究、针刺麻醉中的脏器保护效应研究等方面具有突出成绩。担任国家重点专科（针灸）、浙江省高校"重中之重"学科带头人。主持国家"973"计划课题1项，国家自然科学基金项目5项，浙江省科技重大研究课题、浙江省自然科学基金重点项目等省部级课题8项。曾获得浙江省科学技术奖、中国针灸学会科学技术奖、教育部高等学校科研优秀成果奖、中华中医药学会科学技术奖等省部级奖项，其中一等奖4项、二等奖4项、三等奖7项。主编国家级规划教材《刺法灸法学》等10余部教材，《针灸推拿临床诊疗基础》等学术专著6部。作为博士和硕士生导师，已培养博硕士30余名，曾被评为浙江省高校教学名师和省优秀教师。

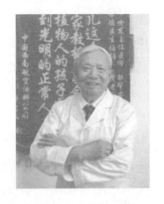

17. 邓世发

邓世发，男，1938年出生，汉族，重庆市垫江县人。曾任四川省中医药研究院主任中医师，针灸推拿研究室主任。曾担任四川省中医药研究院"针灸学术技术带头人"。

1965年毕业于成都中医学院（今成都中医药大学）医疗系。首届四川省名中医，第二批全国老中医药专家学术经验继承工作指导老师。曾为国际针灸培训主讲教师，联邦德国汉堡赤心杜中医研究所客座教授，马来西亚东方中医药进修学院客座教授，马来西亚世界函诊中心函诊主任医师，中国四川国际文化交流中心理事会理事，四川省针灸学会理事，《四川中医》杂志编委等国内外10余个学术职务。

从事中医临床工作50余年。善用自创"多功能袖珍按摩器""秘传灸用药线"，结合针灸推拿及药物，治疗痛证与中风后遗症。对调整人体免疫机能和提高小儿智能，也有较深的研究。多年来结合临床，给近20个国家和地区的200多名医生和留学生授课。编写《气功按摩》《中国针灸治疗学》《巴蜀中医文论》《中国临床医学研究》等6部医著。发表医学论文100多篇，其中部分论文获四川省卫生厅及全国性与国际性学术奖励。主研的"针灸对厥症复苏的辨证救治研究""指针治疗痛性结节的研究"等科研课题，分别于1995年、1996年在中国北京、美国旧金山相继荣获"国际优秀成果奖""世界传统医学突出贡献国际优秀成果奖"
等。曾被评为"四川省卫生先进工作者",被四川省人民政府授予
"四川职工劳动模范"、首届"四川著名中医"光荣称号。

18. 东贵荣

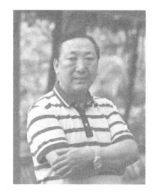

东贵荣,男,1950年出生,黑龙江
省克山县人。上海中医药大学教授,博
士生导师,上海中医药大学附属岳阳中
西医结合医院针灸科首席专家、主任医
师,上海针灸经络研究中心岳阳临床研
究基地主任,第五、六批全国老中医药
专家学术经验继承工作指导老师。

国家有突出贡献的优秀中青年专
家,享受国务院政府特殊津贴专家,兼任中国针灸学会常务理事、
中国针灸学会标准化委员会副主任、中国针灸学会针法灸法分会
会长。国家中医药管理局重点针灸专科带头人、上海市重点优势
专科中医脑血管病专科带头人、上海市中西医结合重点学科脑病
学术带头人、教育部重点培育学科针灸学科学术带头人。上海市
名中医、上海市名中医工作室导师、全国老中医药专家学术经验
继承工作指导老师、全国中医药传承博士后合作导师、东贵荣全
国名老中医学术传承工作室导师。

自幼师从父亲东述学名中医,家传三代医术。1980年毕业于
哈尔滨医科大学,1991年于黑龙江中医学院(今黑龙江中医药大
学)攻读针灸学专业研究生,得以师从张缙、于致顺等著名针灸
学家,集中西医、针灸技术于一身,获医学博士学位。从医40
余年,善于辨证,精于用针,精研多科疑难杂症,形成了自己独
特的学术思想,提出了"脑和脊髓为腧穴与脏腑相关联的反馈调
节中心,经络内联脏腑、外络肢节,同时内联脑"的理论,并创
"头穴透刺法"新技术;通过对急性脑出血的针刺即刻效应、远期
效应、手法和针刺机制的探讨,提出"头穴透刺治疗急性脑出血

的即刻效应机制是解除大脑神经细胞抑制性泛化"新的理论学说；提出"脏腑、阴阳、气血、虚实"内伤病辨证法则，注重"辨病、时机、配穴、手法"针灸临床四大要素，提出"气血、阴阳平衡法"治疗中风后遗症的观点。

首创"头穴透穴针刺治疗急性脑出血"的技术方案，突破了以往急性脑出血不能针刺尤其不能在头部进行针刺的限制，开创性地建立了针刺治疗急性脑出血的一整套临床技术，包括针刺的方案、适应证、禁忌证、动静结合运动针法以及疗效评价等，填补国内外这一针灸空白。"头穴透刺法"技术已经通过国家中医药管理局鉴定，并作为国家中医药新技术在全国推广。作为国家中医药管理局全国面瘫协作组组长，引领全国38家医院开展面瘫病针灸临床研究，制定全国针灸治疗面瘫临床诊疗规范和临床路径，并通过国家中医药管理局在全国推广。引领国家中医中风病针灸临床研究，制定全国针灸治疗中风病临床诊疗规范。其临床针灸技术获科技成果三项，面瘫针灸诊疗方案和临床路径、头穴透刺治疗中风病和阴阳调衡透刺针法治疗中风痉挛瘫，成为国家中医药管理局推广应用项目。20世纪末，作为全国针灸技术标准化委员会副主任委员和中国针灸学会针灸标准化委员会副主任委员，积极参与开展国家针灸标准化工作，并领衔完成《针灸技术操作规范》其中的第20、21部分。

先后主持国家自然科学基金、国家攀登计划、科技部支撑计划等项目6项，上海市重大科技项目和重点项目2项，国际合作项目1项，国家中医药管理局科研课题等部省级课题7项，其他项目7项。研究成果获部省级二等奖2项、三等奖2项，其他奖项8项。出版《刺法灸法学》等9部教材及专著。发表学术论文100余篇，学术观点被引用1000余次。

19. 田维柱

田维柱，男，1942年生于辽宁省沈阳市，教授、主任医师，博士生导师。1967年毕业于辽宁中医学院（今辽宁中医药大学）中医系，第三、四、五批全国老中医药专家学术经验继承工作指导老师。现任全国特种针法研究会副主任委员兼秘书长，辽宁省针灸学会高级顾问。临床中擅长针药结合，尤对眼针疗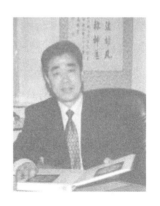法体会深刻，对中风、疼痛、眩晕、不寐、郁证、癫痫等神经系统疾病有较深研究。

在临床诊疗过程中，最为强调以下三点：①注重整体，重视经络辨证；②倡导治神观念；③重视调和阴阳。在最具有特色的眼针疗法方面，不仅继承了彭静山教授的眼针技术，还将其理论、治法做了更充分的完善和发展，在彭静山教授提出的前两套眼针穴区的基础上，提出将原定的第二套眼针方案向前调整一个半区，使眼针疗法的准确度和可操作性进一步增强，临床疗效也有进一步提高。

在临床针刺操作方面，将"无痛进针法"总结为揣、切、虚、近、避、轻、稳、分、疾、徐、贯，眼针刺法以"松、近、避、稳、合"为要领。清代李守先曾经说过"难不在穴，在手法耳"，可见针刺手法之重要。眼针针刺方法更加特殊，具体有以下七种：①眶内直刺法。在穴区中心，紧靠眼眶内缘垂直刺入，此法是眼针最基本的针刺方法之一。②眶外横刺法。选好穴区，在距眼眶内缘2mm的眼眶上，从穴区的一侧刺入，斜向另一侧，刺入真皮，到达皮下，保持针体在穴区内。③点刺法。选好穴区，一手按住眼睑，将眼皮绷紧，用针在穴区内轻轻点刺5～7次，以不出血为度，此法适用于眼睑肥厚、浮肿、容易出血以及震颤不止、躁动不安对的病人。④双刺法。不论采用眶内直刺法还是眶外横刺法，刺入一针以后，紧贴针旁按同一方向再刺入一针，以加强刺激，增加疗效。⑤眶内眶外配合刺法。在选好的穴区内，眶内、眶外共同刺激，效果拔群。⑥压穴法。选好穴区，在穴区内运用钝头杆状物体按压眼眶内缘，以局部酸麻感为度。按压 10 ～ 20 分钟。适用于儿童、畏针者，或疼痛反复发作的病人。⑦埋针法。选好穴区，用 1 号皮内针，埋在距眼眶内缘 2mm 的眼眶部位，用胶布固定，冬季 5 日，夏季每 3 日更换一次，适用于慢性疾病、长期疼痛及术后病人。

著有《中华眼针》等 3 部专著。在省级以上杂志发表学术论文 30 余篇，有 4 篇在国外杂志发表。完成科研课题 3 项，研究成果分别荣获沈阳市科技进步三等奖和辽宁省科技创新三等奖。

20. 付永民

付永民，男，1952 年出生，陕西省户县（今陕西省西安市鄠邑区）人，陕西省中医医院针灸科主任医师。

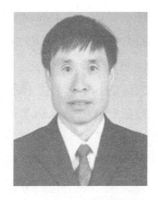

1975 年毕业于上海第一医学院（今复旦大学上海医学院）医疗系，毕业后任职于陕西省中医研究院。1979 年经陕西省卫生厅推荐，进修西学中两年，1981 年 4 月毕业后任陕西省中医研究院针灸技术研究员与临床主治医师。1985 年起，多次随国家援外医疗队赴多个国家开展针灸临床治疗。

作为全国第四批老中医药专家学术经验继承工作指导老师，其学术思想主要有二：一是治脏腑病重在用背俞穴，善用长针深刺背俞穴治疗各种脏腑疾病；二是注重"调补并用"，"调"就是调整局部经络气血，"补"就是补益肾气，多体现在中风病、颈椎病、慢性胃炎的治疗上。临证时重视针灸治神，强调针刺得气，倡导针至病所、直击病灶，注重针刺的局部治疗作用，善用多针刺法提高疗效，注重疾病发生的病机，采用异病同治法以不变应万变。擅长治疗颈椎病、肠胃病、痛症、失眠、哮喘、耳聋、耳鸣、皮肤病，特别是对面瘫病的治疗有独到之处，认为面瘫发病重点在于"风"和"虚"，治疗应分期分型施治，注意根据不同的病情采用不同的针灸治疗量是取效的关键。

发表论文 40 余篇。1982 年参加"脏腑经络气机与时辰关系的调查"的省级课题，获省级科研成果奖。1997 年研发的"面瘫治疗器"获得陕西省中医药科技成果奖三等奖，此外还获得国家授权专利 1 项。

21. 仝俐功

仝俐功，男，1934 年出生于河南省博爱县。毕业于河南博爱中医学校和陕西省宝鸡中医大专班。宝鸡市中医医院针灸科主任、主任医师。历任陕西省中医学会理事、陕西省针灸学会理事、中国文化研究会传统医学专业委员会委员。第六批全国老中医药专家学术经验继承工作指导老师。

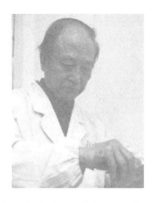

仝俐功认为，针刺得气是施行各种补泻手法和治疗疾病的前提，对于提高临床疗效有着非常重要的意义。一般情况下，针刺时经过提插捻转即可得气，对于不易得气的患者，可采用以下做法：提插捻转法、爪切循摄法、留针候气法、针灸配合法等。针感如能直达病所，则疗效迅速，否则效果就差。在临床上常用捻转法、通经接气法、按截法、针芒指向法等使气达病所。他指出，每个疾病性质与个体情况不同，对于针感的要求也应有所区别。如酸胀感适用于治疗虚证、慢性病；麻、触电感适用于治疗实证、急性病及体质壮实的病人；热感适用于寒证，包括风湿证、风寒证以及虚寒证；凉感适用于热证；抽搐感适用于内脏下垂病。针刺时，根据病情性质、病程久暂、病体强弱、病者对针刺的敏感程度，给予适当的刺激，使患者产生适宜的针刺感应，是针刺手法取得治疗效果的关键。

全俐功擅用火针治疗多种疾病。临床常用火针治疗带状疱疹、湿疹、痤疮、扁平疣、神经性皮炎、雀斑等多种皮肤病。选用针具有细火针、中粗火针、平头火针，多在病变局部点刺。对带状疱疹及神经性皮炎选用中火针在病变局部点刺 1 ～ 2cm，同时配合拔火罐治疗。对湿疹、痤疮选用中火针、细火针在病变局部点刺治疗，同时配合中药及耳针、体针治疗。又如他用火针治疗乳腺增生、子宫肌瘤、外阴白斑等多种妇科疾患。尤其对乳腺增生临床应用火针较多，多选中火针在乳房结块处点刺 2 ～ 3 针，深 2 ～ 3cm，间隔 2 ～ 3d 治疗 1 次，并配合体针治疗。治疗中风及其后遗症，使用体快针配合头皮针，取头皮针组穴（头皮针足运感区）和体快针组穴（肩髃、曲池、髀关、阳陵泉），同时进行针刺，头皮针留针 30min，期间行针 2 次，每分钟 200 转，同时活动患肢，头针后行体快针，得气后快捻转，不留针。

发表论文数十篇。主持研究课题"体快针配合头皮针治疗中风及其后遗症研究"，1995 年获宝鸡市政府科技进步二等奖，1996 年获陕西省政府科技进步三等奖。

22. 毕福高

毕福高，男，生于 1923 年，河南省商水县人，河南中医药研究院研究员。第一批全国老中医药专家学术经验继承工作指导老师。

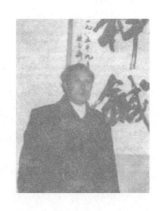

他自幼随父亲毕协和研习岐黄之术，后随同乡针灸名医周氏练习针法，对内、儿、妇科等病的诊疗俱有心得，精于运用针刺法诊治疑难杂症。因针灸治病疗效显著，被誉为"毕神针"。

1956 年毕业于河南中医学院（今河南中医药大学）。享受国务院政府特殊津贴。曾任河南省针灸学会会长，河南省针灸经络研究所所长，河南省中医药研究院附属医院针灸科主任，中国针法灸法研究会理事，河南省中医学会副理事长，郑州市针灸学会副理事长，河南省中西医结合研究会理事。

在长期临床实践过程中，毕福高提出以调气为先、根于脏腑的学术观点，并推陈出新，创新腧穴。例如对华佗夹脊穴大胆地进行了改进，认为该组腧穴上起环椎，下至第 5 骶椎，左右共 30 对，其中颈段 8 对，胸段 12 对，腰段 5 对，骶段 5 对。体表定位，沿背部正中督脉两侧各去 1 寸，横平棘突下凹陷处就是本穴。针刺夹脊穴可调两经之气，广泛应用于多种疾病的治疗，提高了针治中风后遗症、急性感染性多发性神经炎、小儿下肢麻痹、脑炎后遗症、肩周炎、急性胃痛、胆囊炎、蛛网膜粘连性瘫痪等病的疗效。又如他探索出的新穴——"环中上穴"，位于足太阳膀胱经的循行线上，在临床上对前列腺炎、阳痿、遗尿、子宫下垂、脱肛等都有一定的疗效，尤其是对坐骨神经痛有良好的效果。

发表学术论文 80 余篇，撰有《针灸治验》《中医大全》等专著。为国内外培训出近 500 余名针灸专业人员。先后获省、部、厅级科研成果 8 项。连续 7 年被评为河南省直属机关优秀党员，河南省中医药研究院先进工作者，还被评为"全国卫生文明先进工作者"。

23. 曲衍海

曲衍海（1919—2002），男，山东省文登市人。1934 年师从当地名医曲华莲学习中医，尽得其传。1937 年取得中医师证书。1939 年 4 月参加革命工作。解放后历任乳山县卫生院院长、文登专属肺病疗养所所长及中医进修班主任。1955 年调山东省卫生厅中医处。1958 年先后在山东中医学院（今山东中医药

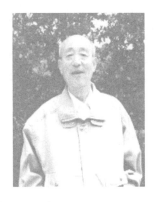

大学）、泰安中医药学校、山东省中医药学校任中医主任医师、教

授。第一批全国老中医药专家学术经验继承工作指导老师，1991年被授予国家有突出贡献专家称号，享受国务院政府特殊津贴。

从事中医临床工作数十年，精通针灸，对急性痛症的治疗尤有经验，形成了颇具特色的学术思想：①注重经络诊断，辨证施治。在诊治急痛症时，他十分重视经络反映疾病、传导感应、激活气血运行的功能。重视病位与病性结合，先定位而求止痛，再辨证配穴施治。②强调调理气机，唯通是求。他认为急痛症的病机主要是气机运行障碍，升降失常，经络瘀阻，邪不得散，不通则痛。而针刺治疗急痛症的主要机制，即在于斡旋气机，气行血行，经络畅达，正气周流。确立了通调气机、通则痛止的学术观点。③善于把握时机，分清标本缓急。指出针刺止痛应争分夺秒，由炎症引起的疼痛，留针时间要长，在针刺痛止的时候配合辨证取穴。对定时而痛或顽固性疼痛，以阴阳消长、按时开穴取穴，选择最佳治疗时机。④重视心神之用，以求神安心寂。他认为，在各种致痛病因作用下，是否发生痛症，痛的轻重程度及其转归，都与心神之用有关。故治疗急痛症时，非常重视心神的参与作用。针灸治神止痛体现在取具有安神作用的穴位、用言语安慰病人及术者全神贯注，心手合一。⑤治痹痛以痛为腧合谷刺，瘀血诱导缓急迫。强调要以压痛最敏感的痛点或其他阳性反应点为准，采用合谷刺法，得气后提插捻转行针数次，然后将针引至皮下，分别再斜向前、后、左、右方刺入，提插捻转行针，一般不留针。针后采用"挤血诱导"之法。

在治疗急痛症时，他注重针灸调气。如开胸理气治胸痛，疏肝利胆治胁痛，通调腑气治腹痛，升提阳气治头痛，疏通经气治扭伤等。此外，他还擅长治疗急腹症，如以清热散结、行气导滞、消痈止痛为法治疗阑尾炎；以疏泄胆气、缓痉止挛、安蛔降逆、调畅气机之法治疗胆囊炎；以疏肝理气、散邪解郁、利胆排石之法治疗急性胆囊炎、胆石症等。

发表论文10余篇，1978年和1985年两次参与全国中专教材《针灸学》的编写，并参加了《经络学》教材的编写。20世纪50

年代初期，他为山东中医教育四处奔波，1953 年倡导开办了以中医经典为主课的进修班。1956 年山东省中医进修学校成立后担任教务主任，主持教学工作和教材编写等，并亲自授课。

24. 吕亚南

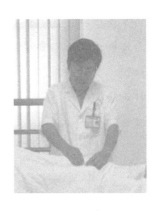

吕亚南，广西壮族自治区人民医院推拿部主任医师、康复医学中心副主任、推拿科主任，广西中医药大学兼职教授，硕士研究生导师。国家中医药管理局广西壮族自治区人民医院毫火针技术和刃针技术协作组负责人，中国民族医药学会针刀医学分会副会长，中国民族医药学会疼痛分会、推拿分会常务理事，中华中医药学会推拿分会委员，广西康复治疗技术专业委员会、广西推拿分会、整脊分会副主任委员，《中国医药导报》杂志编委等。

作为第六批全国老中医药专家学术经验继承工作指导老师，擅长采用各流派手法、小针刀、刃针、毫火针、长圆针、火针等治疗手段，对推拿科常见的颈椎病、腰椎间盘突出症、膝骨关节炎、髌骨软化症、足跟痛、带状疱疹遗留顽固神经痛，均有非常显著的疗效，具有见效快、治疗总费用低、复发率低等特点。同时，注重传统中医康复疗法与现代康复理论和治疗技术相结合，兼采百家之长，形成中医推拿手法上的特色风格，解除了不少疑难病患者的疾苦。在吸收各流派手法特点基础上，坚持不懈从中医经典理论、针灸针法、物理力学等多角度对手法问题进行分析研究，提出经络点穴疗法可借鉴针灸学原理的理论，从而对经络点穴疗法有了进一步发挥，并形成自己的风格，成为广西率先开展中医经络点穴疗法的医家。

主持广西重点研发科研项目 1 项、广西自然科学基金科研课题 1 项、厅级科研课题 3 项，主持课题获广西医药卫生适宜技术推广奖二等奖 1 项。主编专著 1 部，发表专业学术论文 20 余篇。

25. 吕明庄

吕明庄，女，1944 年出生，贵州省贵阳市人，贵州医科大学附属医院教授、主任医师，第三批全国老中医药专家学术经验继承工作指导老师，贵州省首届名中医，2014 年获全国名老中医药专家传承工作室建设项目专家。曾任贵州省针灸学会会长，中国针灸学会常务理事，中华中医药学会美容分会副主任委员，中国针灸学会全国耳穴诊治专业委员会常务委员，香港、台湾针灸学会顾问。

她认为，在针灸的学习中，一定要通读四大经典及针灸相关著作，做到师古而不泥古，同时要中西医结合。临床诊治时，要辨病、辨证、辨经相结合。在临床治疗中主张取穴少而精，提倡针灸并用、针药结合。擅用耳穴，认为在临床上应用耳穴疗法，必须做到以下四点：①诊断在于视、压、探、辨相结合；②处方在于辨证论治；③取穴贵在准确；④治疗在于刺激方法。

她研制了一套通阳刮痧板，施术部位以督脉、膀胱经第一二侧线和任脉为主，通导督脉、重用背俞、调理三焦、燮理阴阳。她还以中医学针灸经络理论为据，研制了"针灸经络美容图"，通过手法按摩穴位，达到疏通经络、消积散瘀、宣畅气血、调和血脉的目的。她倡导未病先防，尤其对于冬天好发或者加重的疾病提倡"冬病夏治"，大力开展三伏灸及三九灸疗法，对于虚寒性疾病和过敏性疾病效果更佳。此外，她还强调应根据不同的体质，选取不同的食材对身体进行调整。

在治疗单纯性肥胖病方面，将其分为脾虚湿阻、胃热阻滞、肝郁气滞、脾肾阳虚、阴虚内热五型，辨证论治。治疗多采用全身六穴针刺法、耳穴双籽双穴贴压法、腹部六穴针刺法、丰隆六星针刺法及背部六穴针刺法，并配合饮食控制及运动疗法。治疗黄褐斑时，根据证型选择耳尖放血、点刺放血、耳穴贴压，配合面部针刺及面部按摩，疗效颇佳。

从事针灸、中医及中西医结合工作数十年，发表的论文"针灸减肥1000例"1990年获贵州省卫生厅科技成果二等奖；"从冬至、夏至研究天人相应学说"1997年获贵州省科技进步四等奖；"耳针和中药防治老年期疾病的临床观察和实验研究"2004年获贵州省科技进步三等奖。曾应邀赴法国、美国、日本、韩国、澳大利亚、瑞典等国和中国香港、中国澳门、中国台湾等地讲学。

26. 朱勉生

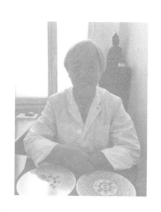

朱勉生，女，1948年出生于云南省龙陵县。1976年毕业于云南中医学院医疗系，1978年考取北京中医学院研究生。先后师从李幼昌先生、任应秋教授。1990年应著名医学人类学家马德和索教授邀请，任巴黎第十三大学达芬奇医学院中医教授，1992年获该医学院医学人类学文凭，1997年获得该医学院科学博士PhD（人文科学–健康类）。1997年创立达芬奇医学院中医部，担任教学主任至今，现为北京中医药大学和云南中医药大学博士生导师。第六批全国老中医药专家学术经验继承工作指导老师。2017年被法国授予荣誉军团骑士勋章。

她在长期运用传统时间针灸方法的基础上，吸纳欧洲医学文化理念，总结出一套时空针灸疗法。主要内容包括：

（1）时空针灸：首先是扩大了时间穴位的范围，提出了时间穴位具有记忆功能的新概念和新用法；其次是对4种时间针灸方法的时空结构进行系统解析，设计出了各法中与时间穴位有机结合的空间穴位。

（2）记忆时穴：她将"记忆时穴"分为精神心理创伤性记忆时穴、手术记忆时穴、意外事故记忆时穴、生辰时穴等。她认为经络–时穴按时记录着人体的正常或非正常的运动信息，周而复始无有终结，在这个意义上，经络–时穴是一个活体记忆系统。

异常刺激一旦影响了人的健康，经络－时穴就已经将其"按时"记录下来了。经络气血流注到保存了这些记忆的穴位，可以激发画面重现，激活病机敏感性。针灸师找到这一记忆穴位施针，其作用好比"消磁"，将原有的创伤记忆抹去，于是就起到了治疗作用。

（3）空间穴位：她认为纳甲法、纳子法、灵龟八法、飞腾八法这4种传统时间针灸法，计算或者推理时间敏感穴位的方法是大不相同的，这些原理是时间穴位得以按时出现的依据，如果离开这些依据，单独运用时间穴位，虽然在临床上是"简单易行"了，但是却使得时间穴位"游离"出了支持其成为时穴的基础，当然也就不可能更好地发挥时穴的功能。因此她在临床寻找每一个方法中与时间穴位有直接关系的特定穴，为了区别于时间穴位，她将这些特定穴称为"空间穴位"。如纳甲法的空间穴位主要有4个：使值日经的原穴得以出现的输穴，值日经的原穴和同值日经配对经的原穴，值日经和接续值日经之间的气纳三焦或者血纳心包的穴位。

她擅用时空针灸法治疗各科疾病及疑难病症。她指出，在运用时空针灸各法时，首先确定针刺时间穴位。对于症状或者病变部位没有明显左右特征的，男性先针左侧时穴，女性先针右侧时穴。对于症状或者病变部位有明显左右区别者，用巨刺法先针症状或者病变部位对侧的时穴，后针症状或者病变部位同侧的时穴。

她的时空针灸疗法理论，可见于《时空针灸的理论与临床》《时穴记忆功能的探讨》等多篇论文。根据时空针灸疗法，发明了"时空针灸纳子法罗盘""一种时空针灸飞腾八法罗盘"等多项专利。她在法国从事临床与教学数十年，培养了诸多外国学生，为中医药国际传播事业做出了重要贡献。

27. 朱新太

朱新太，男，1935年出生，江苏省如皋市人，中共党员，大专学历。扬州大学附属苏北人民医院主任中医师，扬州市中医院名誉院长。

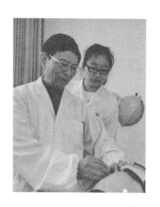

幼承庭训，随父朱复林行医。1957年于苏北人民医院进修针灸一年，1962年毕业于扬州医学专科学校（今扬州大学医学院），后分配到苏北人民医院从事针灸临床工作。1977年入选国家援外医疗队，赴坦桑尼亚工作两年余，期间曾为坦桑尼亚副总统、卫生部长等高级官员及广大患者针灸治疗。1989年任扬州市中医院院长。曾任江苏省针灸学会常务理事，是扬州市针灸学会创会会长。首届江苏省名中医，江苏省非物质文化遗产"针灸（朱氏针灸疗法）"继承人，第二批江苏省老中医药专家学术经验继承工作指导老师，第二批江苏省老中医药专家朱新太传承工作室指导老师，第六批全国老中医药专家学术经验继承工作指导老师。素有"苏北第一针"之美誉。南京中医药大学杨兆民教授曾评价"朱氏针法"：尊古而不泥古，创新而不离源。

从医60余载，理论上主张运用经络、神经学说为指导，临床上以快针、调气、补泻、速效为特色，提出"以麻治麻，以通治痛"的学术观点。讲究"稳准轻快，运气补泻，速效高效"，对面瘫、顽固性呃逆、失音、眩晕病等疾病，有其独特的治疗经验。他历来讲求气至病所，临床中对运气针法及传统针法的运用得心应手。在继承家传朱氏针法的基础上，将现代医学的神经学说融入到针灸的理论与临床上。他认为针刺经穴的传导、针刺效应的发挥，与人体的神经系统密不可分。他倾向于认为神经系统是经络系统的核心部分，同时，经络系统除了神经系统以外，还涵盖了包括血液、淋巴、内分泌、免疫等多系统的内容，是由多系统构成的一个多水平、多层次的网络体系。

在长期的临床探索中，对水针、埋线术的运用有独到之处。水针偏用大剂量，埋线治疗强调简捷，力求因人因病治宜。他创立了"风池三针法""腰部三针法""环跳三针法"，分别对头痛、眩晕、颈椎病及坐骨神经痛、腰椎病有奇特疗效；创立"喉头四针法"治疗声带嘶哑及咽喉部疾病等；创立"囟会五针法"治疗神志疾病。此外，他擅长运用交叉平刺法治疗面神经麻痹、肩周炎。临床上主张因病制宜，运用综合疗法——如刺血拔罐法、穴位注射法、小针刀以及针药结合等方法，治疗疾病。

先后撰写论文 20 余篇，如《浅谈常用针刺手法》《穴位注射治疗颈椎病》《人中穴在临床的运用体会》《辨证归经诊治腰腿痛》《腰三穴主治腰腿痛的经验介绍》《针刺治疗顽固性呃逆 30 例》《针灸治疗急重症举隅》《时间医学在针灸上的应用》等。出版著作《朱新太针灸经验集》及录制朱氏针法录像带一盘。

他十分注重对朱氏针法传承人的培养，既严格要求，又体贴入微，在技术上更是诲人不倦、倾其所有。朱氏针法分布以扬州、泰州两市为主，辐射大江南北（京、沪、浙、皖、川、湘、渝），蜚声海内外（海外学生遍布美国、英国、澳大利亚、坦桑尼亚、日本、新加坡等国家）。主要传承单位：扬州市中医院、苏北人民医院、南京中医药大学等。朱氏针法传承有序，迄今为止，他的代表性传承人有刘桂林、申莉萍、高慧、朱世鹏、高友玲、仇山波等。

28. 刘立安

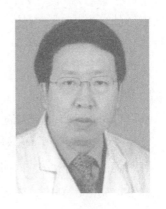

刘立安，男，1959 年出生，江苏省徐州市人，教授，硕士研究生导师，第六批全国老中医药专家学术经验继承工作指导老师。2005 年毕业于天津中医药大学，师从著名针灸学家、中国工程院院士石学敏教授，获得博士学位。曾在日本新泻大学脑研究所神经内科研修。山东省高层次优秀中医临床学科带头人。曾任中国针灸学会理事，中国针灸学会针法灸法分会常务理事，山东针灸学会副会长，青岛市针灸学会副理事长兼秘书长（法人）。

在临床上积极开展"电针加闪罐治疗面瘫""醒脑开窍法治疗脑血管病""针刺配合语言训练治疗中风失语症的临床研究""中西医结合治疗风湿类风湿性关节炎"等多项新技术、新疗法的研究。擅长治疗脑病（神经系统疾病）及风湿、类风湿性关节炎，中风、面瘫、顽固性失眠、颈椎病等，对中风所致偏瘫、语言障碍，脑及脊髓损伤后遗症，脑瘫，面神经麻痹，各种头痛、脑动脉硬化所致眩晕、健忘，植物神经功能紊乱，睡眠障碍，多发性硬化，风湿及类风湿性关节炎，颈椎病，肩周炎，腰腿痛，月经不调、痛经及慢性盆腔炎，近视、弱视及眼底病，过敏性鼻炎、慢性咽喉炎、耳鸣耳聋等病症，体会尤深。

发表学术论文 10 余篇，出版著作 5 部，研究成果获省市级科技进步奖 3 项。荣获"全省中医工作先进个人（二等功）""首届中国针灸学会华佗奖优秀学会工作者"及"青岛市中医药优秀人才"等荣誉称号。承担国家"十一五"科技支撑计划课题等省、市科研课题 4 项。

29. 刘卓佑

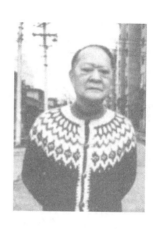

刘卓佑，男，1919 年出生，广东宝安（今深圳市宝安区）人，民盟盟员，中共党员，贵州医科大学教授。

1949 年毕业于国立贵阳医学院（今贵州医科大学），留校任教，1954 年任内科讲师，1955 年参加卫生部举办的高等医学院针灸师资训练班，由此从事针灸工作。是第一批全国老中医药专家学术经验继承工作指导老师。曾任贵州省针灸学会副主任委员。1985 年获全国"五一劳动奖章"及省劳动模范称号。

他利用自己接受八年医学教育打下的雄厚基础，把传统针灸和现代科学技术结合起来，利用现代科技来发扬针灸的优点，将西医束手无策的病症，通过针灸取效后，再用西医的检测手段和理论加以论证说明疗效；他用现代科技的成就去充实针灸的内容，促进针灸学术的发展，如将微波、电脑等科技手段与针灸结合起来治病，取得良好效果。

多次应邀出国讲学和参加国际学术会议。他在斯里兰卡举行的国际针灸大会上，做了《针灸在中国近三十年的进展》的演讲；在马尼拉世界卫生组织西太平洋区总部，对英国韦氏词典的有关中国人名、地名、学名工具书中六十五处针灸穴位名词的错误做了订正；在亚洲运动医学会上，讲了《针灸在运动医学上的应用》；在加拿大国际传统中医学会，做了《针灸治疗休克》等学术报告，曾被加拿大授予"名誉教授"证书；他在印度讲学期间，印度的《真理时代报》《现代世界报》等七家报社先后发表评介文章，赞扬中国针灸医术的高明和中国医务工作者的崇高品德。他用一根小小的银针，联系着成千上万的国际朋友，增进友谊，使我国土生土长的针灸明珠，大放异彩。

论文"应用同位素 P32 示踪经络的实验资料"1958 年获卫生部银质奖章，1983 年编制的"电子计算机妇科疾病针灸诊疗程序"获贵州省科技成果四等奖。发表论文 30 多篇，其中 3 篇在加拿大传统针灸学院针灸杂志上发表。

30. 刘冠军

详见本书第三章"吉林长白山通经调脏手法流派"。

31. 刘智斌

刘智斌，男，1957 年出生于陕西省乾县。1982 年毕业于陕西中医学院（今陕西中医药大学）医疗系，获学士学位。毕业后在核工业 215 医院从事中医临床工作，1988 年调任陕西中医学院针灸推拿系，先后在上海中医药大学、陕西中医学院进修学习。2003 年在南京中医药大学攻读针灸推拿专业博士学位。

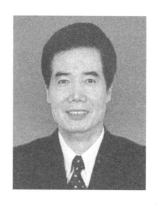

任中国针灸学会副会长，陕西省针灸学会副会长，中国中医药学会推拿分会常务理事等。第六批全国老中医药专家经验继承工作指导老师。

基于传统经络学和交会穴理论，通过对头皮发际区穴位分布规律及其功能主治总结、归纳和提升，提出了头皮发际区微针系统理论。将前、后、侧发际区各分为两等分，每一等分再细分为 4 等分，头皮发际区穴位分布规律为：①前、后、侧发际各有 2 个对称的穴位区；②相邻穴位区以相同的两极相连；③每穴区均有 5 个穴位，分别为头、上焦、中焦、下焦和足穴；④头、足穴分别位于穴区两极，上焦、中焦、下焦 3 穴等距离分布在头、足穴之间；⑤相邻穴区的两极穴位彼此重叠。他运用头皮发际区微针疗法治疗各科疾病，取得良好的效果。如治疗糖尿病周围神经病变，取头皮前、后、侧发际区足穴点共四个穴位；治疗原发性痛经，取头皮前、后、侧发际区下焦穴点共八个穴位；治疗支气管哮喘，取头皮前、后、侧发际区上焦穴点共八个穴位。

根据国内外文献报道，嗅觉缺失早于阿尔兹海默病典型症状的出现时间，得出阿尔兹海默病与嗅觉系统关系密切。他依据"不闻香臭症"辨证理论，发明了"嗅三针"，即印堂及双侧迎香穴，施以手法和电针治疗。运用"嗅三针"疗法，对预防血管性痴呆、治疗血管性痴呆嗅觉功能障碍、改善老年性痴呆学习记忆功能等，均取得了良好的疗效。治疗方法：在双侧迎香穴进针，向内上方透刺至上迎香穴，第三针从两阳白穴连线中点透印堂至鼻根。针刺须有流泪和鼻腔酸楚等得气感，配合电针治疗。

发表论文数十篇，主编了《实用推拿学》等著作，参与出版了《中医方法全书》《中医治法精华》等著作。获得了"一种多功能颈椎治疗机""颈康枕"专利，"刮痧补泻手法治疗腰痛的规范化研究""针刺对功能性肠病的双向调节效应及其机制"等多项科技成果。研究成果曾获陕西省教育厅科学技术进步三等奖，及陕西省中医药管理局科技成果一、二等奖。

32. 关娴清

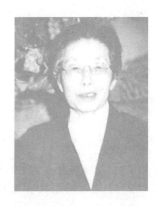

关娴清，女，1922年出生，黑龙江省阿城县（今哈尔滨市阿城区）人。早年师从韩桂蟾。1946年毕业于奉天省同善针灸医社。1947～1954年在中国医科大学高护班工作及学习。1954～1973年在中国医科大学附属第一、二医院针灸科担任医疗、教学、科研工作。1973年后在沈阳市红十字会医院针灸科工作。第二批全国老中医药专家经验继承工作指导老师。

提倡要广读古籍，如《黄帝内经》《伤寒论》《金匮要略》《针灸甲乙经》《千金要方》《小儿明堂灸经》《针灸大成》《小儿推拿辑要》均为必读的中医书籍。她最推崇的医家为张仲景、皇甫谧、孙思邈、王惟一、李时珍。她师古而不泥古，继承不忘发扬。

她认为治学是终身之事，性静者可为学。为学正如撑水上船，以篙不可放缓。举一而反三，闻一而知十，乃学者用功之深，穷理之熟，然后能融会贯通，以至于此。

临床上善用太冲、合谷、百会、夹脊、太溪穴，总结了一套常用的方穴。方穴一：太冲、大椎、曲池，主治感冒、高热惊厥、头痛、眩晕。方穴二：合谷、太冲，主治痛经、经期头痛、更年期综合征、卒中。方穴三：百会、内关、神门、照海，用补法，人中、丰隆、申脉，用泻法，主治癫痫、更年期综合征、神经衰弱。方穴四：按瘫痪部位取相应夹脊穴，配合体针。体针配穴：上肢瘫痪取肩髃、曲池、三间；下肢瘫痪取环跳、阳陵泉、悬钟；剪刀步取风市、髀关、解溪；尖足取解溪、昆仑；流涎取上廉泉、地仓。主治小儿脑瘫、脑梗死后遗症、外伤性截瘫。方穴五：太溪、合谷、翳风，主治三叉神经痛、齿痛、耳鸣、耳聋。

她擅长治疗面瘫，总结了"四针八穴"法，即阳白透鱼腰，四白透迎香，迎香透睛明，地仓透颊车，配合谷。耳后痛加翳风，颈部病加风池，偏头痛加太阳。病情重、病程长、体虚者，以"虚者补之"，针法为捻转运针，出针快，并按压针孔。若体实、病程短者，以"实者泻之"，针法为在得气后，拇指向后为主，较大幅度捻转着力上提，亦可以作顺时方向弧旋形摇针，出针不按针孔。

她发表论文30余篇。50年代开展针灸麻醉研究，担任中国医科大学儿科系针麻小组指导，主要开展儿科及普外、骨科外科针麻手术，取得了满意的效果。继承人王晓鸣、王雪平，分别在沈阳市沈河区红十字会医院、沈阳市第四人民医院工作。

33. 阮少南

阮少南，男，1932年出生，浙江省绍兴市人。出身中医世家，幼承庭训，后从师于承淡安先生。1949年开始在浙江省绍兴市悬壶应诊。1956年在绍兴市第一医院针灸科工作。1962年被评为绍兴市名中医。1978年调入浙江省中医药研究所工作。1997年被评为浙江省名中医。第二批全国老中医药专家经验继承

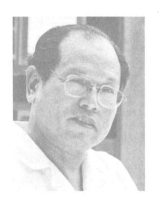

工作指导老师。曾任浙江省针灸学会副会长、浙江省中医药研究院教授、浙江省第六届政协委员和第七届政协常委等，享受国务

院政府特殊津贴。

衷中参西，辨证论治。在针灸临床上，以现代医学的检测手段明确诊断，然后运用四诊、八纲推理分析，辨别疾病的病因、性质、部位以及邪正之间的关系，做出明确的辨证，再确定其相应的治疗原则和方法。

善用督脉，充髓补脑。他认为老年性痴呆、小儿大脑发育不全、小儿多动症、癫痫等病症，根据其症状体征表现为脑髓不足，治当取督脉穴位，以调整气血、充盛脑髓。他还善用督脉配合膀胱经穴位，治疗各种内科疾病，调整五脏六腑之功能。

针药并重，相得益彰。他秉承唐代医家孙思邈之述："针砭治其外，药石攻其内，则病无所逃矣。"善针善药，强调针灸中药并重，双管齐下，在治疗疑难杂病中尤强调针灸与中药相结合，不可偏废，认为汤液与针灸法异而理同。

重视刺法，补泻分明。针刺手法是治疗疾病取效之关键。他多单手进针，以右手拇指、食指持针，根据针之长短，灵活应用中指、无名指及小指定穴，切位、押手、迅速破皮进针。他根据患者之寒热、体质之强弱、肌肉之厚薄、正气之盛衰、节气之变化、病位之深浅等，确定针具的粗细、长短，灵活应用迎随、提插、捻转、徐疾等各种补泻手法。尤为重视针下辨气以定手法。

治疗视神经炎继发视神经萎缩，以疏通经络、养阴明目为主，取睛明、球后、承泣、攒竹、瞳子髎、鱼腰、阳白、风池、合谷为主穴。若阴虚阳亢者加三阴交、太溪、太冲；若气虚不足者加百会、足三里；若痰湿阻遏者加阴陵泉。治疗失眠，重用督脉经穴，配合辨证论治，治病求本，取百会、四神聪、安眠、神门、三阴交、申脉为主穴。若阴虚火旺、心肾不交，加心俞、肾俞；脾胃不和、痰热内扰，加内关、丰隆；心脾两虚、气血不足者加合谷、足三里；气郁化火、扰动心神者加太冲或行间等。

发表论文30余篇，代表性著作有《常见病针灸疗法》《现代针灸医案选》《中国当代针灸名家医案选》等。曾赴澳大利亚、新加坡、奥地利等多地讲学，带教境内外研究生、留学生200多名。

34. 孙六合

孙六合，男，1938年10月生，河南中医药大学教授、主任医师、硕士研究生导师。全国第三批老中医药专家学术经验继承工作指导老师。

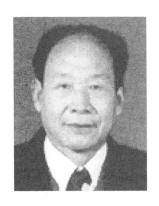

1965年毕业于河南中医学院（今河南中医药大学）。历任中国针灸学会理事，中国腧穴研究会理事，河南省针灸学会副会长。治学严谨，博采众家之所长，结合多年丰富的临床经验，在治疗甲亢、胃溃疡、中风、面瘫、痹证、癫痫等疾病方面有独特的临床经验。

从事中医临床、教学、科研工作四十余年，积累了丰富的临床实践经验。临床上极为重视辨证施治，强调辨经、辨病和辨证相结合。症状上辨经求因，证候上辨证审因，病种上中西互参，充分体现理法方穴的针灸治疗特色。在诊治过程中，尤其重视经络辨证，根据经脉分布部位和所联系脏腑生理、病理特点，详细分析临床症状，确定病在何经、何脏、何腑而后予以治疗。创立特色针刺手法：努运热补手法和提运凉泻手法。

临床中针药并施。擅长以华佗夹脊穴为主，治疗各种痹证；以脉象的强弱、穴温的高低作为巨刺法应用的规律，治疗中风后遗症、面神经麻痹；以扶突穴为主治疗上肢痹证、咽喉部病变；以深刺环中穴为主配合次髎，治疗泌尿生殖系统疾病。对儿科疾病，常以十宣穴放血，配合百会治疗小儿急惊风；小儿捏脊配合四缝穴治疗小儿消化不良。在五官科疾病方面，以丝竹空、眉中、攒竹、内庭、风池为主治疗眼球震颤；以翳明、光明、风池、足临泣为主治疗暴盲；以内迎香放血为主治疗额窦炎、鼻窦炎以及瘀血性的前额头痛；以水突、气舍、支沟、丰隆、天突为主治疗甲状腺疾病。此外，在药物治疗方面，擅长以温胆汤配合乌贝散为主治疗胃溃疡，以海藻玉壶汤为主治疗瘿瘤，以活络效灵丹加多藤药治疗肩周炎，以龙胆泻肝汤为主治疗带状疱疹，以瓜蒌薤白半夏汤合生脉饮为主治疗胸痹，以逍遥散合四君子汤加减治疗乙肝。

先后承担 7 项科研课题，"巨刺法应用规律的研究"于 1992 年获得河南省科委科技进步三等奖；"阴阳互刺法治疗癫痫的临床及实验研究"于 1998 年 10 月获得河南省科委科技进步二等奖；"多种热补手法筛选"1998 年 10 月获得河南省科委科技进步三等奖；"多种凉泻手法筛选"2003 年 9 月获得河南省中医管理局科技成果一等奖；"大椎为诸阳之会"获得河南省中医管理局科技成果三等奖。出版《古今穴性探微》。

35. 孙申田

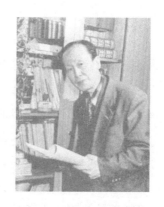

孙申田，男，1939 年 3 月生，黑龙江省呼兰（今哈尔滨市呼兰区）人。黑龙江中医药大学第二附属医院主任医师、教授、博士研究生导师。1961 年自黑龙江中医学院（今黑龙江中医药大学）毕业后留校任教，是黑龙江省针灸学科创始人之一。曾任黑龙江中医药大学附属第二医院院长、中国针灸学会理事、黑龙江省针灸学会常务理事、黑龙江省中医药学会神经病学会主任委员、中西医结合神经病学会副主任委员、东北经络研究会常务理事等职。是黑龙江省名中医，第二、三、四、五、六批全国老中医药专家学术经验继承工作指导老师，全国首批享受国务院政府特殊津贴的专家。

50 余年来始终工作在临床、教学及科研的第一线，擅长运用针灸与中医、中药疗法治疗各种神经内科疾病、神经症及内外妇儿五官科疾病，提出了很多具有创新性的观点。

强调以中医临床理论指导针灸选穴、配方和手法操作，擅长将中医与现代医学理论相结合，运用先进的现代诊断技术同中医辨证与治疗相结合，为现代神经系统疾病的治疗开辟了新路径。1972 年组建针灸神经科病房，首次将针灸学科与现代神经病学相结合，创新了针灸学科发展的新模式。

创新了头针疗法，通过"经颅重复针刺运动诱发电位的研究"，初步揭示该疗法治疗脑病的机制，首次证实了头针对周围神经损伤的治疗作用。根据腹部是人体的第二大脑的研究成果（即腹脑学说）及脑肠肽理论，创立"孙氏腹针疗法"。

先后在国家级核心期刊发表学术论文 100 余篇，编撰出版《经络学》《神经系统疾病定位诊断及检查方法》《针灸治疗学》《一针灵》《针灸临床学》《新编实用针灸临床歌诀》等 10 余部学术专著。研究成果曾获国家科技进步二等奖，全国高校科技进步奖二等奖，黑龙江省中医药科技进步一等奖，黑龙江省科技进步二、三等奖等。

36. 孙外主

孙外主，男，1941 出生，天津市人，深圳市中医院主任医师，博士生导师。香港中文大学客座教授，第二批全国老中医药专家学术经验继承工作指导老师。

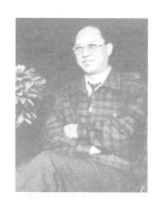

1966 年毕业于天津第二医学院（今天津医科大学），1982 年毕业于天津中医学院（今天津中医药大学）研究生班，获硕士学位。深圳市中医药专家委员会委员，深圳市针灸学会副理事长。

长期从事针灸临床工作，精通针灸理论，临证经验丰富。其学术思想为：第一，注重腧穴研究，提出"腧穴疲劳"论。认为"腧穴疲劳性"反应将是深化腧穴研究的重要课题之一。将"腧穴疲劳性"分为短暂性、阶段性、持续性三类，腧穴的疲劳性影响针刺疗效，且腧穴的疲劳与机体的整体状态有关。第二，突出专病专治，力行针灸处方规范化。在临床应用上，将西医的辨病与中医的辨证施治相结合，以辨证施治的理论指导专病治疗，并结合现代医学科研成果，筛选制订出规范有效的针灸处方。第三，提出"常数补泻"的量学观。认为古人对"量"的认识，是以针刺深浅来论述针刺"量"的概念。所谓常数，来自古代五行学说之"生成数"，基于古人对针法中"量"的论述，以及临床的实践和体会，将常数的概念引入针刺手法之中。

他以脑病（包括脑血管病、脑瘫、颅脑外伤后遗症等）、脊椎关节病为研究重点，对针灸治疗神经系统的疑难重症颇有心得。学术上力主对中医学理论体系和学术思想进行全面继承，倡导"经典性针法"（非古典法），建立针灸的规范手法、处方、方药结合制度等，力求传统与现代科技（包括基础实验、临床资料数据等）紧密结合，从根本上促进中医现代化进程。发表学术论文 30 余篇，参编《中国针灸治疗学》等医著 7 部。

37. 孙远征

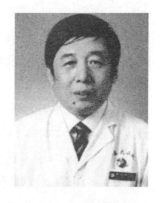

孙远征，男，1957 年 5 月出生，黑龙江中医药大学附属第二医院针灸科主任医师，教授，博士生导师。第五、六批全国老中医药专家学术经验继承工作指导老师。

1980 年毕业于黑龙江中医学院中医本科专业，1986 年研究生毕业，并获得医学硕士学位。毕业后留校工作至今，一直从事针灸临床医疗工作，曾任黑龙江省民族医学会副会长，黑龙江省针灸学会副会长，黑龙江省脑血管病学会副理事长。是黑龙江省名老中医工作室负责人，黑龙江省名中医，曾荣获"廉洁行医诚信服务标兵"称号。

从事临床工作三十余年，擅长应用针灸、中药治疗脑血管病后遗症、外伤性截瘫、延髓麻痹、颈椎病、脊髓空洞症、肩关节周围炎、周围神经病、神经衰弱综合征等疾病。融汇传统及现代医学理论，探索出一整套治疗中风的综合疗法，即应用中药、西药、针灸、康复等手段，全面改善患者的意识、运动、语言及认知功能，提高患者的生活质量，帮助病人早日回归社会。提倡在应用中西医结合系统治疗的基础上，突出中医特色，充分发挥针灸改善中风后遗症者常见的半身不遂、口眼歪斜、言语不利、吞咽困难等症状的优势，辨证施治。对中风后抑郁的治疗颇有独到见解，其经验曾先后被《健康报》《中国医药报》《黑龙江日报》《黑龙江经济报》等报道。

主持黑龙江省自然科学基金面上科研项目 2 项，黑龙江省科技厅攻关计划项目 1 项，国家名老中医临床经验、学术思想传承研究项目 1 项，国家中医药管理局国家中医临床研究基地业务建设科研专项课题 1 项，其他厅局级项目 14 项。研究成果获黑龙江省科学技术一等奖 1 项、三等奖 3 项；获其他厅局级科技奖 10 项。出版专著 13 部，其中国家级教材 3 部，发表学术论文 190 余篇，其中发表 SCI 论文 1 篇，国内核心期刊论文 140 余篇。

38. 孙其斌

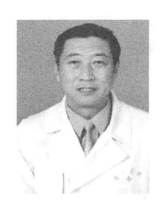

孙其斌，男，生于 1956 年 12 月，山东省烟台市人。1982 年毕业于北京中医学院，曾任甘肃省中医院针灸推拿主任医师、甘肃针灸学会副会长，是甘肃省名中医、名医药专家，甘肃省第二、三批省级师承教育指导老师，第六批全国老中医药专家学术经验继承工作指导老师。也是兰州市七里河区政治协商会议第五、六、七届委员。

精研传统推拿手法技艺，在脊柱病变的治疗中，提出了"筋顺则节利、筋损则节涩、筋伤则节错"的理论，创立了"顺筋而利节"治疗法则，并提出了"筋顺力和则骨正节利"的学术观点，为手法治疗骨伤科疾病奠定了理论基础。在颈椎病的治疗中，将仰卧位旋扳手法改进为微调手法，并提出了"顺拨颈筋"这一新概念，因手法操作简便，安全性高，使得颈椎病的手法治疗理论和临床实践都得到升华；擅长运用捏提手法治疗多种疾病所致的腰痛。在针灸临床中，主张取穴少而精，力求以最少的取穴获取最佳疗效。创立的"面瘫三针法""耳聋四针法"，临床疗效显著。

先后在国家级、省级刊物上发表论文40余篇。主持完成的科研项目"华佗止痛擦剂"，获甘肃省皇甫谧中医药科技三等奖，并于2005年获国家实用新型专利证书；主持完成的"头清胶囊治疗椎动脉型颈椎病的临床研究"，获2016年度甘肃省皇甫谧中医药科技三等奖，并获得国家发明专利；编著《实用推拿》。对甘肃省出土的"汉代简牍"做了深入研究，担任副主编并出版《武威汉代医简注解》，目前正在主持"敦煌汉简"中医药简研究。

39. 孙忠人

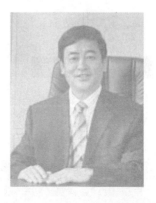

孙忠人，男，1960年3月生，黑龙江省延寿县人，中共党员。黑龙江中医药大学校长、党委副书记，博士研究生（后）导师，是中国针灸学会副会长，国家临床重点专科脑病专科带头人，国家中医药管理局局级重点学科针灸推拿学学科带头人。第五、六批全国老中医药专家学术经验继承工作指导老师。

1982年自黑龙江中医学院毕业后留校任教，1985年考取针灸生理基础硕士，1991年考取针灸临床博士，后于哈尔滨医科大学经历两年博士后科研工作。黑龙江省名中医，获国务院政府特殊津贴。

临床医疗实践专于中医针灸科和神经内科，擅长针灸与中药治疗延髓麻痹、痴呆、帕金森病、中风等神经系统疾病，疗法独特而灵验。探求治病机理，探索中医针药治病规律及特点，倡导中西医结合，形成了"针药结合，辨证处方，少穴快刺"的临证特色。

在科研方面，围绕针灸防治中风病的研究、经穴疗效客观化的神经生物学基础研究、针法灸法研究、神经功能障碍的针灸康复治疗等方面，进行了卓有成效的探索。具体项目包括"经穴与脏腑关系的研究""针刺对周围神经损伤再生的临床与实验研究""针灸防治脑脊髓神经病"等。先后承担科技部"十五"攻关计划项目、国家中医药管理局中医临床诊疗技术整理与研究项目、国家中医药管理局专项基金项目、黑龙江省杰出青年科学基金项目等。

研究课题曾获国家科技进步二等奖，教育部科学技术二等奖，黑龙江省科技进步一、二、三等奖多项，黑龙江省教育厅科技进步二等奖，黑龙江省中医管理局科技进步一、二等奖多项。发表学术论文百余篇，撰写《神经系统疾病中西医诊疗手册》《老年精神神经疾病》《针灸治疗失眠》《孙申田针灸医案精选》等教材、著作 10 余部。多年来培养了博士研究生 25 名，硕士研究生 47 名。

40. 孙学全

孙学全，男，1942 年 5 月出生，山东省沂水县人，现为山东中医药大学附属日照医院针灸科主任医师。第二批全国老中医药专家学术经验继承工作指导老师。

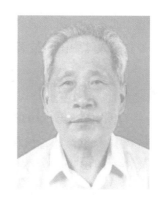

1962 年高中毕业后跟随郑毓桂先生学习针灸 2 年，得其真传，后在蒙阴县城关医院、蒙阴县机关门诊部等单位行医。20 世纪 70 年代创蒙阴县中医院，并任院长。曾被授予"山东省劳动模范""山东省专业技术拔尖人才"和"山东省优秀科技工作者"等荣誉称号，被评为"全国优秀医务工作者"，获"全国五一劳动奖章"，获山东省自学成才一等奖，并荣立二等功一次，享受国务院政府特殊津贴专家。

临床中擅长治疗各种急症、胃脘痛、腰痛、急慢性肾盂肾炎、哮喘病、急慢性荨麻疹、神经性皮炎、三叉神经痛、脑瘫、不孕症、崩漏等。在学术上认为"补泻"是对病证的性质相对而言，所谓"补虚泻实"，是指一定的针刺手法作用于机体后，对虚证产生"补"的作用，对实证产生"泻"的作用。"补泻"并非两种不同的手法，而是同一种针刺手法作用于不同的机体或虚实不同的病证，而产生或"补"或"泻"两种相反的反应。同时认为毫针作用于机体是一种机械性刺激，任何一种针刺方法都会对机体产生一定的刺激量，其刺激量的大小，当以达到补泻目的为度。因而他从"量"的角度提出了持续行针法、间歇行针法和短促行针法三种刺激量不同的行针手法。

曾多次被公派出国，先后任中国驻西萨摩亚共和国医疗专家组组长、中国驻塞舌尔共和国医疗队长等职，为国家争得了荣誉，受到国家卫生健康委员会表彰。发表学术论文20余篇。先后编写出版了《针灸临证集验》《针灸临床问答》《针灸治疗胃脘痛》《针刺戒烟》《针刺减肥》等专著。其中《针灸临证集验》还被译成英、法、中文繁体版，发行100多个国家和地区，并多次参加香港、北京、广州等地举办的书展。该书和《针灸临床问答》一书，被收录入《中国科技著作摘要》一书中。

41. 纪青山

纪青山，男，1938年出生于吉林省榆树县（今吉林省榆树市）。1959年考取长春中医学院（今长春中医药大学）中医专业，1965年7月毕业，同年9月赴中国中医研究院针灸研究所进修1年，1966年10月回长春中医学院附属医院针灸科，从事教学、医疗、科研工

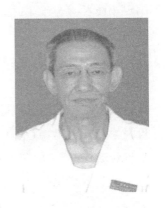

作。是第三、第四、第六批全国老中医药专家学术经验继承工作指导老师。

他医术精湛，被称为"关东神针"。医德高尚，始终以"为患者解除疾苦"为己任。曾任长春中医学院针灸骨伤系副主任兼东北经络研究会副秘书长，吉林省针灸学会会长，长春市中医学会副理事长等职。1988年12月被荣立吉林省"振兴吉林"二等功。1993年被国务院批准享受政府特殊津贴。

学术观点主要有以下四个方面：第一，针灸治病，当辨证、辨病、辨经相得益彰。强调中医治病要始终遵循"整体观念和辨证施治"两个原则，中医一般偏重于辨证论治，而针灸还要注重辨证和辨病相结合、辨病和辨经相结合。第二，针灸取穴，善用五输穴及原穴。他认为针灸取穴能运用好肘膝以下的五输穴及原穴，既方便安全又确实有效。如果能深谙五输穴及原穴之原理，辨证配伍运用得当，则能做到取穴少而精，收事半功倍之效。第三，针刺施治，重视治神、得气、守气。要求术者在针刺时应全神贯注，快速进针。重视患者的针刺得气感，要求术者应谨记"轻、滑、慢而未来，沉、涩、紧而已至"的古训，细心体会指下针感。他还强调以候气、守气来提高针刺疗效，认为治疗一些慢性痼疾，非浅刺疾出所能取效也，应在得气后留针守气，以保持患者事实上的针刺感和刺激量，才能取得较佳疗效。第四，注重基础理论的研究。认为针灸的生命在于临床疗效，而针灸临床的基石在于基础理论的研究。在致力于针灸临床常见病、多发病、疑难病研究的同时，还注重对基础理论的研究。

临床常用"多针浅刺法"治疗小儿疾病、周围性面瘫、腹泻、荨麻疹等。多针，一是指临床针刺时用针较多；二是指针刺部位较多，面积较大。浅刺有两层意义：一是单纯从针刺的深度而言；二是对于皮肤肌肉浅薄的部位，无法进行深刺。此外，治疗临床上一些常见病，有自己独特的方法。如治疗呃逆，运用"三才法"，重视"天、地、人"三才，兼顾上中下三焦；治疗乳痈，采用"疏泻厥阴"之法，调畅气机，祛壅滞积热，宣通乳络；治疗小儿遗尿，从脾肾论治，以"补肾益脾"法进行针刺治疗，对不能接受体针及病情顽固者，用耳穴按压法治疗。

发表论文60余篇，参加全国高等中医院校函授教材《针灸学》、全国中等中医院校教材《针法灸法学》等编写。科研方面，开展了"针灸治疗外伤性截瘫""面容扶正散治疗面瘫"等研究，作为主要参加人完成的人体经穴、头穴、耳穴微机化模型制作，获国家卫生健康委员会乙级成果、国家科技进步三等奖，"经络传感的研究"获吉林省一等成果奖。

42. 严洁

详见本书第三章"湖湘五经配伍针推流派"。

43. 苏稼夫

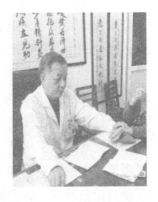

苏稼夫，男，1950年12月生，福建省泉州市人。1977年毕业于福建医科大学中医系，曾任福建省泉州市中医院针灸科主任，是福建省针灸学会理事，泉州市针灸学会秘书长，泉州市第十二届人大代表，中国农工民主党泉州市委员会常委。第四批市级非物质文化遗产"泉州留章杰中医针灸"项目代表性传承人之一，全国第四批老中医药专家学术经验继承工作指导老师。

曾师从陈应龙、留章杰系统学习针灸，并随黄挺翼学习浅针术，随周媚声学习灸法。依据留章杰经验，用三伏天穴位贴药治疗慢性支气管炎和哮喘。积极挖掘民间灯芯灸法治疗带状疱疹的经验。1985年引进"耳穴按压法治疗肝胆系统结石"，为福建省首创。1991年引进"天柱穴旁开0.3寸治疗假性球麻痹引起的失语、吞咽障碍"。1997年引进小针刀治疗软组织创伤等项目，取得很好的疗效。

学术上主张勤求古训、博采众长；诊治时强调知常达变，不拘常法，师古而不泥古。临证中重视经络辨证，强调以通为用，认为应掌握经脉循行部位及所属脏腑的病变规律和特点，以指导针灸治疗。强调针法操作的关键是掌握好提插、捻转、守神三要素，做到补泻无形，手法在心。治疗中重视泻血疗法，曾从泻血的方法、患者反应、出血量、出血时的动态等方面论述泻血的重要性，并强调痛证泻血有特效。他不仅在治疗常见病方面疗效显著，而且在治疗顽固性头痛、颈椎病、中风失语、精子减少症、不能射精等疑难杂症方面有独特的方法。《中国中医药报》、《福建日报》、菲律宾《世界日报》等报刊多次报道其治疗顽疾获效的事例。

撰写学术论文 20 余篇，由其牵头主持的科研课题"以 TCD 观察针刺颈部夹脊对椎 – 基底动脉供血不足颈椎病血流速度的影响"，2005 年获泉州市政府科技进步二等奖。

44. 杜晓山

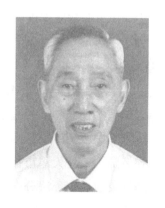

杜晓山，男，1924 年 4 月生，江苏省无锡市人，无锡市中医医院主任医师。第一批全国老中医药专家学术经验继承工作指导老师，享受国务院政府特殊津贴。曾任江苏省针灸学会副会长，无锡市针灸学会会长，江苏省名中医。

1938 年拜无锡市著名针灸家王荫堂为师，专攻针术，学习刻苦，深得老师真传。1942 年在该市独自悬壶开业，年方弱冠即名声鹊起。1952 年毕业于无锡市中医进修学校，1954 年与几位同行前辈一起创办无锡第一联合中医院（即今天的无锡市中医医院），长期担任针灸科主任，曾任无锡市中医医院副院长。1990 年摄制了一部以针灸手法为主题的录像片《弘扬针术》，为后人留下了宝贵的一手资料。发表论文 20 余篇，其中 2 篇译成日文在《中医临床》上转载，2 篇在台湾《明道医药》杂志上刊出，1 篇在美国《国际针灸临床》杂志上发表。

临床经验丰富，是"杜氏金针"创始人。在诊断上采取辨证与辨病相结合，运用四诊八纲，综合辨证论治，讲求理法方穴贯通一致，在针刺手法上博采众长、师古创新，将复杂的古典手法加以提炼改进，赋予新的应用价值。强调速刺进针，力求无痛；在"烧山火"传统补泻手法基础上进行改进，执简去繁，创立了独特的补泻手法——"杜氏热补法"。

其自创的穴方如"针刺矫胎方""舌三针""解痉止咳方""内关救急方""经行淤痛方"等，在临床上每获奇效。擅治各种疑难急重病证，如中风偏瘫、三叉神经痛、高血压、心律不齐、消化道疾病、哮喘、妇科病、儿科病、五官科疾病等，同时对治疗各种痛症，尤以神经麻痹更具特色。

1984年赴日本讲学交流，1987年赴巴布亚新几内亚进行临床和教育工作，多次在国际学术会议上作大会报告。曾多次荣获省、市级先进工作者、市劳模等称号。2013年，"杜式金针手法"被列为无锡市非物质文化遗产项目。

45. 李军

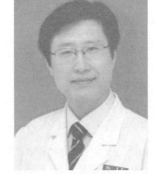

李军，男，天津中医药大学第一附属医院主任医师，研究生导师，第六批全国老中医药专家学术经验继承工作指导老师。兼任天津市针灸学会理事，中国针灸学会刺灸法分会刺血疗法委员会副理事长，中国超声医学会天津分会委员。

1976年从事针灸临床工作，临床经验丰富，尤以治疗中风病、脊柱关节病、截瘫、面瘫等神经系统疾病为专长，曾任天津中医药大学附属医院针灸部副主任。曾参加"风池穴不同手法对椎基底动脉供血不足患者的颅底动脉血流的影响"研究，获得1997年度天津市科技进步二等奖；主持"无创伤心功能检测中计算软件的研究与开发"课题研究，2000 年通过天津市科委鉴定。著有《石学敏针灸临证集验》，任《常见病实用针灸配方》《针灸学》副主编。

46. 李勇

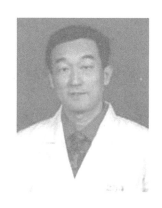

李勇，男，1960 年 6 月生，江苏省徐州市人，主任中医师。1983 年毕业于山东中医学院（今山东中医药大学）中医系。现任淄博市中医医院主任中医师，是第六批全国老中医药专家学术经验继承工作指导老师，山东中医药大学兼职教授，山东省名中医药专家，山东针灸学会常务理事、山东针灸学会临床专业委员会副主任委员、淄博市中医药学会针灸专业委员会主任委员、淄博市中医药学会中医治未病专业委员会主任委员。

从事临床工作 30 余年，以针灸为主，针药并用，结合特色中医疗法，对中风、颈椎病、面瘫、腰腿痛及内科杂症、常见病的治疗有较好的临床效果。对中风病、面瘫、截瘫、颈腰椎病变、感冒、各种疼痛型疾病、关节炎及各种神经系统疾病有较全面的研究，疗效显著。特别是对脊髓炎、颈椎病、脑出血、脑萎缩、头痛等病的治疗，方法独特，技术领先，许多疑难病症得以治愈。自创"醒脑通络针刺法"治疗颈椎病、改善椎－基底动脉供血，治疗脑血管病，疗效肯定。

在省级以上刊物发表论文 20 余篇。主持完成"耳穴贴压治疗经前期紧张综合征的临床观察"研究，2002 年获淄博市科委科技进步二等奖。于 2002 年度被评为淄博市"专科专病名中医"，以及"全市卫生系统学科带头人"。

47. 李萍

李萍，女，1967年生，中国共产党员，青海省互助土族自治县中医院院长，主任医师。第六批全国老中医药专家学术经验继承工作指导老师。2016年荣获由中国女医师协会、《瞭望中国》杂志社共同授予的"中国最美女医师"称号。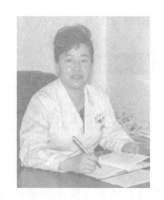

她刻苦攻关，在深刺夹脊穴治疗腰椎间盘突出症、温针灸疗法治疗颞颌关节紊乱病、神经组织抗病毒神经营养治疗带状疱疹、督灸治疗风寒湿型痹证等方面，进行过深入研究与探索。带领科室同事开展了火针治疗膝关节积液、梅花针叩刺配合毫针针刺治疗带状疱疹、热敏灸配合针刺治疗面瘫等诊疗技术研究，这些诊疗技术以"简、便、验、廉"的特点，令互助县中医院的针灸技术在省内初露头角。在她的带领下，医院先后开展了火龙灸、体针、水针、艾灸、火针等50种特色疗法。

48. 李鹗

李鹗，男，1936年出生，吉林省吉林市人，汉族，农工民主党党员。白求恩医科大学第二临床学院教授、主任医师。第二批全国老中医药专家学术经验继承工作指导老师。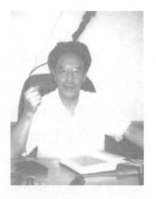

出身于中医世家，1960年从吉林医学院（今北华大学医学院）毕业后，留校从事针灸临床教学工作，1979年进入白求恩医科大学第二临床学院。曾任中国针灸学会针法灸法研究会顾问、中国东北针灸经络研究会副会长、吉林省针灸学会副理事长等。享受国务院政府特殊津贴专家。

在精研古今针法的基础上，结合个人临床实践，探索形成了"选穴精简、控制感传、气至病所、不留针而保留针感"的针术风格。擅长以手法变化来发挥针刺作用，坚持辨证取穴与循经取穴相结合，对各种机能障碍性病证多能收到满意疗效，尤其擅长脑卒中后偏瘫、各种神经麻痹及诸般疼痛的治疗。如对于诸气为病的治疗，酌选上、中、下"气海"，即膻中穴、中脘穴、气海穴，强调气至而有效，注重针刺手法，除掌握常用补泻手法外，认为关键在于控制循经感传。

针灸授课生动形象，书画并茂，深入浅出，内容简明，培养了大批人才。曾任5期"日本针灸师访中研修团"以及美国、韩国、俄罗斯研修生主讲教师。曾两度应邀访问日本进行临床、学术交流。曾应邀出席第一次世界针灸学术大会并发表临床论文，应邀在世界针灸学会联合会组织的国际针法灸法现场交流会上做现场针刺手法表演。曾获"卫生部直属院校优秀教师"奖。获吉林省"白求恩式医务工作者""吉林英才奖章"。从事"经络激发感传""子午流注针法""少穴不留针保留针感刺法"等研究工作，发表学术论文30余篇，获辽宁省科协、东北针灸经络研究会优秀论文奖5次，白求恩医科大学医疗成果奖2次。

49. 李延芳

李延芳，女，1938年12月生，河北省肥乡县（今邯郸市肥乡区）人。河北工程大学附属医院主任医师，天津中医药大学师承博士生导师。第二、四、五批全国老中医药专家学术经验继承工作指导老师，河北省首届针灸大师。

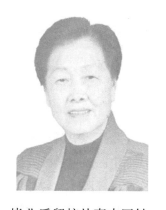

早年先后师承于河北多位针灸名家，如刘峙南、王宗禹、孙可兴等，各得其传。1958年毕业于河北省中医学校，毕业后留校从事中医针

灸工作。1974年调入河北工程大学附属医院（原邯郸医专附属医院）工作，为该校针灸系和附属医院针灸科创始人。

学术上强调"针灸中气法""轻柔点刺法""针下调气""气至病所""多经多穴治痿证""经验腧穴妙用""针药结合"等，历经多年临床实践，疗效显著。其中，"针灸中气法"是刘峙南医师三世家传针灸处方之一，取穴上脘、中脘、建里、下脘、水分、肓俞（或天枢）、气海（或阴交），用以调补中气，强调气至病所，被广泛运用于临床各科疾病中。

主持"多经多穴治疗小儿麻痹症500例临床研究"，获河北省科技成果四等奖、邯郸市科技成果一等奖。编著《针灸写作概论》《针灸学概论》《针灸妇科研究进展》《简编中国医药史常识》等书，发表学术论文40余篇。曾赴美参加第五届国际中医针灸学术研讨会，宣读"针灸治疗小儿麻痹症的经验及多经多穴针刺方法"，并获论文奖杯和证书。1992年被聘为中国针灸专家讲师团教授、河北省卫生技术高级评审委员会评委。2011年国家中医药管理局在邯郸市中医院设立"李延芳全国名老中医药专家传承工作室"。曾多次荣获河北省劳动模范、全国和河北省"三八"红旗手、河北省优秀共产党员、河北省精神文明标兵称号。

50. 李仲愚

详见本书第三章"四川李氏仲愚杵针流派"。

51. 李远实

李远实，男，1949年出生，江西省萍乡市人，祖籍湖南省溆浦县。1965年参加工作，1978年考入江西中医学院（今江西中医药大学）带薪学习。是江西中医药大学教授，江西省萍乡市中医院主任医师、名誉院长。第三批全国老中医药专家学术经验继承工作指导

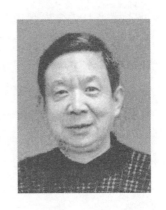

老师。

擅长针药结合治疗多种疑难杂病。临证重视十二正经的同时，更加重视络脉与奇经八脉，创立"腹背八卦针灸疗法"。针灸处方配穴主张少而精，善用郄穴、八会穴、交会穴等特定穴，以及"三、海、关"联穴（即足三里、三阴交、气海、关元的简称）。针灸手法灵活，重视进针、催气、行针及出针各环节的操作，要求患者配合。对于治疗疑难杂症，提出了"怪病常责于气滞"的学术观点，强调针灸重经更要重络，必先治络，络滞经必滞，治络归根到底还是治气。

发表学术论文 100 余篇，著有《病毒性疾病的中医治疗》《现代中成药》《奇病奇治》等书。业余喜欢从事书法艺术创作，擅长草、隶书。1971 年曾师从费新我先生学习书法，出版《李远实书法集》《两手医道与书道》等著述。

52. 李宗俊

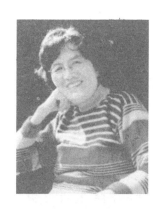

李宗俊，女，1940 年生。江西中医药大学附属医院针灸科主任中医师。第三批全国老中医药专家学术经验继承工作指导老师。

1967 年毕业于江西中医学院，1984 年毕业于全国第三期针灸师资学习班。

临证精于辨证论治，针刺配穴严谨，提出"因人刺治"的针刺思想，即根据阴阳五行学说、患者的体质年龄和生活条件、病情差异等，采用不同的治疗方法，同时重视正气在治疗中的主导作用和针治时刺激量的差异。如治疗面瘫，重视温灸，认为温经散寒，气血运行，筋脉得以濡养，弛缓的肌肉才能重新收缩、运动，面瘫才能痊愈。这与现代医学消除炎性水肿，改善局部循环的理论是一致的。学术上主张衷中参西，认为中、西医学各有所长，临症时应相互取长补短，用现代医学的理论知识阐明中医某些理论的实质和原理。特别在面对各种危重症和疑难病症时，更是强调中西医结合，重视扶助正气，针药并用。

临床实践中亦擅用"透穴针法"，一针两穴或一针多穴透刺，具有一针多穴、刺激大、作用强、疗效好的特点。该针法不但能治局部疾病，而且能治全身疾病；不仅能治经络病症，还能治脏腑疾病。如治疗耳鸣耳聋，取耳门透三穴（耳门透听宫、听会）；治疗胁肋痛，取阳陵泉透阴陵泉等。

发表学术论文近10篇，其中《穴位注射治疗婴幼儿嵌顿疝》一文获优秀论文一等奖。出版《子午流注开穴指南》《中国灸法大全》等专著。参加设计的《计算机辅助针灸诊疗专家系统》获江西省科委科技进步三等奖。

53. 李家康

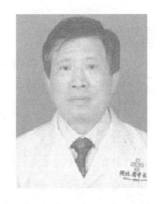

李家康，男，湖北省中医院主任医师、教授、硕士研究生导师。第三、四批全国老中医药专家学术经验继承工作指导老师。

出生于中医世家，其父李培生教授是我国知名伤寒学家。从小受家学影响，对中医兴趣深厚。1974年毕业于湖北中医学院（今湖北中医药大学）。曾任中国针灸学会理事、中国针灸学会临床学会常务理事、湖北省针灸学会副会长、湖北省针灸学会常务理事、湖北省干部保健委员会特聘专家，是湖北省中医名师。

精读中医典籍，临床强调辨证施治，擅长毒药治其内，针灸治其外，针药并治疑难病。对各种中老年疾病的治疗，创新性地提出"调和阴阳、补肾祛瘀"的治疗大法。重视针刺手法的运用，能灵活运用烧山火、透天凉、青龙摆尾、白虎摇头、子午捣臼等60余种针刺手法。在继承中医学理论的基础上，根据自己长期积累的临床经验，对中医的疑难杂症形成自己独特的见解，提出

"治中风重在协调阴阳""治痿从痰""治瘫从瘀"等治疗法则。对于颈椎病、腰椎病、颈腰椎间盘突出、坐骨神经痛、肩周炎、三叉神经痛、面瘫、脊髓炎、各种关节炎、胃下垂、胃肠病、肝胆疾患、哮喘、咳血、头痛、脑瘫等病症，亦均有较深的研究和独到的见解。

作为课题负责人，主持3项国家级、省级课题，研究成果获得武汉市科技进步三等奖、湖北省中医药学会中医药科技进步二等奖。公开发表论文20余篇。主编《现代实用足针疗法》《中国足针疗法》《李培生医术四种》等多部专著，参与编写著作10余部。多次受到国家卫生健康委员会、省、市以及医院的嘉奖。

54. 李梅村

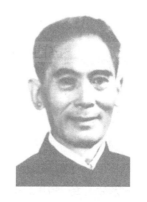

李梅村（1916—1995），男，贵州省遵义市人，中共党员，贵阳中医学院（今贵州中医药大学）主任医师。第一批全国老中医药专家学术经验继承工作指导老师。

1932年师承遵义名医王仲恒，得其真传。卒业后，悬壶于故里。1950年入遵义针灸班学习，1953年获西南军政委员会卫生部颁发的"中医师合格证书"，后任遵义三合医院院长，1958年在成都中医学院（今成都中医药大学）师资班深造，毕业后入贵阳医学院工作，1965年调贵阳中医学院从事针灸医、教、研工作。

擅长运用针灸治疗急症、中风、神经性疼痛、枕神经痛、麻痹性斜视、痿证、水肿等病症，效验显著。强调针灸治疗的四大原则是医病与医人、整体与局部、标和本、补虚和泻实；提出施针配穴的思路和方法，即近部取穴、远道取穴、随证取穴和前后、表里、上下、左右、远近配穴法；指出治疗时应注意穴位更换、针法和灸法的交替、治疗时间的把握，还要注意针灸、药物、气功、推拿多法联用，药物治疗和非药物治疗并举，以保证治疗效果。擅长运用透刺法，重视针灸手法的运用和气至要点，归纳总结了临床 26 种刺法的具体运用，具有较大的指导意义和实用性。创立的李氏三针消痛法、三穴妙治肩周炎法，独具特色。

李氏不但医技精湛，而且医德高尚，在临床上积极帮助病人树立乐观主义精神，坚定战胜疾病的信心，充分调动患者的主观能动性。他教书育人，以医为乐，对学生和下级医师总是热情指导，循循善诱，有问必答，言传身教，毫无保留。在课堂上认真讲解，一丝不苟，临床上耐心指导，严格要求，对学生所问，无不倾心相授。他常言："中医科学理自深，勤钻苦研术方精，霜鬓未敢手释卷，誓做人民好医生。"

撰有针灸治疗急症、针灸治疗小儿麻痹症、中药治疗喉部未分化癌、透穴针刺法等论文。

55. 杨骏

杨骏，男，1958 年出生，汉族，安徽人，主任医师、教授。第五批全国老中医药专家学术经验继承工作指导老师，享受国务院政府特殊津贴，中国针灸学会常务理事，中华中医药学会理事，中国针灸学会技术装备委员会主任委员，中国针灸学会脑病专业委员会副主任委员，安徽省学科学术带头人，安徽省针灸学会理事长，安徽中医药学会副主任委员。

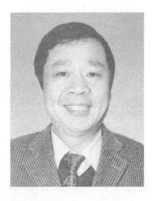

1982 年毕业于安徽中医学院（今安徽中医药大学），1987 年硕士研究生课程班毕业。1998 年起担任安徽中医学院附属针灸医院院长，通过十年建设使该院成为全国规模最大的三级甲等针灸专科医院。曾任安徽中医药大学第一附属医院院长。

在临床治疗中特别重视"调神"，认为治病必调神。调神包含两层含义：一指重视患者精神的调节，二指调节患者的气血运行。

常用调神穴位包括风池、百会、人中、承浆。擅用灸法，如压灸百会治疗眩晕、隔物灸治疗膝骨性关节炎、冰片灸治疗神经性耳鸣耳聋。临证善于结合多种针法，强调"杂合以治"。善于将体针和相关微针结合，常用的微针系统有头针、耳针、眼针、手针、腹针、腕踝针、第二掌骨桡侧微针系统等。

主持多项国家、省部级课题，其中"经穴配合反搏法治疗脑积水的研究"获 2005 年中华中医药学会科技进步三等奖；"针灸井穴治疗中风后遗记忆障碍的研究"获 2006 年度安徽省科技成果及中国针灸学会首届科技进步三等奖。以主编、副主编的身份参与编写《针灸治疗学》教材，在国内外杂志发表多篇论文。

56. 杨介宾

杨介宾，男，汉族，生于 1929 年，四川省金堂县人，中共党员，成都中医药大学博士研究生导师、主任中医师。

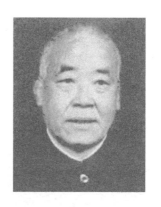

1959 年毕业于成都中医学院师资专修班。曾任针灸临床教研室主任、成都中医学院附属医院针灸科主任、全国高等中医药院校教材编委、国家自然科学基金评审专家、全国时间生物医学会理事、四川省针灸学会理事、四川省时间生物学会副理事长、四川省教委高级职称评委、四川省人大代表等职衔，是首批国家级名老中医，享受国务院政府特殊津贴。

培养硕士、博士、高徒生 33 名，并多次为外国留学生主讲《针灸学》课程及针灸学术报告，深受好评。在治学中提倡博学、审问、慎思、明辨、笃行之道；在教学中强调知行结合，学用一致，真知出于实践，医理贵在躬行之说。

几十年勤于钻研，临证不辍，积累了丰富的临床经验，逐渐形成了一套独具特色的学术思想和医技风格。临床中突出中医特色，注重审因论治，将理、法、方、穴（药）、术一线贯通，讲求临床实效，善治诸般疑难杂病、各种痛证、脾胃病等。辨证时，从经络病机入手，以人体脏腑、经络、脏腑与经络相关的生理功能推测和阐释疾病的病理机制与转归。遣方用穴时，选穴精专，配方严谨，善用交经八穴和天星十二穴，以及担截配穴法和同名经配穴法。治疗中重视以神领气，"气至病所"的意守感传之法；崇尚刺络泻血、祛邪安正的观点，善用点刺、散刺、划刺、锥刺等四种刺血术，治疗 30 余种病证，多获良效；擅长艾灸疗法，在前人经验的基础上，研制了火棉灸、药锭灸、点按灸和药线灸等方法；熟谙针灸时间治疗法，常将子午流注、灵龟八法和飞腾八法用于临床。

凭借对于午流注针法的熟练掌握与运用，1987 年合作研制了"子午流注保健钟"，获四川省中医药科技进步三等奖。先后发表学术论文 100 多篇，其中 10 篇分别获省、市级优秀科技论文一等奖和三等奖。

57. 杨甲三

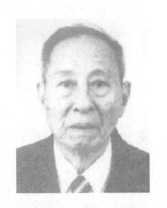

杨甲三（1919—2001），男，汉族，江苏省武进县（今常州市武进区）人，中共党员。曾任北京中医学院针推系主任、博士研究生导师，中国针灸学会常务委员，中国中医学会理事，国家科委医学专业组成员，卫生部医学科学委员会委员，全国高等医学院校针灸教材编审委员会委员、腧穴组组长，中国国际针灸考试中心委员会副主任，北京中医药大学终身教授。历任第三届全国人大代表，第五、第六、第七届全国政协委员，第五届全国政协会议主席团成员。是第一批全国老中医药专家学术经验继承工作指导老师，享受国务院政府特殊津贴。

13 岁拜吴中杏坛老学吴秉森为师，后就读于中国针灸学研究社针灸研习班，师从针灸大家承淡安先生，深得其真传。1936 年毕业后回到故乡悬壶济世，期间跟随岳父常州名医华庆云先生共同应诊。1955 年考入江苏中医进修学校（今南京中医药大学）学习，后留校担任教师。1957 年调入北京参与北京中医学院筹建工作。20 世纪 60 年代，先后多次为外国政要提供针灸医疗保健，曾为苏加诺总统治愈顽疾，荣膺印尼"四级好男儿"国家勋章。20 世纪 70 年代，先后参加了美国总统尼克松、日本首相田中角荣、墨西哥总统来华访问时的医疗保健小组。1982 年，筹建北京中医学院针灸推拿系，并担任第一任系主任。

　　20 世纪 50 年代，他根据历代针灸医籍的记述，对十四经经穴分布位置详加考订，编制出版了针灸经穴挂图。后经长期的临床和教学实践的积累，逐渐形成了一套独特的取穴方法——"三边、三间"取穴法。拍摄的教学电影《针灸取穴法》（杨甲三教授任主演及第一顾问），1985 年获卫生部科研成果乙等奖。潜心研究毫针针刺理论与方法，总结形成了独特的毫针单手进针方法：将右手五指进行了巧妙的分工，以拇指、食指捏持针柄（使用长针时捏持针身），无名指、小指夹持针身，中指充当"弹努爪切"之功。根据具体进针方式的不同，又分为悬空下压式（简称空压式）、角度转变下压式（简称角度压式）、捻转下压式（简称捻压式）、连续压式等四种。

　　此外，还总结出一套针药并举治疗老年病的独特经验，如消化系统、呼吸系统、神经系统、心血管系统的疑难病和常见病，尤其对于老年性腹胀、肥胖、震颤麻痹、肺心病、更年期综合征、糖尿病、老年痴呆等，辨证施治，多见奇效。

　　在潜心研究针灸学的同时，十分注重人才培养。在承担本科教学任务之外，自 1958 年起，即参加留学生针灸教学工作，先后为苏联、朝鲜、越南等国及东欧国家针灸学习班留学生授课。20 世纪 70 年代后期，教学向西方开放，又开始为欧、美留学生授课并指导临床。20 世纪 80 年代开始在国内招收培养针灸学硕士研究生，1987 年开始培养博士研究生，可谓桃李遍天下。

58. 杨兆民

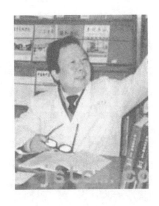

杨兆民，男，1928 年出生，江苏省太仓市人，主任医师、教授、硕士研究生导师。全国第二批老中医药专家学术经验继承工作指导老师，享受国务院政府特殊津贴。曾任全国统编教材、规划教材编审委员会委员，中国针灸学会针法灸法分会顾问，针灸教学专业委员会学术顾问，江苏省针灸学会副秘书长等。

15 岁立志学医，师从太仓县名医钱绍伟学习中医内、外科。1949 年正式出师，独立悬壶。1955 年考入江苏省中医进修学校（今南京中医药大学）学习，1956 年毕业留校执教，被编入针灸巡回教研组，先后在省内外举办了 110 多期针灸教学班。1956～1967 年，在学校附属医院跟随承淡安校长临床。

治学以"师古不泥谷，创新不离源"为准则，在继承应用古代前贤医家针灸穴方的基础上，提出临证"五辨"之法，并将自身独到的针灸处方用穴的经验，以简、明、精、新的内容与形式，总结为针灸单方（单穴、对穴、三穴）与复方（五穴以上）两大类。此外，从量学、力学的角度，对针刺手法刺激量开展研究，赋予针法以定量概念和客观依据，为深入探讨针刺手法的规律和机理做出了有益的探索。

在精研针法灸法的基础上，还对"针法灸法学"的教学工作详加揣摩。根据该课程特点，总结出了教学工作的六个结合：即理论教学与技能教学结合，口授与身教结合，物体练功与人体练功结合，课内练习与课外练习结合，直观教学与声像教学结合，理论考试与技能考核结合，从而改变了传统单一知识传授的教学模式，获得了融知识与能力为一体的教学效果。在此基础上，摄制了全国第一部《毫针刺法》教学录像片，并在教学过程中开辟了课外针法灸法操作实习室，填补了针灸专业在技能考核方面缺乏量化指标的空白。1985年以副主编身份参加第一版高等中医药院校教材《针法灸法学》编写工作，1992年担任《刺法灸法学》规划教材主编，并被聘为全国普通高等教育中医药类规划教材编审委员会委员。1996年主持召开了全国"刺法灸法学"教学研讨会。

59. 杨卓欣

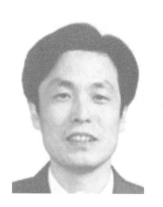

杨卓欣，男，主任中医师，医学博士，广州中医药大学博士研究生导师，深圳市名中医。第六批全国老中医药专家学术经验继承工作指导老师。

1984年毕业于广州中医药大学。现任中华中医药学会及中国针灸学会理事、广东省针灸学会副会长，深圳市中医院院长，深圳市针灸学会会长，是国家级重点专科针灸学科带头人，享受国务院政府特殊津贴专家。曾荣获深圳市政府授予优秀青年、深圳市十佳医务工作者及深圳市劳模称号。

长期致力于针药结合治疗神经精神疾病的临床研究，擅长以针、药、耳穴按压结合治疗前列腺炎、头痛、痛经、腰腿痛、失眠及心脑血管病、中风后遗症、胃肠功能紊乱等疑难杂症。认为失眠症病机多为阴精不足或气血失和，针灸治疗应重视调任通督、交通阴阳，同时辅以药物，收效更佳。

主编或副主编《针灸学宝典》等著作7部，发表学术论文20余篇。主持国家、省市级科研课题10项，获中华中医药学会科学技术奖等科研奖项6项。

60. 杨金洪

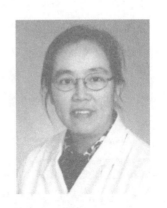

杨金洪，女，中国中医科学院针灸医院院长，主任医师，教授。1983年毕业于江西中医学院中医系。第六批全国老中医药专家学术经验继承工作指导老师。

主要研究方向为神经系统疾病实用针灸疗法以及中医药标准化的研究，同时致力于神经系统疾病相关疼痛的针法研究。其中对针灸治疗神经系统疾病研究颇深，尤其对急性脑血管病、震颤麻痹、各种痛证等多发病和常见病疗效显著。通过临床试验，发现针刺疗法可以抑制恶性肿瘤患者内分泌功能的紊乱，减轻放化疗对激素代谢的不良影响；通过临床研究，总结出刮痧补泻手法治疗腰痛的规范化操作标准，即只有在中医经络腧穴理论指导下，循经走穴刮拭出痧，才能提高刮痧的临床效果，确保刮痧治疗的安全性等。

先后在国内外医学杂志发表学术论文30余篇，出版专著5部。主持国家中医药管理局科研课题"针灸防治恶性肿瘤放化疗副反应的研究"，获中国中医研究院1994年度中医药科技进步二等奖；"红景天注射剂临床前试验研究"，获2002年度中国中医研究院科技进步三等奖；"针灸、推拿和骨伤技术标准分类与基本标准目录研究"，获2013年中国针灸学会科学技术奖二等奖。作为主要成员，完成了国家中医药管理局中标课题"针刺治疗震颤麻痹的临床和实验研究"的工作；参加世界卫生组织西太区组织编写"偏头痛针灸临床实践指南"的课题研究；参加医药卫生科学数据共享网——针灸临床数据库的课题研究；参加"十一五"国家科技支撑计划"中医外治特色疗法和外治技术示范研究"项目——中医常用外治技术操作规范化研究、刮痧补泻手法治疗腰痛的规范化研究；主持了国家中医药管理局中医药标准化课题，临床病证针灸治疗指南——失眠针灸临床实践指南。

61. 杨宝琴

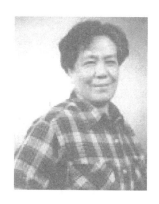

杨宝琴，女，北京市人，1938 年 6 月出生。中共党员，教授，主任医师，研究生导师。1956 ～ 1962 年就读于北京中医学院中医系本科 6 年制。毕业后曾在北京中医医院、北京卫生职业学院从事临床与教学工作，后任首都医科大学中医药学院教授、主任医师。曾兼职中国针灸学会副会长、北京针灸学会副会长、中国中医药学会基础理论专业委员会副主任委员等职。第二批全国老中医药专家学术经验继承工作指导老师。

早年曾师从针灸名家程莘农院士和王乐亭、贺惠吾老教授，并曾得到内经学专家任应秋教授的指导。在临床诊疗工作中，熟练运用多种刺灸术，且掌握六寸金针、管针、火针等特殊针术。擅长针药并用，运用多种针刺方法医治疑难病证，对中医多种心脑病症、痹证、肠胃病等进行有效的防治，尤其擅治中风先兆症、头痛、老年痴呆、癫痫、妇女月经病等。

在 40 余年的医教研工作中，主要侧重于"内经""针灸学"两门学科，擅长运用史学、文献学及哲学的知识与方法对中医学基础理论及针灸学进行研究，曾参加国家"八五"攻关课题，任专题文献顾问等。参编及自编的著作主要有《实用中医学》上、下册（1975 年 6 月由北京人民出版社出版），《中医原著选读》（1978 年 2 月由北京人民出版社出版），《实用中医营养学》（1985 年 8 月由解放军出版社出版，为编委），《黄帝内经研究大成》上、中、下册（1994 年 1 月由北京出版社出版，为总编委之一）等。发表论文 10 余篇，主要涉及"络脉、络病与病络"研究。

62. 杨柏如

杨柏如，1922年出生，大理剑川（今云南省剑川县）人。1951年毕业于云南大学医学院，1955年在北京中医研究院全国高等医学院校针灸师资训练班进修。历任中国人民志愿军军医、云南大学附属医院内科医师、昆明医学院（今昆明医科大学）第一附属医院针灸中医师、中医教授。云南针灸学会常务理事，第一批全国老中医药专家学术经验继承工作指导老师。

中医基础理论知识扎实，尤其对三焦学说研究甚深，认为三焦是中医生理学基础，是联系脏腑关系的纽带，三焦学说主要论述的问题是：饮食水谷进入人体之后，如何在脾胃（中焦）、心肺（上焦）及肾与膀胱（下焦）等脏腑之间发生变化，为人体利用、排泄的过程，也就是现代医学中的新陈代谢过程。认识到中西医理论之间的联系之后，临床上用针遣药更可有的放矢。

临床上提倡针灸并用，针药并用。认为针法灸法各有所长，不能互相代替，更不可偏废，两者结合则相得益彰。例如治疗脾胃虚寒证，针灸同用，共奏温中和胃之功，可缩短疗程，提高治愈率。针、灸、药各有特色，若配合得当，疗效更著。如治疗风寒湿痹，通过针刺疏通经络、调和气血，通过艾灸温经散寒、通络除湿，配以中药则益气活血、祛风胜湿。灵活运用上述几法，效若桴鼓。

曾解"灸"字，谓久字加火字，故灸法治疗的时间相对要长些，才能取效。因此，对于虚证、寒证、里证，施灸宜用补法，时间宜长，火力要温和；对于实证、热证、表证，宜用泻法，吹艾火以增强火力，时间宜短。

临床多用捻转进针法。进针之前用左手拇指循按欲针穴位的上下，以使该部位之肌肉松弛及预测穴位的敏感程度，然后消毒。再用右手拇、食、中三指指腹部持着毫针针柄，拇指和中食两指要相对，要持得稳，不要过松或过紧，以"坚者为宜"，然后对着选好的穴位（不要刺入毛孔、汗孔）边捻边进，捻转角度以

90°～180°左右为佳，速度以每分钟捻转120次左右为好，压力以毫针不弯曲为度，总的使患者但觉"如蚊虻止"，不知不觉间针已进入皮肤。

著有《三焦新说》《针刺手太阴肺经穴对家兔延髓疑核区呼吸单位放电的影响》《针刺手法运用体会》等数篇学术论文。

63. 杨楣良

杨楣良，1933年生，男，汉族，浙江省杭州市人，主任医师，国家及浙江省名中医，第二批全国老中医药专家学术经验继承工作指导老师，享受国务院政府特殊津贴。

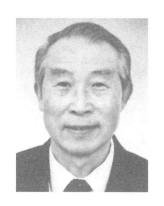

1947年涉足医林，先攻内科，后学针灸。早年师从浙江名医张硕甫（内科）、马雨荪（针灸），1951年毕业于中央卫生部针灸研究师资班，亲聆朱琏、王雪苔、许式谦教授教诲。后进入北京中医学院西医班进修，1965年在北京中医学院继续深造，师从程莘农教授和姜揖君教授。"文革"期间，任甘肃省定西市第二人民医院负责人，兼门诊部和针灸科主任；1980年调任浙江省中医药研究院工作，历任针灸研究室副主任、主任。

杨楣良在临床中重视辨证论治，尝谓"辨证是辨别认识疾病的证候和疾病的本质，是临床治疗的依据，是中医治病的精髓所在，更是解除病痛的关键"。认为现代疾病谱病种繁多，病情复杂，若仅守毫针一法，往往只能针对某些疑难病证或某些疾病的某一阶段的病情，为此主张"杂合以治"，毫针结合特种针法如火针、皮内针、耳针、耳穴压丸、芒针、三棱针、电针、皮肤针、挑治、手针、头针等，并首创了钩针和钩针疗法。对于用穴有2个特点：其一是用穴少而精，其二是讲究配穴组方。

研制成功国内首台"微电脑多功能灸疗仪"和"NL-90人体肘部扭力测量仪"。"杨氏钩针"获得国家发明专利。"杨氏钩针治疗肱骨外上髁炎的研究"被国家中医药管理局定为"百项中医临床实用技术研究及推广项目"。此外，承担多项国家、省、厅级研究课题，多次获省、厅级科研成果奖。

64. 吴节

吴节，女，主任医师，教授，四川省名中医，第六批全国老中医药专家学术经验继承工作指导老师。1986年毕业于成都中医学院。在天人相应思想的指导下，提倡顺应四时而养生。长于运用多种古典针法和灸法、熏疗、药熨等中医传统疗法，擅长治疗不孕症、更年期综合征、子宫内膜异位症、盆腔炎、月

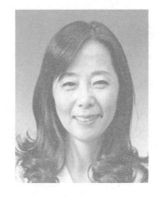

经不调等妇科疾病；孕（育）前调养（包括试管婴儿孕前调理）；失眠；痛证；慢性疲劳综合征；功能性消化不良；减肥美容；颈性眩晕；中老年退行性病变；节气保健；青少年假性近视。主要研究方向是：针灸治疗急性脑血管疾病；针灸治疗心身疾病；古典针灸疗法研究；针灸治疗不孕症。

长期从事临床教学及科研工作，先后讲授"针灸学""针灸治疗学""刺法灸法学""神经病学""针灸学选论"等课程及各种专题讲座。临床带教本科生、研究生、留学生上千人。2001～2004年受国家中医药管理局中国传统医药国际交流中心派遣，前往瑞士传统中医药国际股份公司（TCM INTERNATIONAL AG）工作，期间多次在苏黎世大学进行中医专题讲座。多次应邀前往德国进行中医学术讲座。参与普通高等教育"十一五"国家级规划教材《针灸甲乙经》编写工作。近十年来先后承担国家级、部省级以上课题10余项。先后公开发表学术性论文30余篇。

65. 吴旭

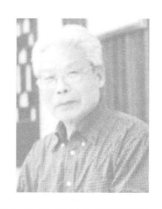

吴旭，男，1940年1月生，江苏省南通市人，南京中医药大学教授、主任中医师、博士生导师。第四、五批全国老中医药专家学术经验继承工作指导老师。

1965年毕业于南京中医学院中医系。曾任中国针灸学会常务理事，江苏省针灸学会副会长，《中国针灸》编委，江苏省中医学会急诊专业委员会委员。曾先后任南京中医学院附属医院针灸科主任，南京中医学院针灸系主任、针灸研究所所长，国家首批重点学科针灸学科带头人，江苏省针灸重点实验室主任。享受国务院政府特殊津贴。

重视针灸在"急症"中的运用，认为针灸在急症治疗中大有作为，并总结了在中医院条件下开展急症针灸的经验，撰写论文十余篇。提出各科急诊医生应采用"首针灸、次中药、三以西医西药抢救为后盾"的中医医院急诊急救医疗模式。在实践中摸索到一些针灸治疗急性痛证的有效穴位和有效刺激法，出版《急症针灸学》，总结了急症针灸的治疗经验。

擅长针药结合治疗疑难杂病。认为针灸治疗痛证，述其大要有如下几法：针法、刺血通络法、拔罐法、灸法等。同时还擅长使用腕踝针、皮内针、浮针、运动针以及阻力针等多种方法，根据患者病情相机使用。针治顽固性面瘫，多灵活应用缪刺法，常采用远道穴及通督温阳法，取穴宜少，并配合中药。对一些面肌瘫痪久久不能复健者，更宜少针多灸。

曾经提出旨在反映经络实质的"活子振荡"假说。其中谈到贯穿生命现象始终的"活子"在机体中通过遗传、"场"效应以及"振荡"等参与或决定生命的种种过程。在医疗中，强调通过适当的刺激方法，探求与机体的生理阈值出现谐振，促使系统迅速跃变为健康态。

临床上摸索出"通督温阳"治法。该法在临床上首先用来治疗颈椎、腰椎等脊柱相关疾病，后来发现该方法在治疗诸多脏腑功能低下的疾病，甚至在生殖系统疾病、肥胖、慢性疲劳综合征、顽固性面瘫的某一阶段调治，同样能取得很好的疗效。

先后出版针灸学术专著5部，发表学术论文30余篇。主持部省级、厅局级课题10余项。获得国家专利5项。研究成果1998年获得江苏省科技进步奖三等奖。

66. 吴中朝

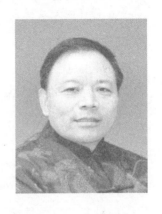

吴中朝，男，1956年出生，汉族，江苏人。主任医师、教授，博士研究生导师，中共党员。第五批全国老中医药专家学术经验继承工作指导老师。

1995年毕业于南京中医药大学并获博士学位。曾任南京中医药大学针灸学院副院长，中国中医科学院针灸医院常务副院长，中国北京国际针灸培训中心主任，中国针灸学会经筋分会主任委员及针法灸法分会副主任委员，中国民族医药学会灸法专业委员会主任委员，北京市针灸学会常务理事，中央保健会诊专家。

1997年调入中国中医科学院针灸研究所从事针灸临床工作，其间多次外派出国进行临床工作和交流讲学，并承担国际培训的教学任务，工作兢兢业业。学术上秉承经典，承上启下，对承淡安、邱茂良、肖少卿、杨兆民等医家的学术思想和临床医技钻研尤深。

先后主持或参加"中老年保健灸的临床观察和机理探讨""艾灸对老年人调脂作用研究"及"艾灸对中老年血液净化作用研究"等课题研究，发现艾灸能降血脂，降低血尿素氮、肌酐，揭示艾灸具有化痰祛瘀、调脂涤浊的良好作用和科学价值。提出阳虚血瘀是老年衰老之本质的观点，提出青年防衰调气血、中年防衰调脾胃、老年防衰调脾肾的保健延衰思路与方法。在肥胖病、损容性疾病方面，经多年实践，摸索肥胖的治疗，独创了三维埋线减肥法、三才埋线减肥法、九宫埋线减肥、刺血疏导减肥和整体疏调减肥等法。强调参照病情、病程、病部、病势进行美容。在男科病及慢性前列腺炎方面，针对致病原因复杂、不易治愈的特点，总结出一套立体、复合疗法，如针灸辨证施治、脐腹敷贴、中药内服、熏蒸、坐浴、灌肠等。强调青年要清利下焦湿热，以调脾胃三焦为先；中年要疏调气血，以调肝脾任督为主；老年要扶正祛邪，以调脾肾膀胱为重。对针灸治痛，强调治痛必求其因、必治其本、必因人而异、必灵活多变，并提出治痛六诀：温、疏、通、调、消、补。治疗脑病及疑难病证时，提出病无定因、治无定症、方无定药、针无定术、灸无定法的观点。对于脑中风、脑外伤后遗症、脑功能失调等脑病，提出了从督、肾、心、脾治疗的系列治疗方法，对多种疑难病证，因人因病因证因时而治，多获佳效。

先后发表学术论文 80 余篇，出版中医及针灸专著近 20 部，并多次应邀赴中央电视台讲授针灸保健养生知识。"艾灸对老年人血液净化作用研究"获江苏省中医药科技进步奖一等奖；国际标准"针灸经穴定位"研究分别获 2007 年、2008 年中国中医科学院科技进步奖二等奖、一等奖；"针灸单穴主治临床评价的系列研究"，获 2009 年北京中医药大学科学技术奖一等奖。

67. 吴炳煌

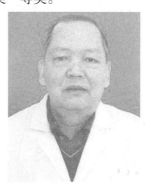

吴炳煌，男，1938 年出生，福建省晋江市人，主任医师、副教授。第五批全国老中医药专家学术经验继承工作指导老师。

1964 年毕业于福建医学院（今福建

中医药大学）医疗系。擅长中西医结合，以针灸、推拿及运耳术、运指法为主要方法，治疗顽固性失眠、高血压、糖尿病等临床疾病，以艾灸治疗哮喘、慢性腹泻，头针治疗偏瘫，腕踝针治疗各种急性痛症以及阳痿、痛经等。历任福建中医学院针推系主任、中国针灸学会常务理事、福建省针灸学会会长等职。

在针灸调节免疫功能方面，依据中医经典理论，结合现代医学诊疗思路，在辨病辨证基础上，提出以下观点：①应用十二原以补法为主，激发原气、正气，下合穴以泻法为主，祛除六腑之邪，补泻兼顾调节五脏六腑虚实功能；②在艾灸强壮穴方面，重用任督二脉经穴，协调阴阳平衡，配用足三里、阳陵泉及相应背俞穴（肝俞、脾俞、肾俞），强调补益先、后天之源，加以畅情志、增强免疫功能；③根据相关免疫器官和组织解剖位置，首次提出"造血点""三焦俞"免疫调节的重要性，并通过刺激膻中、左右腹哀、章门、期门进行相应脏器免疫功能的调节。

临证善用无痛"浅针疗法"治疗失眠、顽固性面瘫、眩晕病等。首创"艾灸大椎、阳陵泉速降血沉""膻中穴割治埋藏指甲片治疗支气管哮喘"和"十指功"，为中老年冠心病、高血压性心脏病、心功能不全患者提供了比较理想的自我保健疗法。总结出一整套"徒手急救法"，为充实针灸急症学内容、提高针灸临床应急水平做出了贡献。在运用腕踝针治疗急性痛证及艾灸治疗免疫性疾病方面，亦有深入研究。

先后在国内医学刊物上发表学术论文40多篇。1998年获第四届福建省自然科学优秀论文三等奖；2003年获福建省科学技术奖三等奖；2004年获得中华医学会科学技术奖二等奖；2004年获福建科学技术奖二等奖。

68. 吴清明

吴清明，男，主任医师，教授，湖南中医药大学第二附属医院脑病及针灸中风专科主任，硕士生导师、针推教研室主任。第六批全国老中医药专家学术经验继承工作指导老师。

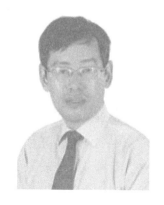

1984年自湖南中医学院（今湖南中医药大学）医疗系毕业后，分配至湖南中医学院第二附属医院针灸科工作。1986年参加中国中医研究院全国针灸特长班学习，1996年在北京长城医院小针刀学习班学习。2000年任针灸科主任、湖南中医学院二系针推教研室主任，2006年6月任湖南中医药大学第二附属医院针灸科主任、中风专科主任，同年9月任中国针灸临床研究中心湖南分中心副主任兼办公室主任。2007年4月，任湖南省针灸学会常务理事兼小针刀专业委员会主任委员、临床专业委员会副主任委员，同年7月被聘为湖南中医药大学第二临床学院针灸硕士生导师。

从事中医针灸临床医疗、科研、教学30余年，认为针灸治中风应对症分期，创立"醒神启闭"针灸疗法，从整体上治疗中风。同时认为祛风化痰针刺法对改善假性球麻痹患者的吞咽功能有肯定、持续且显著的作用。在临床上针刺治疗眩晕，多以局部取穴为主，重视辨证取穴、远端取穴。善于运用针灸治疗神经、运动、消化等系统方面的疾病，对慢性神经痛和软组织损伤性疼痛等积累了诸多有效经验。

主持和参加多项课题研究，其中国家级课题3项、省部级课题5项、厅局级课题3项。发表专业论文50多篇，医学科普文章10余篇。

69. 邱茂良

邱茂良，男，1913年9月生，浙江省龙游县人，中共党员，南京中医药大学教授，博士生导师，江苏省中医院主任医师。第一批全国老中医药专家学术经验继承工作指导老师。

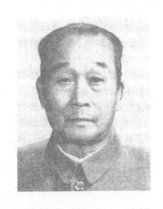

1928年毕业于浙江兰溪中医专门学校，后师从承淡安先生专习针灸。曾任国家科委中医组组员、全国高等医药院校中医教材编审委员会副主任委员、中国针灸学会副会长、世界针灸学会联合会筹备委员、中国国际针灸考试委员会委员、江苏省针灸学会主任委员、南京中医学院针灸系主任，是首批享受国务院政府特殊津贴的专家之一。

通晓内、外、妇、儿各科，在针灸学上造诣尤深，主张利用现代医学手段对疾病明确诊断的基础上，运用中医辨证论治的方法，根据症状采用不同的治则，参照中医内科的治法，要求做到理、法、方、穴的一致性。

一生致力于针灸学科的建设与发展，并将针灸科研放在极其重要的位置。1956年在全国率先设立针灸病房，1958年负责筹建江苏省针灸推拿医院，并以此为基地，首开我国针灸临床科学研究先河，一批科研成果相继面世。发表30余篇科研论文。尤其是在针灸治疗急性病、传染病方面进行了开拓性的研究工作。1958年，针灸治疗肺结核被列为国家科研成果，针灸治疗胆石症科研获1978年江苏省科技成果奖。针灸治疗急性细菌性痢疾的研究，采取多中心、大样本，首次证明针灸具有消炎灭菌作用，获1978年全国卫生科技大会成果奖。主编出版《针灸学》《针灸纂要》《针灸与科学》《针灸治法与处方》《中国针灸治疗学》《内科针灸治疗学》《中国针灸荟萃》《针灸防治病毒性肝炎》《针灸防治细菌性痢疾》等10余部教材和专著。

坚持视人才培养为振兴中医、发展针灸的根本保证，是南京中医学院暨国际针灸培训班的开拓者之一，为海内外培养了一大批针灸师资人才和临床医生，国内第一位针灸医学博士也出自其门下。

　　1981 年参加 WHO 组织的经穴命名与定位会议，坚持原则，据理力争，为国际统一使用中国针灸穴名的标准化方案做出了重要贡献。多次应邀出访英国、意大利及东南亚国家讲学，以其厚实的理论功底、精彩的授课技巧及高超的临床医技，受到极高赞誉，大大提高了针灸在国际上的声誉，为中医针灸走向世界做出了重要的贡献。

70. 何天有

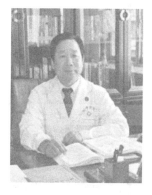

　　何天有，男，1953 年 4 月生，本科学历，甘肃中医学院（今甘肃中医药大学）教授，主任医师，北京中医药大学、中国中医科学院博士生导师。全国第四、第五、第六批老中医药专家学术经验继承工作指导老师。

　　1974 年毕业于北京中医学院中医系，曾任甘肃中医学院附属医院副院长，甘肃中医学院针灸推拿系主任，是中国针灸学会理事，国家中医药管理局针灸重点学科带头人，国家级名中医，甘肃省名中医，甘肃省第一层次领军人才，甘肃省针灸学会副会长。

　　从事中医针灸临床、教学、科研工作 40 余年。现任北京海峡医药研究院院长、甘肃岐黄中医药研究院院长、全国针灸临床研究中心甘肃分中心主任、甘肃针灸临床中心主任、甘肃中医学院皇甫谧针灸研究所所长、《针刺研究》杂志编委。指导培养硕士研究生 20 余名，博士研究生 2 名。

　　主要致力于针药结合从肝论治难治性疾病、传统灸法的创新研究和皇甫谧针灸学术思想与临床应用研究。独创了何氏药物铺灸疗法，在传统长蛇灸的基础上实现了灸药结合，首创"留灸"，并将其30余年的针灸经验进行系统总结，著成《何氏药物铺灸疗法》，丰富和发展了灸法理论。重视气机与气化理论，结合经络学说首创"三阴穴"新穴，在治疗慢性前列腺炎、功能性阳痿、慢性妇科炎症、下肢根性神经系统疾病方面取得了全新的突破。拓展"颈夹脊"的概念，从整体观发展了华佗夹脊在脏腑病、肢体病、头面病中的治疗意义。

先后在国内外专业期刊发表学术论文30余篇，出版《中医通法与临证》《华佗夹脊治百病》《实用针灸临床手册》《循经点穴防病治病》等医学专著10余部。主持完成国家自然科学基金等各级科研项目10余项，曾获中华中医药学会科学技术二等奖1项，甘肃省科技进步二等奖1项，厅局级奖励6项，国家专利6项。1992年获甘肃省医德医风先进个人，2002年在援外医疗期间获马达加斯加共和国总统骑士勋章。

71. 余伯亮

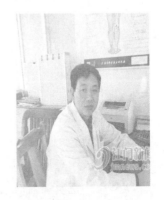

余伯亮，男，1954年出生，江西临川（今江西省抚州市临川区）人，中共党员，广东省江门市五邑中医院主任医师，硕士研究生导师，江西中医学院兼职教授。第四、五批全国老中医药专家学术经验继承工作指导老师。

自幼随父研习针灸，颇得家传。1982年毕业于江西中医学院中医系。曾担任江西省针灸学会理事，抚州地区针灸学会理事长，抚州地区气功举研协会理事及咨询委员会委员。现为广东省针灸学会常务理事，广东省中西医结合学会神经专业委员会委员。

从事针灸教学和临床30余年，并在骨伤、推拿等方面颇有造诣，尤其以传统整骨手法治疗脊柱和关节错位见长。强调"针灸治病，调神为先"。进针时多缓慢捻转入针，做到"近、轻、稳"。

注重经典，尤其对《内经》中刺法信手拈来，运用灵活，如用半刺法治疗小儿脑瘫，采用毛刺、浮刺、远道刺、半刺和直刺等多种刺法治疗面瘫，疗效显著。在临床中将经典针灸方法与家传心法融为一体，自创"多针浅刺法""点通任督法""对症解难法"。临症时，常在发挥其自创三法的同时，结合多种针灸方法，以提升疗效。如隔蒜灸治疗深部脓肿，火针治疗软组织损伤及多部位囊肿，穴位埋线治疗过敏性哮喘、鼻炎、支气管炎，头针治疗脑源性疾病，耳穴治疗青少年假性近视等。经常采用针灸治疗各种危、急、重症，如针刺结合拿法治疗中暑昏迷、艾灸治疗不完全性肠梗阻、三棱针点刺治疗小儿急惊风、针刺进行脑复苏等。对中风后遗症、小儿脑瘫、小儿麻痹、坐骨神经痛、风湿性关节炎、类风湿性关节炎、肩关节周围炎、肩颈综合征等 10 余种病证也有独特疗效。在针药结合治疗痛证方面亦有较深入的研究。

在教学上，以基础理论为中心，结合临床实践，形成一套特有的教学方法，深受学生欢迎，并受到各级奖励。曾参加多项课题研究。发表论文 10 余篇。

72. 谷世喆

谷世喆，男，1944 年 3 月生，河北省玉田县人，北京中医药大学教授，主任医师，博士生导师。第四批全国老中医药专家学术经验继承工作指导老师。

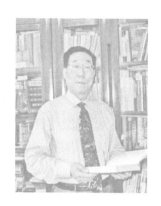

1968 年毕业于北京中医学院。曾任北京中医药大学针灸学院院长，北京中医药大学校学术委员会委员，中国针灸学会砭石与刮痧分会副会长，北京针灸学会理事会顾问。2011 年获国家中医药管理局批准建立"谷世喆名老中医传承工作室"。

学术上认为针灸临床必须紧紧围绕经络理论，突出经络辨证，并对"标本、根结"理论进行了新的补充。根据《灵枢·根结》，增加了手上六条经脉的"根结"部位，并总结编写了《新编根结歌》，从而完善了十二经的"根结"，对临床治疗具有重要指导意义。此外，他对经络理论中的"气街"和"四海"理论也有深入研究，并编写了《四气街歌》《四海歌》两首新歌诀。主编的《针灸经络腧穴歌诀白话解》，深受欢迎。从医五十年，诊治了大量的临床病证及疑难杂症，尤擅治疗精神神志病证。临床中常用"颈三针"、"臀三针"、"七神针"、"三部穴"、天窗、大椎、肩井等解决多种问题，取得良好疗效。

注重古代中医学术的发掘整理。在20世纪90年代，山东泗水再次发现砭石之后，积极联络针灸同道共同展开了关于砭石疗法的探索和研究，推动了砭石疗法的复兴，并于2006年成立中国针灸学会砭石与刮痧专业委员会，担任首任副会长。多次主持全国性和地区性的砭石疗法学术研讨会，充分利用报刊、互联网等途径对砭石疗法进行宣传，编写出版《实用砭石疗法》等有关砭石疗法的专著，组织开展多项有关砭石疗法的文献考古研究及临床科研项目，举办数十期砭石疗法培训班，培训海内外学员数百名。

2003年主持的课题"俞募穴与脏腑特异性通路双标法的研究"，获北京中医药大学自然科学二等奖。主持的"新砭镰治疗神经根型颈椎病的临床疗效观察及评价"课题，于2005年顺利完成验收，并于2009年度获北京中医药大学科技进步二等奖，2011年获中华中医药学会科技进步三等奖。

73. 宋南昌

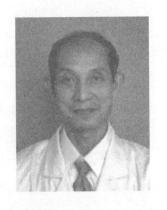

宋南昌，男，1952年1月出生，江西省瑞金市人，南昌市中西医结合医院主任医师。第五批全国老中医药专家学术经验继承工作指导老师。

1976年毕业于江西中医学院中医系，先后师从全国名老中医宗瑞麟和魏稼老师。担任中国针灸学会理事、江西省针灸学会副会长、江西省物理康复医学会委员、江西省中医药学会风湿病专委会常委等学术职务。

从事针灸临床、科研、教学工作多年，具有较坚实的中医内科基础，后改学针灸、理疗，临床中治疗手段丰富。重视调神在诊病施术过程的作用，强调进针时应以稳、轻、直、匀、小为要。擅用四肢穴与夹脊穴。善于用毫针、耳压、刺络放血、药物贴敷、艾灸、火罐、理疗（脉冲电针、生物信息波、特定电滋波等）、心理、食疗、运动锻炼（体疗）等多种疗法，配合中草药等疗法，因病制宜，互相配合，治疗各种痛症（头痛、牙痛、三叉神经痛、腰腿痛、痛经）、急慢性软组织损伤、痹证（风湿、类风湿性关节炎、痛风、肩周炎、网球肘、腱鞘炎、落枕、颈腰椎病）、面肌痉挛、喉喑、瘫症（中风偏瘫、面瘫）、中暑、荨麻疹、呃逆、颞下颌关节功能紊乱综合征、耳鸣耳聋等诸病症。以"三伏贴"冬病夏治，防治急慢性支气管炎、哮喘、鼻炎等肺系疾病，亦颇收效。

发表学术论文 40 余篇，参与《各家针灸学说》《针灸流派概论》《无创痛穴疗》等著作编写。

74. 迟云志

迟云志，男，1931 年出生，山东省蓬莱市人。1962 年毕业于大连工人业余大学中医班。第三批全国老中医药专家学术经验继承工作指导老师。

历任大连市中医药学会理事、辽宁省中医药学会理事、辽宁省针灸学会第一届理事等。曾三次当选为大连市人大代表，三次被授予辽宁省先进工作者称

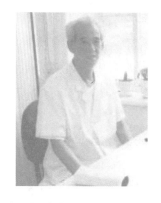

号，连续 7 次当选为大连市劳动模范。享受国务院政府特殊津贴。

临床重视辨证施治，讲究穴性针法。强调凡是需要针灸治疗的病人，必须根据四诊八纲进行辨证，就如同用药之理、法、方、药，环环相扣。针灸施治时，也要掌握针灸学的理、法、方、穴，

而不可完全依靠一方一穴和经验方。在选用腧穴时，强调虽然许多腧穴有相同的主治功能，但井、荥、输、经、合、原、络、郄、募、俞、下合、八会穴又有其特殊的治疗作用，应熟练掌握，配穴精当，提高治疗效果。针刺善用透刺法，认为透刺针法可一针贯二经通数穴，既可以增强针感，提高疗效，又可以减少患者的多针之苦。对于治疗眼肌麻痹、血管神经性头痛、紧张性头痛、典型偏头痛、肩周炎、膝关节退行性改变、虚弱之症等，形成了一套系统的"迟氏三针"透刺治法，如治疗偏头痛，取穴为太阳透头维、率谷透头维、通天透头维；治疗肩周炎，取穴为肩内陵透肩贞、肩髎透臂臑、养老透外关；治疗眼肌麻痹，取穴为瞳子髎透承泣、阳白透鱼腰、四白透睛明。亦善用灸法，认为灸法对治疗脊柱退行性改变、急性乳腺炎、哮喘、风湿痹证等适应病症的效果，要优于针法。

"从郁论治"，是他的又一临床特点，常以四关、期门等穴为选。如疏肝解郁治疗胃脘痛，选用内关、三阴交、中脘，泻四关、泻足三里；开郁降气治疗哮喘，选用膻中、内关、四关；滋肾益肝治疗中风，选用百会、大椎、肝俞、肾俞、膈俞、太溪、委中，泻四关。

发表《口针治疗面神经麻痹临床观察》《糖尿病肾病中医辨证施治》《治疗老年人小脑出血的临床体会》等论文，著有《中国现代百名中医临床家丛书：迟云志》。曾多次赴阿尔巴尼亚、也门、俄罗斯讲学及医疗援助。

75. 张仁

张仁，1945年出生，浙江省诸暨市人，上海市中医文献馆中医门诊部针灸科、上海中医药大学附属岳阳中西医结合医院针灸科主任医师，教授。第六批全国老中医药专家学术经验继承工作指导老师，享受国务院政府特殊津贴

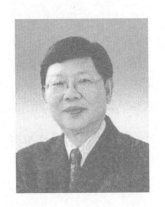

专家。

从事针灸临床、科研和文献研究 50 余年，具有自学、师承及学校教学三种不同方式的学医过程。1983 年毕业于陕西中医学院针灸系，并获得医学硕士学位。又曾师从眼科针灸名医李聘清、西北针灸名医郭诚杰和海派针灸医家方幼安，博采各家之长。兼具基层、特大的国际化城市以及欧洲发达国家的临床经历，积累了丰富的经验。

长期致力于针灸文献研究和探索针刺治疗现代疑难病的临床实践。文献研究以急症和疑难病文献为突破口，采用"模糊计量"文献研究方法，较好地完成了一系列传统文献与现代交织学科的文献研究。临床上重视辨证与辨病相结合，专于针灸治疗难治性眼病（如视网膜色素变性、年龄相关性黄斑变性、视神经萎缩、单纯性开角性青光眼、眼肌麻痹及痉挛、干眼病等）、中风及多种适于针灸治疗的疑难病症。临证注重多选奇穴、中取近取结合的处方原则，擅长综合各家之长，灵活运用不同的刺灸方法，强调得气和气至病所是获效的关键。

曾任中国针灸学会副会长、上海市针灸学会理事长、上海市中医文献馆馆长、上海市中医药情报研究所所长、《中国针灸》杂志编委会副主任委员等职。现任上海市针灸学会名誉理事长、上海市非物质文化遗产评审委员会专家。曾 3 次赶赴欧洲讲学应诊。主持国家"973"项目课题、上海市卫生局及上海市科委的科研课题多项。主编《中国民间奇特灸法》《实用灸疗法》《急症针灸精选》《难病针灸精选》《实用独特针刺法》等针灸中医专著 60 多部（含英文和日文版本），分别在我国北京、上海、重庆、台北和日本东京等地出版。以中英文发表论文近 100 篇。

76. 张虹

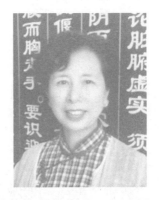

张虹，女，1960年出生于四川省成都市，中共党员，成都中医药大学教授，博士研究生导师，主任医师。四川省名中医，第六批全国老中医药专家学术经验继承工作指导老师。

1983年毕业于成都中医学院中医专业。现任成都中医药大学针灸推拿学院、第三附属医院党委书记，世界中医药学会联合会治未病专委会常务委员，中国针灸学会临床分会常务委员，中国中西医结合学会心身医学专委会常务委员，四川省针灸学会第五届针法灸法专业委员会副主任委员，四川省中医药学会第七届理事会常务理事，四川省侨联特聘专家委员会常务委员，成都针灸学会常务理事。

以针灸防治脑病的临床研究、循证医学与针灸临床疗效评价研究为研究方向。精究经典，以古践今，师古而不泥古，临证经验丰富，擅长运用针、灸、罐、耳针、火针、穴位埋线、穴位注射、刺络放血等多种疗法，治疗脑病、心身疾病、消化系统疾病、妇科疾病、五官科疾病和各种痛症等。尤其是运用面部挂针法治疗面肌痉挛，运用神阙闪罐法治疗过敏性鼻炎，运用辨证选穴针刺结合局部梅花针刺络拔罐治疗神经性皮炎，皆能取得很好疗效。在多年的临床实践中，不断深入理解"醒脑开窍针"法的理论，并将之推广运用到脑其他领域及儿科、外科等方面疾病。

公开发表论文60余篇，主持、参加国家、省部级课题30余项，其中主持国家自然科学基金课题2项，省部级课题2项。她首次采用RCT研究证实针灸治疗汶川"5·12"地震创伤后应激障碍的疗效及安全性，筛选出针灸治疗"5·12"地震后PTSD的优势方案，并以PET/CT和fMRI作为检测指标，探讨其作用机制，获成都市科技进步三等奖；两次获得四川省教育成果奖及四川省高教学会高等教育学科优秀科研成果奖。多次赴加拿大、澳大利亚、泰国等国进行教学和学术交流，获得国内外同行中医药专家的赞赏。

77. 张士杰

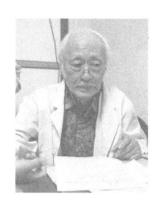

张士杰，男，1931 年出生，汉族，吉林省吉林市人，祖籍北京。第三、四批全国老中医药专家学术经验继承工作指导老师，中国针灸学会荣誉理事，北京针灸学会顾问，中国中医科学院国际培训中心客座教授，北京中医药大学第四批中医师承教育针灸推拿专业博士指导教师，日本日中针灸研究之旅特聘教授。因善用太溪穴治疗多种疑难杂症，故得名"张太溪"。

其父兼通文史和方技，设同春堂国药店，延揽诸多名医应诊，并与之切磋医道。他自幼耳濡目染，对中国的文、史、哲、医也由知而好，在其父亲的指引下，潜心攻读了《老子》《易经》《黄帝内经》《伤寒论》《金匮要略》等典籍。1956 年，编写《针灸学讲义》，并开设了两期传习班教授针灸学。1959 年参加北京市第二中医门诊部针灸科工作，1976 年任职于北京建国门门诊部，1986 年调任北京鼓楼中医医院，1990 年被评为北京市名老中医。2013 年国家中医药管理局设立"张士杰名老中医药专家传承工作室"。

主张医家应当诊断、针刺、方药三位一体，缺一不可。诊断上重视四诊合参，援物比类；治疗上依据古法，以针为主，以取穴少、施术时间短、不留针、痛苦小、疗效好为特点，特别是临证擅长援物比类，采用古法针刺太溪穴治疗内、外、妇、儿、骨、男性、皮肤科等 100 多种病症，每有独特疗效。

著有《古法针刺举隅》一书，发表论文 20 余篇，其中《援物比类应用太溪》《中风浅淡》《浅谈腕骨和昆仑》曾入选世界针联学术大会论文集。

78. 张子菡

张子菡（1926—2003），男，山东省济南市人。出身中医世家，12岁随父亲学习内、妇、儿科，后专修针灸。1951年到济南医务进修学校学习，同年参加联合医院工作，1979年调济南市中医医院工作。是首批全国老中医药专家学术经验继承工作指导老师。曾任山东省暨济南市中医药学会常务理事、山东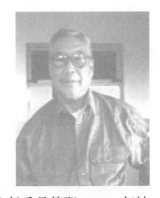省针灸学会常务理事及针灸专业委员会主任委员等职。1988年被授予"济南市名老中医"称号，1992年被批准享受国务院政府特殊津贴。

重视经络学说，认为人的生命活动不能脱离气血营卫，而气血营卫的运行，又不能脱离经络。通过气化作用，从实践体会客观存在的经络现象，是可以的；若为了探讨经络本质，而想从人体内摆出另外命名为经络的实在物质，恐不可能。

强调针灸治病要从整体出发，通过调整气机，促使阴阳平衡；遣方用药，要以法统方，君臣佐使配伍严谨，药专力宏，法古而不泥古。认为"人有男女不同，地有东西南北之各异，天有阴阳、风雨、晦明之别，季有春夏秋冬之分，治病施针，必须因时、因人、因地制宜，不得拘泥古人，墨守成规"。因此，他临床治病，处方药味不多，力专效宏，刺穴不深，效果显著。

主张辨证、选穴、手法三者应丝丝相扣，缺一不可，方能提高针刺疗效。在明确辨证的基础上，选穴时主张从整体观念立法，补其不足，损其有余，调其阴阳，以平为期。根据《内经》理论，简化了针刺补泻手法，主张"推而内之为补，摇大其孔为泻"。临床施术时，强调进针快、轻提插、快捻转、手法轻巧、针感柔和舒适。提倡浅刺、少留针（除精神方面疾患外，一般不留针），只要针下得气，即可出针。

针对针灸治疗中风，提出要从"先兆、卒中、后遗"三个阶段辨证论治。中风先兆期，治宜疏肝调气，调整血行，同时要避免刺激，注意饮食，勿过疲劳；卒中期针刺需辨证论治，现临床卒中多内科抢救，若能中西医结合治疗再配合针灸，成功率当更高；后遗症期宜通经络和气血。

对面瘫的治疗，主张取穴宜精不宜多。因面瘫病以正气虚为主，加之面部穴位敏感性强，针刺得气快，因此刺激手法不宜过重，留针不宜过长，在 10 ～ 20 分钟即可。同时应注重对病人进行安慰疏导，使病人配合治疗。

发表论文 20 余篇，编写了《针灸简易疗法》《针灸学》等专著。联合研制成功"张子菡针灸治疗中风电脑辨证论治及病案管理系统"。

79. 张永树

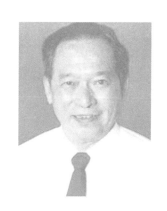

张永树，男，1941 年 1 月生，福建省泉州市人。福建省泉州市中医院主任医师、教授、硕士研究生导师。第三批全国老中医药专家学术经验继承工作指导老师。

1961 年师从福建针灸名家留章杰，后又向厦门针灸名家陈应龙学习。1982 年在福建中医学院针灸师资班深造。2010 年建立国家级传承工作室。曾任中国针灸学会第四届理事会理事，福建省针灸学会第 3、4 届副会长，福建省针灸治疗中心（福建省中医重点专科）学科带头人。现为福建省针灸学会名誉副会长、泉州市针灸学会名誉会长、泉州市中医药学会荣誉会长。同时还兼任美国、马来西亚等国家和我国香港、澳门等地区 10 多个学术团体的专家顾问。

对内、外、妇、儿各科疾病均有所擅，尤以针灸为著，并形成了"养阳育阴、通调督任、灸刺并重、针药结合"的针灸学术观点。在临证施治中注重经络理论，善用经络辨证，认为手阳明大肠经在十二经中有独特的应用，其养阳、生津、通腑功能非他经所能及。其中，养阳又居统领地位，养阳才能培育阴精，唯调养阳气，"津"可敷布，才能发挥阳气的推动作用；阳气旺盛，有动力，又有津液滋润，方能通腑，从而维持肠腑的生理功能。六腑以通为补，管道通达，运行正常则人体安和。

作为学科带头人，把泉州市中医院针灸科创建成福建省中医重点专科，继续教育基地、硕士生辅导点，建立德才兼备的人才梯队，为海外培训了数十批针灸人员。传承澄江针灸学派传统，1984 年创办《针灸界》学术期刊，卅年不辍。1991 年以来，组织筹备"中国泉州—东南亚中医药研讨会"等 10 余次国际学术活动。1995 年以来，先后 8 次公派或受邀到日本、美国、东南亚等国讲学百余场，并开展相应诊务。2006 年荣获中华中医药学会中医药传承特别贡献奖。

80. 张沛霖

张沛霖，男，昆明市延安医院主任医师。生于中医针灸世家，其父张德运曾是 20 世纪上叶上海有名的"三颗针"。幼承庭训，1942 年进入上海新中国医学院学习，后又师从沪上名医章次公、朱小南学习中医内科、中医妇科，为以后的行医生涯打下了坚实的基础。1945 年随父行医，得到了父亲的悉心教导，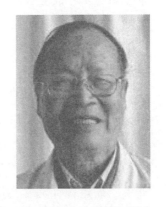对家传针灸理论技术了然于胸。1954 年进入上海华东医院工作，后又到上海中科院生理研究所进修学习西医学，其间在华东医院与外科合作开展急性阑尾炎的针灸消炎研究工作。1965 年～1970 年在上海市第一结核病医院开展针刺麻醉研究工作，取得丰硕的成果。1970 年响应党的号召支援边疆工作，随医院整体迁往云南，成立昆明市延安医院，任针灸科主任一直到退休。曾任中国针灸学会理事、云南针灸学会副会长及《云南中医中药杂志》副主编等职，是云南省名中医，全国第一、三、四、五批老中医药专家学术经验继承工作指导老师，全国名中医。

临床倡导辨病与辨证相结合，四诊合参，擅长应用三部九候诊脉法，主张"脉因证治"。针刺强调无痛进针，注重补虚泻实，调理气机，讲究"主针到位，气调而止"。在治疗帕金森病、中风病，颈、腰椎病，面神经麻痹、耳鸣、前列腺炎、心律不齐等疑难杂病方面，有独到经验。重视腧穴的特异性研究，总结了一些腧穴的特异性治疗作用，如：养老穴治疗肩臂疼痛、目视不明；中渚治疗颈项部疾病；针百会降血压，灸百会升血压；臂臑可以改善脑部供血；应用食谷穴（位于手背第二、三掌骨间）治疗头面疾病等等。喜用通天穴，认为本穴通彻头窍，善治头疾，去鼻病。认为阳经之气在大杼，变化而上输头颈、下转躯干，此穴起到承上启下的作用，用好此穴，对沟通上下经脉很有意义。天枢位于人身之中，是人身上下气机枢转交会之处，而肠胃是身体第二大脑，天枢穴可治疗头昏头晕头痛及腰部酸痛等症。此外，还发现了一些经外奇穴（称之为效穴），如飞扬穴上 1～2 寸阳性反应点可治疗腰部疾病，第三、四掌骨中点可治疗耳部疾病，针刺解溪上 1～2 寸可治疗肠胃、心胸方面的疾病等等。

撰写论文 30 余篇。1980 年与昆明物理研究所合作研制成功的"体表红外线穴测温仪"，在研究针灸经穴的关系上迈出了一大步。

81. 张春红

张春红，女，主任医师，天津中医药大学硕士研究生导师，天津中医药大学第一附属医院针灸部副部长，第六批全国老中医药专家学术经验继承工作指导老师。

师承中国工程院院士、针灸大家

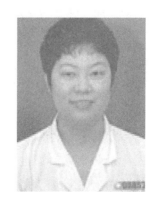

石学敏教授，擅长治疗中风偏瘫及其合并症、脑供血不足、面瘫、痴呆、吞咽障碍、郁证、颈腰椎关节病及各种疼痛等。对于疑难杂病，运用中医整体观念、辨证论治，针药心理康复综合治疗，临床取得满意疗效。具有较强的科研意识，能独立承担科研选题、设计及组织实施，对脑血管病、心身疾病的临床及科研学有所长，先后参加国家及天津市多项科研课题研究，获 2001 年、2003 年天津市科学技术进步奖三等奖。在核心期刊上发表多篇论文，参编《石学敏针灸全集》等三部专著。

82. 张闻东

张闻东，男，1963 年 12 月生，安徽中医药大学第二附属医院脑病科主任中医师，安徽中医药大学教授，国家中医药管理局"十二五"重点脑病专科学科带头人，硕士研究生导师，第六批全国老中医药专家学术经验继承工作指导老师。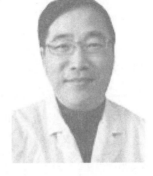

1985 年毕业于安徽中医学院中医系。现任中国针灸学会临床分会理事，中国针灸学会痛症专业委员会常务理事，中国针灸学会脑病专业委员会委员，安徽省中医药学会脑病专业委员会副主任委员，安徽省针灸学会常务理事，安徽省卫生厅学科学术带头人培养对象（第一层次），安徽省第一届"江淮名医"、安徽省名中医。

主要研究方向为针灸调神通络治疗脑血管病的临床及其作用机理。在针灸治疗脑中风、持续植物状态、格林巴利综合征、血管性痴呆、脑积水等方面，取得较好的疗效。通过严格科研和动物试验，证实针灸治疗脑血管病的科学性和有效性，提出调神通络治疗脑血管病的治疗原则；提出针灸干预可预防血管性痴呆的发生，并明确治疗血管性痴呆的"醒神、治神、调神"三步法。提出可应用针灸治疗中风前期高危因素，如高血压、高脂血症、糖尿病、高黏血症、腔隙性脑梗死等。主张灸法、刺络、耳针、头针、眼针等多种针灸治疗方法在临床的综合应用。强调疑难杂症的治疗应以针为主，中西结合、针药结合。

在针灸教学过程中，主张针灸教学应与临床相结合，通过临床实践促进理论知识的消化吸收。主持国家临床重点专科工作的规划及建设，参与国家级脑病协作组优势病种诊疗方案的制定及临床路径的实施，探索一体化诊疗模式。

先后主持国家自然科学青年基金、国家卫生健康委员会重点针灸学科开放基金、安徽省卫生厅、安徽省教育厅等不同级别研究课题近20项，获中国针灸学会科学技术三等奖1项，获科技成果3项。发表学术论文40余篇，主参编专著2部。

83. 张唐法

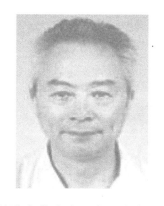

张唐法，男，1943年出生，上海市宝山区人，武汉市中西医结合医院主任医师、湖北中医药大学兼职教授、硕士研究生导师，中国中医科学院传承博士后合作导师。曾任中国针灸学会理事，武汉市针灸学会会长，湖北省针灸学会副会长，湖北省中西医结合神经科学会副主任委员，湖北省政协委员。是武汉市中西医结合医院国家重点专科针灸科学术带头人，湖北省名中医，第四、五、六批全国老中医药专家学术经验继承工作指导老师。

1966年毕业于上海市卫生局中医班，又师从上海针灸名医杨钧伯，得其真传。对针灸教育传承，推崇"以德为根""以人活源"和"以技兴业"的"针灸教育思想三观论"，并多次赴罗马尼亚、日本、阿尔及利亚等国讲学交流。学术上强调回归经典，重视经络学说，独睐任督二脉、夹脊穴。认为任脉属阴，与人体性腺等内分泌功能有关，督脉属阳，与人体大脑、脊髓等神经体液功能有关，故指出人身阴阳须相对平衡，任督须交通协调。临床善于辨病、辨证、辨经相结合。取穴精简，少则 1～2 穴，多不过 8穴，反对大量盲目取穴，将取穴过多比喻成激活的电线通路多，容易产生"短路或烧断"现象，使机体经穴通路更加容易疲劳或损坏。善治疑难杂病，推崇比较研究，提倡中西结合，认为西为中用，可使中医辨证更加准确，有助于提高治疗的针对性，并进而提高针灸疗效。此外，还注意将针刺与神经干刺激疗法及神经阻滞疗法结合起来，拓宽了针灸治疗疼痛的新途径。

先后主持或参与了近 20 项针灸科研项目，其中，"电针加药物治疗急性痛风性关节炎的临床研究""头针治疗中风病的临床与实验研究"等荣获"湖北省技术成果奖"，"头针治疗舞蹈样多动抽动综合征的临床研究""针丰隆穴治疗高脂血症的临床应用及基础研究""针刺单穴降血压的时效研究"等研究成果也分获不同等级的科技进步奖。发表科研论文 40 余篇，主编和参与编著了《针刺手法技巧与应用解剖》《实用颈椎病防治指南》《针灸单穴临床研究》等多部学术专著。

84. 张涛清

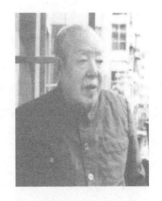

张涛清，字巨源，男，1915 年生，山东省烟台市人，中共党员，甘肃省中医院名誉院长、主任医师。第一批全国老中医药专家学术经验继承工作指导老师。

16 岁时拜当地名医王玉先生为师，1952 年结业于北京针灸研究班。曾任甘肃皇甫谧针灸研究所所长、名誉所长，甘肃省针灸学会名誉会长，甘肃省政协委员，中国针灸学会理事，中国针灸学会临床研究会顾问，甘肃省中医药学会顾问委员会主任，甘肃省中西医结合学会顾问，中国针灸专家讲师团教授，多次获得甘肃省劳动模范、先进工作者及甘肃省卫生健康委员会优秀工作者等荣誉称号。素有陇原"针灸神手"之美誉。

主张中西汇通，认为针灸的发展不能故步自封、停滞不前，要以科学技术的发展和对人类生命科学认识的深化为根据，以临床为基础、科研为先导，阐述临床治疗的机制。根据张机"六经传变"、李杲"脾胃为生化之源"、叶天士"上下交损，当治其中"的理论，积几十年的针灸临床实践经验，提出了针灸治疗应"重视后天之本，调理脾胃，补益中气"的观点，并创制"五穴方"，即天枢（双）、下脘、足三里（双）、关元、神阙（隔盐灸），以和胃健脾，理气导滞，固本祛邪，理复阴阳，既可调节脾胃功能，又可提高机体免疫力，还能抗炎灭菌。

发表论文30余篇，编著出版《针灸治疗菌痢临床和实践研究论文集》《晋代针灸学家皇甫谧》《针灸内难选读》《甲乙经原文出处考》《张涛清针灸治验选》等书籍。参与及主持多项课题，其中"针灸治疗急性细菌性痢疾临床和实验研究"获卫生部乙级科研成果奖及全国医药卫生科技大会成果奖。

85. 张家维

张家维，男，1937年12月生，广东省阳江市人，中共党员，广州中医药大学教授，博士研究生导师。第四批全国老中医药专家学术经验继承工作指导老师。

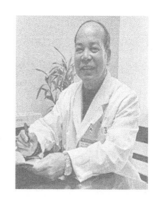

1965年毕业于广州中医学院（今广州中医药大学），曾任广州中医药大学针灸系主任、针灸研究所所长，全国高等中医药院校教材编审委员，全国中医药研究生教育指导委员会委员，国务院学位委员会学科评议组成员，广东省针灸学会副会长。1993年被授予"广东省名中医"称号。

知识广博，治学严谨，勤于总结经验。首创电梅花针治疗斑秃，在国内较早提出用针灸疗法治疗儿童多动症，积极传承并发扬司徒铃老前辈对梅尼埃病的"压灸"百会治疗方法。临床倡导快速无痛进针方法，练就一手"飞针"绝技，可以左右手同时飞针。治疗儿童多动症、抽动症、小儿脑瘫、癫痫、男性不育症、中风后遗症、面肌痉挛等，均能取得较好疗效。穴位埋药线疗法治疗痫症也得心应手。宗前贤"脑为元神之府""头为精明之府"，结合现代医学解剖学、神经生理学知识，针灸科很多疾病都与脑有关，遂以针灸治疗脑病为主要研究方向，针刺选穴多用头部穴位，特别喜用素髎穴。

作为广州中医药大学重点学科针灸推拿学学科带头人，先后发表针灸学术论文40余篇，主编专著3本，协编全国统编教材2本，协编专著3本，审校专著1本，参与编导《中国针灸学》系列录像教材15辑。参与及主持完成国家自然科学基金资助项目1项，广东省科委、广东省中医药管理局、广东省医药局等科研项目共6项。参与研究的"针灸Ⅰ型变态反应疾病的临床与实验研究"，先后获得1995年度国家中医管理局中医药科学技术进步三等奖、广东省中医药管理局中医药科技进步一等奖。同年被广东省卫生厅评为广东省优秀中医药工作者。

86. 张智龙

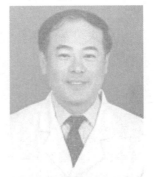

张智龙，男，1961年出生，汉族，主任医师，博士生导师。天津市中医药研究院副院长，农工党天津市副主委，天津市政协常委，中国针灸学会常务理事，天津市针灸学会副会长，第六批全国老中医药专家学术经验继承工作指导老师，享受国务院政府特殊津贴专家。

先后师从津门名医李毓麟教授，中国工程院石学敏院士、张伯礼院士。主持及参加完成国家级、省市级、局级各级课题20多项，研究成果分获天津市科技进步一等奖、中国针灸学会科技进步二等奖、天津市北辰区科技进步一等奖、天津市塘沽区科技进步一等奖、天津中医药管理局科技进步二等奖。主编《针灸穴性临床类编精解》《汉英对照针灸治疗糖尿病》《五味斋医话医案》等书籍。在国内外期刊发表多篇论文。

善于针药并用治疗脑血管病、糖尿病及其并发症，面瘫、高血压病、冠心病、癫痫及内科病证，创立了"动静针法""调神益智针法""调理脾胃针法""项腹针法"等针法，以及"通脑灵""中风通络八方""六藤水陆蛇仙汤""调中降糖方"等中药专方。

87. 张道宗

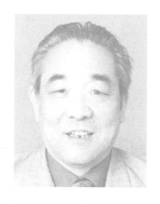

张道宗，原名童本荪，男，1941年出生，安徽省合肥市人，安徽中医药大学教授，安徽中医药大学附属针灸医院教授、主任医师，南京中医药大学博士研究生导师。第三、四、五批全国老中医药专家学术经验继承工作指导老师。

毕业于安徽中医学院（今安徽中医药大学），1965年留校任教，全国名老中医，全国优秀中医临床人才研修计划培养对象，安徽省中医学术与技术带头人培养对象指导老师，安徽省国医名师、名老中医，安徽省针灸学会学术顾问，国家临床重点专科脑病科、国家及省中医药管理局"十一五""十二五"脑病重点专科学科带头人。曾获安徽省"百万职工跨世纪赶超功臣"称号和"五一"劳动奖章。2008年获国家中医药管理局批准创立名医工作室。

强调临床治疗应在整体观思想指导下，以脏腑经络为核心，坚持四诊合参，辨证辨病结合，主张"治病必须先辨证"。临床治疗手法丰富，内服、外用、针灸等疗法并行，并在子午流注、灵龟八法等传统取穴开穴运用上有独到之处，此外还创造性地把中药学中"汗、下、和、温"等"八法"融入到针刺治疗中。擅长治疗疑难杂症，特别善于针灸药并用治疗中风、痴呆、眩晕等脑科疾病，消化系统疾病及风湿等多系统疾病。基于对督脉及脾胃的深入研究，提出了通督与调神相结合治疗脑病的"通督调神针刺法"和"四时皆有土"学说。

创立"刺督给氧"疗法，从早期的单纯治疗中风后遗症，延伸到通督调神针刺法，再逐渐扩展到治疗神经系统、消化系统、泌尿生殖系统、血液循环系统、呼吸系统等多系统、多脏腑、多学科的疾患。其主持的"速效镇痛灵治疗软组织损伤""针刺督脉结合给氧治疗缺血性中风的临床研究"两项安徽省中医管理局科研课题，被国家及安徽省中医药管理局"十一五""十二五"重点专科、国家临床重点专科列为主要治疗方法，加以研究应用和推广。先后发表学术论文40多篇，已出版著作《临床治验》《"通督调神针刺"技术》。

在校执教期间首倡针灸处方学，在自编教材获得学生肯定的基础上，主编了《传统针灸辨证处方》一书，其中部分内容入选中医院校规划教材《针灸处方学》。20世纪90年代初，提出中医院校的专业课教学改革方案，主张机构设置上应临床专业院系合一，教学过程应将课堂教学与临床、跟师实践紧密结合，才能更符合医学类专业尤其是中医学专业人才培养的特点，受到国内同行的高度重视。多次受邀到新加坡、韩国等国家和我国香港等地区讲学、坐诊，传播中医药文化，受到当地华人华侨及外籍人士点一致好评。

88. 陈峰

陈峰，男，1962年出生，浙江省嘉兴市人，嘉兴市第一医院主任中医师，浙江中医药大学副教授、硕士研究生导师。第六批全国老中医药专家学术经验继承工作指导老师。

1985年毕业于浙江中医学院，1998～2000年参加援助马里共和国医

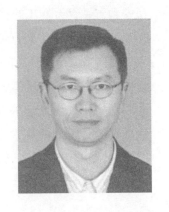

疗队工作。中国针灸学会理事，现任嘉兴学院医学院临床一系中医教研室主任、浙江省针灸学会常务理事、浙江省针灸学会针灸文献专业委员会主任委员、嘉兴市中医学会理事、嘉兴市针灸学会副会长兼秘书长。曾经师从浙江针灸名医盛燮荪，是第三批全国老中医药专家学术经验继承人和第二批浙江省名中医药专家继承工作的继承人，也是浙江省中医杏林之星培养人才。

擅长神经系统疾病、消化系统疾病、前列腺病的诊治。创用手穴，认为手部具有影响人体机能活动的功能，与全身各部分有密切关系。提出手部穴位的分布规律，酷似一个人体直腿坐地、两臂前伸、头呈低俯状态的缩影，也就是手在功能位时的形态。其中，中指代表头部，食指、无名指代表上肢，拇指、小指代表下肢，手掌代表胸腹部，手背代表腰背部。这些部位可以反映人体病变，接受外界刺激，用以防治疾病疗效明显。强调运用灸法对脏腑经络疾病进行治疗，尤其对一些慢性病和难治病有较好的临床疗效。临床上运用脏腑辨证进行辨证分型，并总结出灸治内病的 5 种基本处方：益气升提方（百会、命门、气海、中脘、足三里），温阳壮肾方（大椎、膏肓、足三里、气海、肾俞、心俞、足三里、命门），固本平喘方（大椎、膏肓、膻中；灵台、天突、气海；肺俞、足三里三组交替使用），益气健运方（脾俞、胃俞、足三里、中脘、天枢、水分），利癥方（膏肓、肾俞、期门、章门、中脘、足三里）。常用隔药饼灸，灸量一般 3 壮艾炷左右。

曾主持 5 项省、市级科研项目，其中"针刺对危重症患者胃肠功能作用的临床研究"获 2016 年浙江省中医药科学技术奖三等奖，"针灸临床辨证处方组成规律研究"分别于 2012 年获浙江省中医药科学技术奖二等奖、2013 年获浙江省科技创新三等奖。发表论文 20 余篇，获省市级优秀论文奖 4 次，著书 2 部。

89. 陈乃明

陈乃明，男，1938 年生。大学本科学历。山东中医学院（今山东中医药大学）附属医院主任医师、教授。第二批全国老中医药专家学术经验继承工作指导老师。

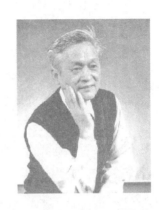

1957 年高中毕业后始学习中医，1958 年考入山东中医学院医疗系（6 年制），1964 年毕业后分配到广西中医学院工作，先后从事针灸教学、临床以及针麻、经络感传、针刺手法、气功、特异功能等实验研究工作。1985 年调任山东中医学院附属医院，从事教学、临床、科研工作。

临床取穴，除采用体表解剖标志定位法、骨度折量定位法和指寸定位法等常用方法外，尤其注重体表反应点取穴法。基于多年的临床经验，认为无痛针刺是顺利完成针刺操作的前提，也是针刺取效的关键之一，在针刺的各个环节都要强调无痛。自创逍遥针法，不仅对抑郁症有显著疗效，且使针刺治疗有舒适的良好感觉。

先后发表经络感传、针刺补泻手法、气功及特异功能等有关论文近 20 篇。尤其是历 30 余年研究针刺补泻法与力学的关系，使"烧山火""透天凉"等高级针刺补泻成功率高达 90% 以上，且与经络感传"气至病所"结合，治疗冠心病、甲亢、肾功能低下、消化系统疾病、抑郁症、哮喘、面神经麻痹、急性心肌梗死，均能明显提高疗效。与山东大学共同研制 SD-93 智能性子午流注针刺补泻治疗仪，在治疗急性心肌梗死方面也取得了可喜成绩。在广西中医学院针麻经络研究室工作期间，设计、研究耳穴的经络感传，发现并总结出耳穴经络感传的规律以及耳、体穴经络感传碰撞现象。该研究成果填补了经络感传的空白，其科研论文曾在 1979 年、1984 年先后两次在全国第一、二届针灸、针麻学术会议上宣读，受到与会代表和有关方面的重视。对耳穴经络感传的研究曾获国家中医药管理局科技进步一等奖（协作）。

1991年作为国家科委派出的第一批中医针灸专家，到奥地利执行中奥 A–17 号科技协定，从事研究、讲学，期间也曾应邀赴德讲学。1993 年 5 月作为中国针灸代表团成员赴韩国讲学表演。以"烧山火"的疗效为国家争得荣誉。

90. 陈日新

陈日新，男，1956 年出生，汉族，江西中医药大学附属医院教授，主任中医师，博士研究生导师。

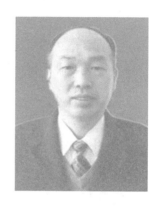

1986 年毕业于安徽中医学院中西医结合针灸生理专业，并获硕士学位。现为江西中医学院附属医院副院长、针灸康复部主任，中国针灸学会常务理事，江西省针灸学会会长，是江西省有突出贡献人才、江西省卫生健康委员会有突出贡献中青年专家、江西省高等学校中青年学科带头人、全国优秀教师、全国卫生系统先进工作者，第六批全国老中医药专家学术经验继承工作指导老师，享受国务院政府特殊津贴专家。

在继承传统艾灸疗法基础上，通过多年摸索，创新出腧穴热敏化艾灸新疗法，即通过艾灸病人体表的"热敏化穴"，激发病人的经络感传现象，促进经气运行，使气至病所，从而达到高效、速效的治疗效果。此一创新，大幅提高了艾灸感传激发率和临床疗效，尤其对过敏性鼻炎、支气管哮喘、原发性痛经、慢性前列腺炎、膝关节骨性关节炎、腰椎间盘突出症、颈椎病、肌筋膜疼痛综合征、慢性腰肌劳损、枕神经痛、跟痛症等病症，疗效尤佳。

作为针灸专家，在灸疗方面有三个创新：第一，系统研究了灸疗过程中产生的"热至病所"的腧穴热敏现象，采用红外成像技术首次客观显示了腧穴热敏现象，通过大样本、多中心研究数据阐明了产生腧穴热敏现象的临床规律，从而揭示了腧穴热敏态新内涵，为创立热敏灸技术奠定了科学基础；第二，创立了"探感定位，辨敏施灸"的热敏灸"辨敏定位"新技术，解决了长期以来悬灸过程中穴位如何个体化准确定位的关键技术难题，开创了悬灸治疗难治病症的体表热敏调控新途径；第三，创立了"量随人异，敏消量足"的热敏灸"消敏定量"新技术，解决了长期以来悬灸灸量如何达到个体化充足灸量的关键技术难题，为提高悬灸治疗难治病症的疗效提供了临床实用的充足灸量标准。

主持完成"阻抗式胃运动检测仪的研制"科研课题并通过鉴定，发表著作 4 部，论文 60 余篇，获得国家科技进步奖 1 项，省部级科研教学成果奖 6 项，国家级荣誉奖 1 项。

91. 陈全新

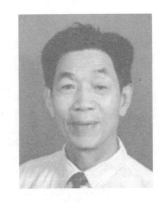

陈全新，男，1933 年出生，广州人，广东省中医院主任医师，广州中医药大学教授、博士研究生导师。第三批全国老中医药专家学术经验继承工作指导老师。

出身于中医世家，1955 年毕业于广东中医药专科学校医疗系。"岭南陈氏针法"创始人，广东省名中医，广东省针灸学会终身名誉会长。多次应邀出国讲学，被英国、美国、澳大利亚等国针灸学术机构聘为客座教授、学术顾问。1958 年参加赴也门王国医疗专家组，诊治诸多痼疾，被誉为"东方神医"。

提倡对中医要善于继承，勇于创新。重视中医辨证论治，并以阴阳为主导，从整体观出发，根据脏腑经络学说，将辨证、辨病与辨经相结合，旨在调和脏腑阴阳。施治崇尚华佗"针灸不过数处"及运针时"针游于巷"治法，选穴少而精，善用导气补泻手法。临床治疗上，在明确诊断之后，特别强调应根据病情分清主次，确定取穴的先后次序，如发作性痛症，宜先刺远隔穴位，运用导气手法，通过经络的远隔诱导作用，使疼痛改善后，再刺痛处穴位，则可避免病变部位因过敏引起肌肉紧张，而造成进针困难，加剧疼痛。临症选穴主张循经远端取穴与循经局部取穴相结合。长期致力于进针法的研究，从 20 世纪 50 年代的"无痛进针法""透电进针法"到 20 世纪 70 年代的"快速旋转进针法"，进针水平不断提升。善用导气手法，在传承基础上创新出了针向行气、捻转提插、按压关闭、循摄引导四种导气手法。尤其重视针刺手法，认为恰如其分地运用补泻手法是针刺疗效的关键，总结出了既具有传统内容又具有规范操作的"陈氏分级补泻手法"。

先后主持了"陈氏飞针"干预治疗睡眠障碍的操作技术规范、针灸微电脑诊断教学软件、"眼针控制哮喘发作的即时效应及其实验研究"、"岭南陈氏针法的传承与应用研究"等多项国家和省部级课题。先后在国际学术交流会及国内外杂志上发表论文 80 余篇，出版了《针灸临床选要》《临床针灸新编》等专著。

92. 邵经明

详见本书第三章"河南邵氏针灸流派"。

93. 武连仲

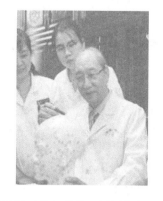

武连仲，男，1941 年 12 月生，天津市人，中共党员，全国针灸临床研究中心、天津中医药大学第一附属医院针灸部主任医师、教授，硕士研究生导师，第六批全国老中医药专家学术经验继承工作指导老师。

1966 年毕业于天津中医学院中医专业，是我国首届 6 年制大学本科毕业生。1968 年参加工作，1972 年调入新医科（"文革"时的针灸科），1974 年调入天津中医学院一附院针灸科工作，受到著名针灸专家石学敏教授的亲自指导和培养。2012 年被评为天津市名中医，2014 年获批"武连仲教授全国名老中医药专家继承工作室"建设项目，2017 年荣获首届"全国名中医"荣誉称号。

推崇传统针灸学，强调辨证论治、汇通中西。总结出一套完整有关"脑、神"生理、病理的理论体系。参与了"石氏醒脑开窍针刺法"的研究，提出中风病机关键在于"窍闭神匿"。强调"心肾脑同治"，创立了"调神针法"，根据"神气"在各种疾病及疾病发展的不同阶段的表现，运用不同的调神方法。独创升清降浊针刺法，用于治疗慢性脑缺血病症。采用"五心穴"治疗顽固性失眠，疗效显著。年门诊量曾连续 9 年超万人，被评为天津市"九五"立功先进个人。

参与研究的多项科研课题获国家级、省部级奖，其中"醒脑开窍针刺法治疗中风（脑梗死）的临床试验研究"获 1981 年度天津市科技成果二等奖；"针刺治疗痹症、类噎膈 325 例临床及试验研究"获部级二等奖；"针刺治疗中风的临床及试验研究"获 1991 年国家中医药管理局重大科技进步二等奖；负责国家"八五"攻关课题"针刺镇痛的临床及外周机制研究"，于 1991 年顺利通过验收。参加《针灸新悟》《中国针灸妙论技法——针灸大师武连仲教授学术思想及临床特色》《针灸治疗学》《实用针灸学》《石学敏针灸临床集验》等 20 余部学术著作的编写，发表学术论文 70 余篇。

长期从事临床带教工作，培养了许多国内外研究生及学术继承人，作为主研者参与"开辟教学新途径，培养针灸新人才"的教学项目，荣获 1992 年普通高校优秀教学成果国家级一等奖。曾赴俄罗斯、德国、法国等地访问讲学，均获得好评。

94. 林忆平

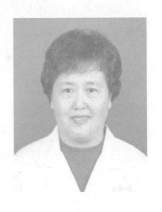

林忆平，女，1957 年出生，1982 年毕业于云南中医学院，2003 年获主任医师职称，硕士研究生导师，针灸科学术带头人。历任云南省中医医院主任医师，中国针灸学会临床分会常务理事，云南省针灸学会副会长。第六批全国老中医药专家学术经验继承工作指导老师。

注重经典，通读《黄帝内经》《针灸甲乙经》《针灸大成》等古籍，擅长从中提取相关知识，并加以思考研究，在临床中实践验证。认为治病需四诊合参，中西结合，看病首先要运用四诊，同时结合西医知识明确诊断，才能采用正确的治疗方法，取得良好的疗效。在学习中医经典知识的同时，也不忘跟随现代医学进展的步伐，临床诊治及研究擅长中西合并，取得了良好的成效，尤其对针灸治疗抑郁症、顽固性面肌痉挛和老年性便秘方面，特色鲜明。

在针刺治疗抑郁症方面，针刺主穴为四神聪、印堂、内关，痰气郁结者加丰隆、太冲，气虚痰结者加足三里、丰隆，心脾两虚者加足三里、三阴交，阴虚火旺者加三阴交、太溪。针法：四神聪，针尖向百会平刺 0.5 寸，局部出现胀麻。印堂，向下斜刺0.5 寸，局部酸胀并使之向鼻根放散。内关，直刺 0.5 ～ 1.0 寸，局部酸胀。余穴常规刺法，行平补平泻手法。

挂针为主配合拔罐治疗顽固性面肌痉挛。患侧取穴四白、球后、瞳子髎、攒竹、阳白、翳风。面颊肌肉抽搐加颧髎、下关，口角肌肉抽搐加地仓、颊车。健侧取穴四白、球后、瞳子髎。肝肾阴虚、阳亢风动者加太溪、三阴交、太冲、合谷；气血不足、经脉失养者加气海、足三里、三阴交；风痰阻络、气血失调者加丰隆、阳陵泉；经脉空虚、风邪外侵者加大椎、风池。手法：先刺患侧，面部严格消毒，选 30 号 1 ～ 1.5 寸针，快速刺入皮下1 ～ 2 分，不行针，随即将手松开，使针柄自然下垂，针体悬吊而不下落，针尖所在处形成一小皮丘；后刺健侧，采用常规手法进针，刺入皮下 5 分，不行针。拔罐：取大椎、肺俞、脾俞三穴，先闪罐，后留罐 5 ～ 10 分钟。

应用耳压治疗老年性便秘。主穴为大肠、腹、直肠、皮质下；配穴：肠道实热型加耳尖放血，耳穴加肝、胆、胃、三焦；肠道气滞加肝、脾、胃、三焦；脾虚气弱加脾、肺；脾肾阳虚加脾、肾；阴虚肠燥加肝、脾、肾。消毒后将王不留行籽贴于敏感点，患者每天至少按压 4 ～ 5 次，特别是饭后、睡前，每次约按压 5 分钟，至耳郭有胀痛发热的感觉。

参与编写新世纪中医药教材《针灸治疗学》。主持国家级科研项目"基于信息挖掘技术的名老中医临床诊疗及经验及传承方法研究——张沛霖学术思想、经验传承研究"，主持厅级科研项目"巨刺对缺血性卒中恢复期作用的临床研究"，主持院级科研项目 2 项。

95. 罗庆道

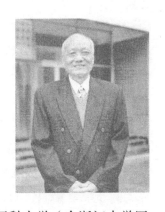

罗庆道，男，1934 年 2 月出生，安徽省六安市人，大专学历。安徽中医药大学第二附属医院主任医师、教授、伤科主任，中国针灸专家讲师团教授，第二批全国老中医药专家学术经验继承工作指导老师。

早年跟从伯父罗鉴盘学中医，又拜张琼林、杨开霖学习针灸。1958 年毕业于安徽省中医进修学校，1963 年到浙江医科大学（今浙江大学医学院）、浙江中医学院专修针灸。曾任安徽中医学院（今安徽中医药大学）针灸教研组组长、经络临床研究室主任、卫生部医学科学委员会针灸针麻专题委员会委员，安徽省针灸学会副会长、中医学会理事、卫生技术人员高级职称评审委员、中医学院学术委员会委员。曾多次应邀前往德国、法国、西班牙等地讲学和进行医疗工作。

长期从事中医针灸教学临床科研工作，在针灸学基础研究及临床应用研究方面具有较深造诣，尤其是应用中医学皮部理论，如以浅刺疗法治疗临床疾病方面有独到见解，又如基于多年临床研究心得，提出皮部颜色、感觉等异常变化具有临床诊断价值，而循经皮部受刺激后具有明显的镇痛和消炎作用。此外，还提出周围性面瘫有虚实之分，相应地，在刺激方法上也应根据病情的虚实分别对待。曾创散瘀通络法，消炎止痛，修复软组织损伤。创用针灸正骨法，治疗颈椎、腰椎骨质增生症、椎间盘突出症、骨性关节炎。

针刺麻醉研究中发现患者术中症候群，提出术中辨证选穴的理论，并开展了临床研究，建立了动物（狗）的优级针麻模型。其科研项目"针麻临床规律研究"获全国医药卫生科学大会表彰奖和安徽省科技成果奖；"针麻选穴提高临床效果研究"获安徽省科技成果四等奖；参加中国医学科学院针麻会战组"狗针麻胃大部分切除手术实验模型及其应用"，集体获全国医药卫生科技成果二等奖。利用狗建立针麻胃和胆囊切除术模型，获得成功，为针灸研究提供了条件。以实验观察针灸对心功能的影响，证明上肢穴较下肢穴作用大。合著出版《内经腧穴主治汇译》和《人体十四经和穴位断面解剖图谱》，发表论文40余篇。历经30多年的研究成果"艾灸液疗法"，获国家发明专利。

96. 罗诗荣

罗诗荣，男，生于1923年，安徽省合肥市人，主任医师。1938年矢志岐黄，师从伯父罗茂泌。1943年悬壶杭州，以针灸为业。1958年参加联合诊所（杭州针灸专科医院）。曾任杭州市针灸学会会长，多次荣获杭州市、浙江省劳动模范称号，是杭州市、浙江省、国家级名老中医，第二批全国老中医药专家学术经验继承工作指导老师，1989年被国务院授予"全国先进生产工作者"称号，1992年起享受国务院政府特殊津贴。

重视督肾证治，强调辨病辨经相互结合、相得益彰；善用"五输""原"穴；针刺施治，重视治神、得气、守气。临证治疗，常因妙用各种艾灸疗法治疗疑难杂症而取得较好疗效，其中尤以"铺灸"最为特色。"铺灸"疗法，又称长蛇灸，临床多作强壮补虚以治疗虚劳顽痹之证。本法也适用于虚寒性的慢性疾病，如慢性支气管炎、支气管哮喘、类风湿性关节炎、风湿性关节炎、强直性脊柱炎、慢性肝炎、慢性胃炎、慢性肠炎、慢性腹泻、慢性腰肌劳损、增生性脊柱炎、神经衰弱等。孕妇及年幼老弱者或阴虚火旺之体，不适宜用本法治疗。曾发表"铺灸治疗寒湿痹""铺灸治疗类风湿性关节炎65例临床观察"等论文10余篇，研究课题"铺灸治疗类风湿性关节炎临床研究"获浙江省医药优秀科技成果进步三等奖。

97. 金安德

金安德（1932—2002），男，甘肃省榆中县人，甘肃省中医院主任医师。第一、二批全国老中医药专家学术经验继承工作指导老师。

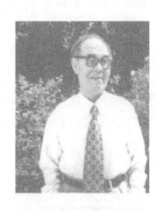

1952年毕业于兰州卫生学校医疗专业班。历任甘肃省中医院针灸科主任，甘肃皇甫谧针灸研究所所长，兰州瘫痪康复医院及甘肃省中医院广元分院院长，甘肃省中医院针灸康复科技术指导，中国针灸专家讲师团教授，甘肃医用实验动物管委员会委员，甘肃省残联技术顾问，中国针灸学会第二、第三届理事会理事，甘肃省针灸学会第一、第二届常务副会长。他曾先后两次代表国家赴马达加斯加共和国参加援外医疗，被马达加斯加政府授予骑士勋章。1992年国务院授予有特殊贡献专家并获国务院政府特殊津贴。

坚持潜心研读中医经典，结合现代医学科学，开展针灸临床及效应机理的研究。20世纪60年代初，在针灸治疗急性淋巴管炎上创立的"断头，斩腰，除根"治疗方法，用于138例患者，1次治愈率就达79%，4次总治愈率为92%；采用《针灸大成》中"紧提慢按"针刺手法，治疗非洲急性出血性结膜炎效果显著；分别通过实验研究和临床研究，验证了"金针拨内障"术的有效性；通过动物实验研究，证实针灸确能迅速提高机体免疫能力，以及对各类蛋白比例失调有明显调整作用，从而验证了针灸"扶正除邪""调和营卫"理论的科学性。

根据中医古籍论述，运用宇宙方圆的时空阴阳规律，结合自然辨证法、病理生理知识、数学逻辑、力学原理和现代生物力学定律等，提出了"矩形针灸理论"。矩阵针灸是以方形列阵的法则，把针灸穴方布置成三维空间的框架形式，用以包围病理损伤部位，以进行合理针灸调治的治疗技术。他认为在针灸医学上，子午流注针法可为"循规"，而矩阵针灸则是"蹈矩"，两者为针灸医学整体的两个方面，不可偏废。临床实践表明，矩阵针灸不仅对常见病、多发病疗效显著，还对一些顽病痼疾显示了较为理想的临床效果。

　　发表论文40余篇，出版专著《矩阵针灸研究》，主持了多项科研课题，其中"针灸治疗细菌性痢疾"获国家卫生健康委员会科技进步乙级奖。

98. 金肖青

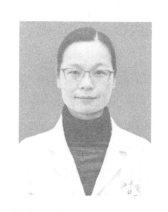

　　金肖青，女，1963年6月生，浙江人，浙江医院针灸科主任中医师，浙江中医药大学博士研究生导师，浙江省名中医，第六批全国老中医药专家学术经验继承工作指导老师。

　　1985年毕业于浙江中医学院中医系，2001年获得针灸专业硕士学位。现任浙江医院副院长，享受国务院政府特殊津贴专家。中国针灸学会理事、浙江省针灸学会副会长、中国药理学会临床药物试验专业委员会委员、浙江省医学会临床流行病与循证医学专业委员会副主任委员、浙江省中医药学会常务理事、浙江省康复医学会常务理事、浙江省中西医结合学会营养分会主任委员，兼任《中华老年病研究电子杂志》编委，《心脑血管病防治》杂志社社长。

　　从事针灸临床工作三十多年，在中医药抗衰老和防治老年病以及针刺镇痛、调节免疫功能方面积累了丰富的经验。研究方向为针刺镇痛、针灸防治老年性骨关节疾病、心脑血管疾病。尤擅针灸治疗神经系统疾病、老年性骨关节病，如面神经麻痹，面肌痉挛，臂丛、胫腓神经损伤，中风后遗症，三叉神经痛，肩周炎，网球肘，坐骨神经痛，椎管狭窄等。对各种痛症，尤其是带状疱疹性疼痛、骨质疏松性骨痛的治疗，能够得心应手。对针灸治疗中重度过敏性鼻炎、过敏性皮肤病、更年期综合征、高脂血症、压力性尿失禁等方面，亦颇有研究成果。

目前担任浙江省老年病诊疗指导中心副主任，浙江医院骨质疏松临床诊疗中心主任，是浙江省中西医结合老年医学重点学科、浙江省中医骨质疏松重点专科学科带头人。主持和参加国家级、省部级等科研项目10余项，在国内外核心期刊发表论文30余篇；出版专著4部，其中教材2部；获专利3项。相关科研成果曾获浙江省政府奖2项，浙江省中医药科技创新奖3项。

99. 金伯华

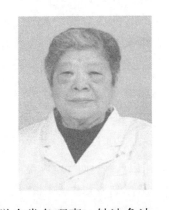

金伯华，女，回族，1933年4月生，北京人，中共党员，北京崇文中医院针灸科主任、主任医师、教授。第五批全国老中医药专家学术经验继承工作指导老师。

1949年考入华北军政大学，1951年毕业于白求恩医校，曾随军投身于抗美援朝战场，回国后改学中医，组建了北京市第二中医门诊部。曾任北京针灸学会常务理事、针法灸法委员会主任委员，中国中医科学院针灸研究所客座教授，北京中医药大学研究生部学术顾问，中国针灸专家讲师团教授。享受国务院政府特殊津贴。

多年的临床实践中，广泛汲取王乐亭、贺普仁、夏寿仁等针灸名家的学术经验，自创独特的"金氏手法"。她谨遵《内经》预防为先的思想，在临床上强调未病先防和已病防变；强调审病求因，治病求本。对腧穴有深入的研究，善用单穴治疗顽疾。对手针的运用颇有新意，总结出了12组手针治痛经验。独创"排针围刺法""柳刺法""齿轮刺法"，既继承了古代经典刺法，同时又结合了现代临床刺法。

自1972年开始对类风湿性关节炎进行研究，列为北京市科委研究课题，其研制的中药"追风速"注射液，在临床应用取得显著的治疗效果，是我国较早应用穴位注射治疗类风湿性疑难病并取得显著疗效的专家学者。其主持的课题先后获市、局科技成果奖四次，区级科技成果奖三次。出版《金氏针灸临床精粹》《金伯华治痹经验集》，在国家级刊物上发表数十篇论文，其中《650例痹证（类风湿性关节炎）辨证分析及治疗》获首届"生命力杯"传统医学优秀论文大奖赛优秀论文成果奖，同时译成英、法、日文汇编成册发表。

100. 周志杰

周志杰，男，1943年生，陕西长安（今陕西省西安市）人，中共党员，西安市中心医院主任医师，硕士研究生导师。第三、四、五、六批全国老中医药专家学术经验继承工作指导老师。

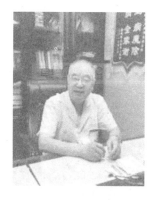

1961年从西安航空工业学校（今西安航空学院）参加中国人民解放军，1962～1964年在中国人民解放军兰州军区卫生学校学习2年临床医学，1964年在中国中医研究院针灸研究所学习针灸，是"准绳堂"第十一代传人。曾任中国针灸学会理事，陕西省针灸学会副会长及临床专业委员会主任委员，《陕西中医》杂志编委，陕西省高级职称评审针灸专业委员，陕西省中医药研究院客座研究员，西安市针灸学会理事长。

自幼受家学熏陶，以"整体"和"中和"为基础，形成了"注重整体，意在中和"的诊治观。他认为运用整体观念指导针灸临床，不仅体现在人是一个有机的整体，还体现在诊断和治疗是一个完整的过程，要处理好整体与局部、整体与细节的关系；"和"是中医学的核心准则之一，和合是人体生命活动的最佳状态，失和是人体疾病的根本原因，调和是针灸治病的重要方法，中和既是治疗手段，更是防治疾病的至高境界和目标。重视治神在疾病恢复过程中的主导作用，提出针刺前必先察神，针刺时重在调神，针刺后务必养神。

临床特色有：善用哑穴救治诸疾；从肝脾论治三叉神经痛，确立"清肝息风泻火、健脾化痰祛瘀、滋阴养血通络"为其基本治法；广泛应用腹四针治疗肠腑疾病，头四针治疗脑病；创立了"阴阳取穴加芒针透刺法"治疗外伤性截瘫；在诊治中风时，强调要中西结合，分期制定个体化治疗方案。

出版《临床急症针灸治疗学》《实用针灸医案选》《临床针灸治疗穴》等医学专著17部，发表论文40余篇，获省级科技进步奖3项，市级科技进步奖3项。为促进针灸事业的发展，共收来自全省各地传承弟子、传承人70余人，主要学术传承人有张福会、姚益龙、张若平、任媛媛、安军明、任国强等。

101. 周建伟

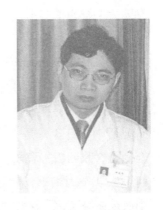

周建伟，男，1963年出生于四川省。1984年毕业于成都中医学院。四川省名医，全国百名杰出青年中医，第一批国家中医药管理局优秀中医临床人才研修项目学员，第六批全国老中医药专家学术经验继承工作指导老师，享受国务院政府特殊津贴。四川省中医药学术和技术带头人。历任中国针灸学会理事，四川省针灸学会副会长等。

自分系统——创立"五输—经别循行系统"。认为根结间脉气的运行是通过五输穴脉气流动（即五输循行）来实现的，五输循行体现了根结脉气联系向心性流注特征的部分具体路径。在"根""结"脉气联系途径中，五输循行入合即止后，只有经别循行才是符合将其脉气继续向心性流注条件的理想路径，五输循行和经别循行相续接，构成一个相对独立的脉气流注系统，即"五输—经别循行系统"。

穴有功用，亦有偏性——建立腧穴证治临床辨治体系。根据腧穴既有近治及远治的主治作用，又有别于其他腧穴穴性，提出"腧穴证治"的临床辨治体系：即在中医辨证施治理论指导下，根据辨证分析结果，针对疾病的证候性质，以腧穴的穴性为依据，据证选取具有相应穴性（功效）的腧穴施治，以达治病目的的临床辨治体系。

辨证施术，尤重补泻——善用徐疾补泻手法。在针灸临床诊疗中，十分重视针刺手法的运用，常用徐疾、迎随、提插、捻转等补泻手法治疗各种疾病。他也倡导灸法补泻，认为其补泻效果的产生与疾病性质、施灸操作及施灸方法相关，尤以操作为重。

针灸意外，防患未然——主张依据针下阻力应变防范针刺意外。针灸意外应防患于未然，要求医者注意以下几点：临证时要细心谨慎，针刺前消除患者紧张心理，熟悉腧穴的解剖，正确运用针刺手法。他提出针尖接触到不同的组织，会产生不同的阻力，操作者根据手下的阻力变化，即可判断针尖所处的层次，从而有意识地指导针尖应变而避免针刺损伤。

他擅长用火针治疗皮肤病，如治疗神经性皮炎，采用火针配合刺络拔罐。火针迅速垂直刺入皮损区皮肤，约 $1 \sim 2mm$ 深，留针 2 秒左右即出针，每针相距 1cm 左右，由皮损边缘逐渐向中心点刺，皮损增厚明显处可稍密集性点刺。局部皮损火针点刺后，立即用闪火罐法闪罐 $3 \sim 4$ 次后留罐 $5 \sim 10$ 分钟；此外，用梅花针沿背部膀胱经循经叩刺 $2 \sim 3$ 遍后叩刺肺俞、肝俞、脾俞，使局部皮肤潮红、微渗血为度，玻璃火罐用闪火法，迅速拔按在刺络部位留罐 5 ～ 10 分钟。

发表了百余篇论文。主编《针刺麻醉学》教材获得泸州医学院（今西南医科大学）2001 年度优秀教学成果奖。参与编写《养生益寿秘典》《食疗宝典》等专著。完成了多项国家、省、厅局级等课题的研究工作，并获得科研成果。

102. 周继曾

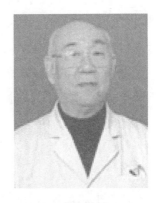

周继曾，男，1940 年出生，天津市人，主任医师，教授。1962 年毕业于天津中医学院，毕业后留在天津中医学院第一附属医院工作，1970 年下放内蒙古太仆寺旗从事医疗工作，1978 年调任天津中医学院第一附属医院针灸科工作，曾任天津中医学院第一附属医院针灸部部长、天津针灸学会副会长。博士研究生导师，第二批全国老中医药专家学术经验继承工作指导老师，享受国务院政府特殊津贴。

在多年的临床工作中，对针刺手法量学的探讨、脏腑经络辨证体系的建立等，进行过深入探讨并有所发挥；对消化系统疾患的辨证治疗以及中风病脏腑经络辨证体系，有着独特的思想及处理方法。尤其对中风患者不同病理阶段的针灸治疗及选方用药，颇具创意。如对中风病患者急性期强调重点治血，血行风自灭；恢复期、后遗症期则重点治肝肾，肾精肝血充则气虚血瘀得解。

作为主要成员参加的"醒脑开窍针刺法治疗中风病的临床及实验研究"，1995 获国家科技进步三等奖。此外，还有 5 项主持或作为主要成员参与的课题研究，分别获得部省级奖励一、二、三等奖。以副主编身份，参与《石学敏针灸临证集验》《石学敏针灸学》等医学著作的编写工作。

103. 周楣声

周楣声（1917—2007），男，安徽省天长市人，主任医师，教授，全国首批名老中医，梅花针灸学派第六代传人。

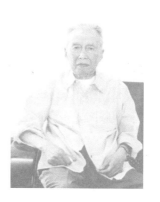

幼承家学，早年曾行医于皖东、苏北一方。1943年参加新四军卫生部组织的"新医班"，学习中西医理论知识并结业，后在新四军举办的半塔"保健堂"行医。1979年被评为安徽省名老中医，同年调入安徽中医学院针灸教研室工作。曾获得"全国卫生文明先进工作者"称号，曾兼任中国针灸学会顾问、安徽省灸法学会会长等职。1994年被国务院授予"全国名老中医"称号，享受国务院政府特殊津贴；2007年被中华中医药学会授予"首届中医药传承特别贡献奖"。

临证70余年，针法主要继承了家传的梅花派针法，但又多有创新，补全并出版了家传针法专著《金针梅花诗钞》，其针法思想和经验主要体现在《针铎》《针灸穴名释义》《针灸经典处方别裁》等针法专著中。在灸具、灸法、灸感、灸法治疗热证等方面取得了独特成就，灸法成就体现在《灸绳》《周楣声医学全集》等著作中。他的特色灸法"吹灸疗法""点灸笔灸法""灸架灸"，收录在梅花针灸学派"梅花二十四灸"之中。

在灸法上的学术成就尤为突出，提出"热证贵灸"的学术观点。1985年，安徽砀山爆发流行性出血热，他应用灸法治疗297例，取得了97.8%的良好效果，从而扭转了人们"热症忌灸、禁灸"的错误观念，使其对热症宜灸、贵灸的认识令人信服，也为今后应用灸法治疗热性传染病奠定了坚实的基础。这一科研成果，通过了国家中医药管理局的鉴定，并写成专著《灸法治疗流行性出血热》。此外，他还发明了吹灸疗法、点灸笔灸法、灸架灸3种代表性灸法，与胸阳灸、脐腹灸、按摩灸、通脉温阳灸、头颈灸、温灸器温针灸、数联组合灸法等，共同构成了梅花针灸学派特色灸法，在灸具创新方面亦卓有成绩。精于脉诊，并出版专著《周楣声脉学》。

自 1984 年开始，受卫生部委托，举办过四届全国灸法讲习班，并应邀在中国中医研究院针灸研究所举办过三届全国灸法讲习班，在国际针灸班与多届全国针灸专长班上，讲授过灸法课程，可谓桃李满天下。

104. 周德安

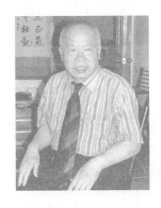

周德安，男，1939 年 11 月生，天津蓟县人。1965 年毕业于北京中医学院。曾任北京针灸学会会长、北京中医药学会副会长，是首都医科大学附属北京中医医院针灸科主任中医师、北京中医药大学博士生导师、首都国医名师，第三、四、五批全国老中医药专家学术经验继承工作指导老师。2009 年获国家中医药管理局批准成立周德安工作室。

遵循王清任气虚血瘀理论和李东垣《脾胃论》思想，结合补阳还五汤和补中益气汤的组方原则，在王乐亭的"老十针方"、贺惠吾针灸治疗胃下垂经验的基础上，发挥针刺调节气血、活血化瘀、健脾和胃的功效，创立了针灸"补中益气方"。腧穴组成：百会、中脘、气海、太渊、足三里、三阴交。

包括治神、治痰、治痛、治风、治聋、治动在内的"针灸六治"，是其经长期临床探索研究形成的学术精华，是其理论趋于整体化、临床趋于系统化的一个重要标志。"治神"为六治之首，提出"治病先治神"理论，并制定了针对不同证情的镇静安神、补益安神、重镇安神等"治神"原则，创立了针灸治神的基本方剂——"四神方"和治神十法。他认为各种顽疾怪病均与痰有密切关系，应从痰论治。经临床反复验证，创立了针灸治痰的处方——"化痰方"。腧穴包括中脘、内关、列缺、丰隆、公孙，并在此基础上加减化生出针灸"涤痰方""豁痰方""消痰方"。针灸治痰法广泛用于中风、眩晕、癫痫、梅核气、癫狂、抽动症、淋巴结核及各种久治不愈的疑难杂症。针灸长于治痛，以虚实、痛位、气血辨治，并多种针具结合使用。风、聋、动概括了其擅长治疗的三类疾病，治风、治聋、治动包含对老年多发病中风、眩晕，多发且难治病神经性耳聋，儿童常见病多动症、抽动症等独到的辨治理论和方法。

在积极临床的同时，还非常重视针灸机理的研究，如"隐性循经感传激发转化的研究""循经感传气至病所客观化显示的研究"分别获北京市科学技术奖二等奖和北京市中医管理局一等奖。在国内外发表了学术论文近20余篇，主编了《针灸八要》《实用中医临床情志病学》等专著，其中《针灸八要》一书荣获2003年中华中医药学会科学著作奖。

105. 郑魁山

详见本书第三章"甘肃郑氏针法学术流派"。

106. 单秋华

单秋华，女，主任医师，教授。第四批全国老中医药专家学术经验继承工作指导老师。

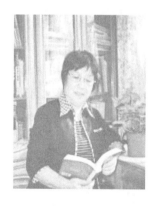

1974年毕业于山东医学院（今山东大学医学院）中医系，毕业后分配至山东中医药大学附属医院针灸科工作至今。硕士研究生导师。曾任中国针灸学会理事、中国针灸学会耳穴诊治专业委员会常务委员，山东针灸学会常务理事、山东针灸学会耳穴诊治专业委员会主任委员、腧穴专业委员会副主任委员。山东省医学会医疗事故技术鉴定专家库成员。

在长期的针灸临床、教学、科研工作中，坚持师古而不泥古，创新而不离源。临床应用"颈七针"（包括风府、风池、天柱、完骨穴）、"三神穴"（包括四神聪、神庭、本神穴）治疗如小儿脑瘫、抑郁症、慢性疲劳综合征等脑神疾患，获得了很好的疗效。例如对慢性疲劳综合征的发病机制，认为此病除了与肝、脾、肾有关，与脑神功能失调的关系也很密切。故针、灸、穴位贴敷并用，共奏调节气机、补益气血之功。

其倡导的"耳穴综合疗法"，对于治疗偏头痛、女性更年期综合征、原发性痛经、经前期紧张综合征、失眠、全身性皮肤瘙痒等疾病，效果颇佳。"耳穴综合疗法"，曾被国家中医药管理局立项资助、推广应用。耳穴对于疾病的诊断范围则更加广泛，心区、肾区的异常对于诊断心脑血管疾病以及肾脏疾病均有重要价值。

在国内外针灸杂志发表论文20余篇，主编学术著作6部，参编学术著作4部，其中主编的《耳穴贴压疗法》一书被译为英文、西班牙文出版，畅销国内外。主持承担科研课题6项，其中国家级科研课题2项，省级课题1项，厅级课题3项。其中"电针耳穴不同心区对心脑血管功能影响的研究""针刺治疗女性更年期综合征的临床与实验研究"分获山东省科技进步二等奖。

107. 宗瑞麟

宗瑞麟，男，1926年出生，江西省南昌市人，中共党员，江西中医学院附属医院主任医师、针灸专家。第一批全国老中医药专家学术经验继承工作指导老师。

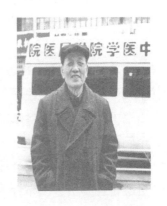

早年师范毕业后弃教从医，初随杨永辉学习中医外科诊治、炼丹制药，后又随陈鸿儒学习中医内科。白天随师从诊，晚间则至南昌市中医学会开办的中医夜校听课。其后又进入江西省中医进修学校针灸班，学习西医生理学、病理学等内容以及中医针灸理论。毕业后仍孜孜以求，利用工作之余，常往南昌针灸名医徐少庭处，学习其处方配穴、针灸手法等。20世纪50年代中后期，在江西省中医实验院跟随江西名医高凌云先生学习、工作。其后一直从事针灸临床、教学及科研，是江西省中医院针灸科创始人之一，20世纪70年代曾先后两次参加赴突尼斯的中国援外医疗队。曾任江西中医学院附属医院业务副院长、中华中医药学会江西分会副秘书长、江西省中医工作咨询委员会副主任、全国针灸学会临床分会理事、江西针灸学会副会长等职，1980年被评为江西省劳动模范。为江西省第四、五、六届政协委员。

十分重视人体气血的作用，认为"气血失调为百病所共有，调理气血乃治病不可少"，这一原则运用于临床，对众多病证尤其是各种痛症屡显其功。在多年摸索的基础上，自创"缓慢轻压"进针手法，使针刺操作更无菌、无痛。强调取穴应少而精。临床中注重"调神"，认为这是获得最佳疗效的重要因素之一。

长期探索耳穴诊疗技术，在耳穴定位、诊断、配穴、操作等诸多方面形成一整套独特思想。从中医整体观念出发，认为耳穴亦属于人体的一个部分，它和体穴一样与体内经络脏腑、阴阳、气血等息息相关，故耳穴组方亦应以中医理论作指导。在临床实践中深刻体会到很多耳穴也有其各自的禁忌证，耳穴间配合亦有相互协同或拮抗等不同作用，所以对于处方配穴反对简单地按脏腑、部位、耳穴功效等"对号入座"式选穴，而应明辨各穴治疗宜忌，再根据患者体质、病因、病位、病性、病程、症状等具体情况，全面考虑，灵活对待。耳针取穴也应如体针取穴一样少而精，若取穴过多过杂，不仅对治疗无益，也不利于医者总结经验。所以施治时他取穴一般仅限2～4穴，但所取每穴必经深思熟虑，找出病证关键，抓主要矛盾而定。此外，他还认为目前医学界对耳穴诊疗技术的理论和临床运用的掌握还只处于初级阶段，对许多具体内容的认识尚较浮浅，故应加强探索与研究。

运用中西医结合，围绕临床做了大量的研究工作，发表了有关针灸治疗急性肠梗阻、急性阑尾炎等急腹症以及精神病的论文多篇。在针刺麻醉的探讨方面也做了大量的工作。曾参加第七届亚非拉国际眼科学术会议，所撰《针灸疗法在眼科上的应用》一文被编入该会议专辑。

注重研究中医学与易学间的关系，颇具心得，曾指导其学术继承人撰写相关论文发表在国家级专业期刊上。徒弟宗重阳、宋南昌，现分别在江西中医学院附属医院、南昌市中西医结合医院工作。总结其临床经验主要论文有:《宗瑞麟用四关穴的经验》《宗瑞麟轻刺激针刺手法深要》《耳压配合中药治疗喉喑》等。

108. 孟宪坤

孟宪坤，男，汉族，生于 1938 年，河南人。主任医师，教授。曾任北京中医药大学东直门医院针灸科主任、教研室主任，主任医师、教授、研究生导师。第五批全国老中医药专家学术经验继承工作指导老师。

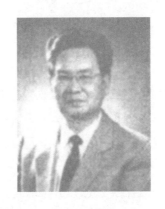

1965 年毕业于北京中医药大学中医系（六年制）。受卫生部派遣在北京第二外国语学院进修英语 2 年，后赴坦桑尼亚医疗队工作 3 年。后长期在东直门医院从事针灸工作，并师承著名针灸专家杨甲三教授。

重视经络辨证和治病求本，擅长根据中医经络学说、针药并用治疗神经内科顽疾。治疗针灸科常见病、多发病及疑难病时，常结合电针探穴，利用电、磁疗法，增强疗效。长于治疗头痛、颈椎综合征（包括急刹车引起的挥鞭样损伤）、面瘫、高血压、低血压、三叉神经痛、肩周炎、腰腿痛（急性腰扭伤、坐骨神经痛等）、老年性痴呆等疾病。另外对针灸治疗哮喘、气管炎、便秘、口腔溃疡（白塞氏病）、失音、语言障碍、糖尿病及肥胖病、疲劳综合征及遗精、阳痿等男科疾病等，也颇有疗效。参加国家"攀登计划"中的经络研究，为其中一课题负责人。

1984 年出访意大利、瑞士进行学术交流和医疗。1987 年赴日本顺天堂大学附属医院研修神经科。1989 年赴德国讲学及医疗。1990 年被埃及国防部邀请分别在亚历山大、开罗国防部医院工作近 3 年，受到埃及国防部长、副总理的接见，并授予荣誉证书。1994 年赴西班牙对学生考试并讲学。1998 年赴荷兰讲学、医疗 2 年。1988 年协助医院创办德国魁茨汀医院，为首席专家组组长。多次被邀请参加国际针灸学术会议，被世界卫生组织聘为日本青森会议针灸学术会议顾问。参与创办国际针灸班，任教 42 期。被卫生部推荐为北京国际保健俱乐部专家委员会委员，多次赴国外如坦桑尼亚、埃及、意大利、日本、德国、西班牙、荷兰进行医疗、教学及学术交流。论文有《中风不语针灸证治心得》等 7 篇。

109. 赵洛匀

赵洛匀，女，1940 年生，浙江上虞（今浙江省绍兴市上虞区）人。1964 年毕业于上海中医学院（今上海中医药大学）针灸系。曾任临沂针灸学术委员会主任委员，临沂市中医医院针灸科主任，主任医师，是第二批全国老中医药专家学术经验继承工作指导老师。

主要学术思想有以下四个方面：①强调无痛针刺。无痛针刺需要练针，只有反复进行练针，不断增加指力腕力，使得针刺操作柔和，运用自如，才能在针刺时不引起痛感。在操作过程中，从取穴定位到进针行针等全过程，不忽略任何一个环节，从而保证无痛的实施。其目的是，病人能接受针刺治疗，同时也能提高治疗效果。②在手法方面主张平补平泻，灵活应用复合补泻手法。针刺治疗不同于药物治疗之处就在于针刺具有双向的良性调整作用，故针刺补泻已寓于进针、行针、留针之中，因此，在针刺过程中只要刺激强度适宜，便可达到治疗疾病的目的。当患者疼痛剧烈时，应采用补泻兼施的"龙虎交战"手法缓解疼痛。龙虎交战手法"三部俱一补一泻，凡用针时，先行左龙则左捻，凡得九数，阳奇零也。却行右虎则右捻，凡得六数，阴偶对也……左捻九而右捻六，是亦住痛之针"。③善用多经多穴治疗疾病。在治疗疾病时从多经多穴进行调整，才能使整体恢复正常，许多疑难病症经此治疗后，每每获得良效。如在治疗脑卒中偏瘫时，采用体针与头针配合使用、阴经阳经交替使用、标本同治的治疗原则，取穴时阳经以阳明经为主，阴经以太阴经为主，操作时自上而下施平补平泻手法，收效良好。④善用灸法。灸的功能很多，能升阳固脱、温经散寒、活血祛瘀，而且灸法的主治范围也很广泛，因此在针刺的同时并用灸法可提高疗效。另外，针之不及灸法所宜，故重用灸法或针灸并用，疗效卓著。

发表学术论文多篇，代表作有《应用龙虎交战手法治疗痛证》等，并主编了《百症赋精解》一书。其科研课题"龙虎交战手法治疗坐骨神经痛临床研究"，获得了临沂市科技进步三等奖和山东省卫生健康委员会科技进步二等奖。

110. 郝学君

郝学君，男，1951 年出生，第五批全国老中医药专家学术经验继承工作指导老师。辽宁中医学院第二附属医院（又称辽宁省中医药研究院）针灸科主任、主任医师、研究员。

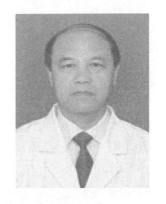

1976 年毕业于辽宁中医学院中医系，留校从事临床及教学工作，1979 年考取该校研究生，1982 年毕业并获医学硕士学位。此后一直在辽宁省中医药研究院从事针灸临床工作。兼任辽宁省针灸学会常务理事、副秘书长，全国特种针法研究会办公室主任，辽宁省民间医药国际培训中心特聘教授。

临床治疗手段多样，擅长治疗中风及其后遗症、抑郁症及坐骨神经痛、三叉神经痛等神经系统疾病，以及有关疑难杂症。治疗中风后遗症，运用头针和体针相结合的治疗方案。头针疗法衷中参西，针对头顶运动区、舞蹈震颤控制区进行治疗，体针治疗根据患者整体情况把握，主穴选择阳明经上穴位，上下结合，疗效显著。治疗抑郁症选择从脑神论治，主穴选取"三神穴"：神庭、本神、神门配合上印堂，共奏调神解郁之功。采用多针浅刺治疗面肌痉挛症，针刺前后局部外涂自制中药，疗效令人满意。治疗湿疹，多选择火针，一方面取火针"温通之效"，另一方面火针不仅刺激量大，而且可借其热力强开外门，以热引热，将热邪引出体外，而达到去除病邪的目的。治疗脊髓损伤后遗症，则使用电针配合康复训练，在脊髓损伤恢复期，选取督脉以及足太阳膀胱经上穴位进行治疗，显著减轻患者痛苦，提高生活质量。

研究编撰的《国内期刊中医药资料索引（1950—1980）》，获辽宁省政府科技进步三等奖。参与点校了《刘纯医学全集》《吴普本草》等古医籍，编著《灸法养生》由辽宁科技出版社出版，此外发表针灸学术论文10余篇。

111. 侯升魁

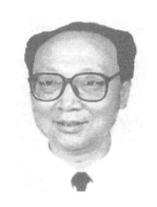

侯升魁，男，1938年生于辽宁新民县（今辽宁省新民市），沈阳市针灸研究治疗中心主任、主任医师。第二、四批全国老中医药专家学术经验继承工作指导老师。

1958年起当中医学徒，后又分别毕业于沈阳医学院及辽宁中医学院。1987年荣获沈阳市第一批"有突出贡献科技人员"，1988年辽宁省政府授予"有突出贡献专家"称号，1996年被评为沈阳市优秀专家，2004年被授予"辽宁省知名中医专家"称号。曾应邀担任香港国际医学科学院教授、香港国际传统医学会北京分会副理事长、辽宁省针灸学会高级顾问。享受国务院政府特殊津贴。

擅长针药结合，辨证准确，施治灵活，仿经方之特点，无论是针灸取穴还是药剂配方均提倡少而精，治疗手段的选择又不拘传统，而更多致力于将中医理论与现代科学相结合。他创立的"穴位磁场疗法"和"冷针冷灸法"，在治疗特定疾病上疗效显著，获得已鉴定的研究成果有 13 项，国家专利权 6 项，发明新针灸仪器 10 余种，其中"电子冷热针灸治疗仪""冷针灸法及半导体冷针冷灸治疗仪"获国家卫生健康委员会重大科研成果奖；"电磁针灸仪"获市科技进步奖；"磁锟针"获首届国际专利技术金奖；"脉冲电针灸仪"获首届中国中医药文化博览会银奖；"中风治疗仪"获第五届亚太贸易博览会金奖、第二届世界传统医学超人杯赛金奖、市科技进步奖。此外，他根据临床观察，发现大多数痔疮患者在龈交穴处或下方有一芝麻粒大小的粉白色赘生物（称之为痔点），若用三棱针消毒后挑调痔点，则疗效更为显著，较好地提升了针灸治疗效果。

在国内外发表论文 70 余篇，已出版的著作有《冷针冷灸法》《穴位磁场疗法》《现代针灸仪器及其应用》《中国特种针法》等。曾先后赴韩国、新加坡、美国及西班牙等国家进行学术交流，并在世界针灸大会做学术报告。

112. 施延庆

施延庆（1920—2012），男，浙江省嘉兴市人。出生于嘉兴针灸世家，是"施氏针灸"第五代传人，第一批全国老中医药专家学术经验继承工作指导老师。

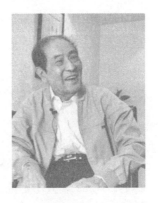

自幼跟随父亲施鹤年学习针灸。早年考入浙江中医专门学校，后转入上海中国医学院继续学习，1938 年毕业于上海中医学院。毕业后曾在上海、嘉兴等地开设诊所，从事针灸临床。新中国成立后曾在陆军四院、嘉兴市第一医院参加工作，1959 年调至嘉兴市中医医院针灸科。曾任嘉兴市针灸学会会长、市政协常委、农工党嘉兴市委副主委。1992 年获嘉兴市"优秀科技工作者"称号。享受国务院政府特殊津贴。

临床擅用温针。认为温针是一种针艾并用的治法，但其性质仍属针法。温针之所以不同于一般针刺，在于针入必留与复加艾温。于毫针刺法，留置实为补泻调气不可缺少之重要环节，故若能结合补泻则留针无论寒热、虚实，咸宜施之。他认为，凡一切经络壅滞、气血痹闭之症，宜针刺以通调者，皆可选择温针。

擅用化脓灸。对于起沉疴、疗顽疾，疗效显著。临床取效以取穴必准、施灸必熟、灸疮必发为三大要素。曾告诫学生："化脓灸治一穴，终身留下瘢痕，既不可复灸，一般亦不再受针。临诊针刺取穴，随手可得，而灸治取穴，则按、押、摩，煞费推敲，务求准确，取穴当审的，实为取效第一义也。"施灸，必灸透、透熟，方能奏效，在施灸后的 20 天左右，为促进灸疮之透发，除要求患者充分安静休息外，提倡多服发食以辅助化脓，发食服至黑痂脱落为宜。

主张针、灸、药并用。他认为针石攻其外，药物攻其内，针所不为，灸之所宜，故主张针、灸、药三者并用。经络筋骨，针之所及也；通调六腑，药之所宜也。至于元气下陷或败损诸症，则又非灸不为攻。因此，针灸药合用方为良医。

根据多年的临床经验，创立了用温针加中药汤剂治疗鹤膝风的治法，以针灸攻其外，汤药治其内。针刺取穴上他总结了"消肿七针方"，以温阳利湿、消肿通络；并组"温阳解凝汤"，温阳利水，祛风止痛，攻补兼施。针药并用，治疗鹤膝风屡屡见效。

擅用益气升提针灸法治疗脾胃疾病。凡脾胃虚衰、中气下陷诸症，均用益气升提之法，选用脾俞、中脘、足三里、气海四穴配伍，共奏温养脾胃、强壮补虚、升提中气之功，为统治脾胃气衰之良方，随证化裁，针灸合用，每获良效。

发表论文 20 余篇。编写了《针灸学讲义》《针灸治疗消化系统疾病》《血丝虫病的辨证论治》等。作为施氏针灸第五代传人，他的五个子女中有三个在他的影响下从医。2011 年 6 月，"施氏针灸"被列入第四批《浙江省非物质文化遗产名录》。

113. 宣丽华

宣丽华，女，1960年出生，浙江省杭州市人，浙江中医药大学教授，博士研究生导师，浙江省中医院针灸科主任中医师。第六批全国老中医药专家学术经验继承工作指导老师。

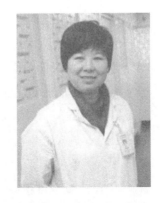

1984年毕业于浙江中医学院，第二批全国优秀中医临床人才。中国针灸学会理事，中国针灸学会临床分会、腧穴分会理事，中国针灸学会腹针专业委员会常务委员，浙江针灸学会副会长、针法灸法专业委员会主任委员。浙江省中医药学会针刀分会副主任委员，浙江省康复医学会中医药专业委员会副主任委员。浙江省名中医。

曾拜师浙江省中医院第一位主任医师金文华老先生和腹针发明者薄智云教授，并不断向省内外专家学习，在针灸技术上博采众长，总结创新。此外又师从名老中医徐志瑛、裘昌林学习方药，尤其重视经方的应用。兼容并蓄各家，或针或药或针药结合，灵活应用，尽其所能，是其临床治疗的一大特点。尤擅治疗各种疼痛症、下肢动脉硬化闭塞症、哮喘、过敏性鼻炎、荨麻疹、中风后遗症、妇科病、减肥及其他疑难杂症。

经过长期实践与思考，创新了"粗针疗法"，多次在国家级继续教育项目中进行传授，并在中国针灸学会临床分会年会、腧穴分会年会上进行演示。目前，粗针疗法已在多家医院推广应用，其研制的粗针针具也获得国家发明专利。开设面瘫专科，重点开展粗针治疗面神经炎的临床研究，同时开展外伤性面瘫、中枢性面瘫的临床治疗研究。

主持和参与课题约20项，其研究成果"粗针神道穴平刺促进面神经炎面肌功能恢复的研究"，获2007年浙江省科学技术二等奖。此外，其他研究成果还分别获得浙江省科学技术三等奖1项，浙江省中医药科技创新二等奖 4 项、三等奖 6 项。主编著作 2 部，参编著作 4 部。发表论文 80 余篇。

114. 贺志光

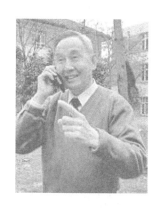

贺志光，男，1932 出生，贵阳医学院教授、中医内科及针灸科专家，曾任贵阳医学院院长。1960 年毕业于贵阳医学院。第二批全国老中医药专家学术经验继承工作指导老师。

在长期的医疗实践中，始终坚持"知药知针，方为良医"的准则，临床遣方用药十分严谨。擅长中医内科疾病的诊治，尤专于呼吸系统与泌尿系统疾病。针灸诊治疾病主张选穴不离经，善用缪刺治疗难证怪证，每获良效，尤以针灸治疗术后癃闭以及湿热淋为代表。术后癃闭病人多因病耗伤肾气，又逢手术治疗而致精血不固，肾之阴阳俱虚，肾阳不足，则无以化气行水，肾阴不足，无阴则阳无以化，以致三焦气化功能失常、膀胱开阖失司而发为癃闭。故取膀胱经募穴中极，以职司化气利水，足三里健运中焦、益气化湿，三阴交为脾、肝、肾三阴经之交会穴，肝主疏泄，肾主开合，脾主运化，此穴能疏通三阴经。三穴合用能扶正培元，使三焦气化复常，阴阳调和，气机通畅，开通水道，小便得出。湿热淋病理变化为"湿热互结"所致。由于湿为阴邪，热为阳邪，湿与热合而黏滞，故本病多见湿热实证为主。治疗取委中穴以除膀胱之邪热。阴陵泉与膀胱俞二穴合用以利小便，使气化复常、小便通利。下髎穴有清热利湿之功。三阴交穴可治疗足三阴经所主治的病证。以上诸穴合用，可达到清热利湿、通淋止痛之功。

曾主持多项科研项目并获奖。参加编写 20 余部医学著作，主编全国高等医药院校教材《中医学》三、四版。对中药亦有较深的研究，先后开发 10 余种中药产品，其中许多产品已投放市场。

在 2017 年 5 月举行的第一届贵州省器官移植与捐献高峰论坛上，贺志光教授志愿在去世后把遗体无偿捐献给医学事业。

115. 秦亮甫

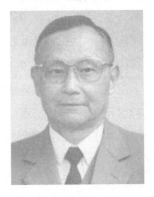

秦亮甫，男，1924 年生，江苏武进（今常州市武进区）人。曾任上海第二医科大学（今上海交通大学医学院）附属仁济医院中医科主任、中医教研室主任、主任医师、教授。第一、二、三、四批全国老中医药专家学术经验继承工作指导老师。

自幼随父秦志成学医，22 岁悬壶沪上。1945 年开始独立行医，1946 年获全国第一届高等中医师考试及格证书及中医师证书。1958 年调入上海第二医科大学附属仁济医院中医科，从事中医的医、教、研工作。曾是上海第二医科大学高级专业技术职务任职资格评审委员会委员，上海市高教局专业技术职务任职资格评审委员会中医学科组长，中国针灸学会理事，上海针灸学会常务理事，上海中医药学会理事，《上海针灸杂志》常务编委，上海中医药大学、上海中医药研究院专家委员会名誉委员，享受国务院政府特殊津贴专家，1995 年获"上海市名老中医"称号。

他博览众书，精于辨证论治，针刺配穴严谨，主张针药结合，擅长治疗各种疑难杂证。学术上能博采众长，衷中参西，提出"主取督脉，以治杂病""主取督脉，以治四肢病"的理论，并结合头部运动区及经络的分布，提出具有创新性的针灸治疗方案——秦氏"头八针"，用于治疗帕金森病和多发性硬化等神经系统疾病，并以门诊实例介绍"头八针"能够缓解帕金森病，改善患者运动、认知和情感障碍，减轻患者痛苦，提高患者生存质量。参加的"针刺麻醉心内直视手术"获 1990 年国家科技进步一等奖。

曾先后9次赴法国进行针灸讲学，自编自译教材，亲自讲授。应邀担任法国斯特拉斯堡、路易斯巴斯德大学医学院客座教授，并获得颁发给对教育贡献卓著者的"依堡卡特"奖章。曾应邀赴澳大利亚讲学，被聘为澳州全国中医药针灸学会联合会高级顾问，澳大利亚墨尔本理工大学中医学高级学术顾问。

116. 袁秀丽

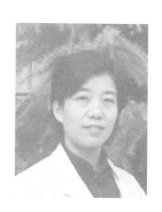

袁秀丽，女，1961年出生，主任中医师，教授，副院长。绵阳市中医医院副院级研究员、针灸科主任医师。

1982年自成都中医学院毕业后，分配至绵阳市中医院，拜承淡安先生亲传弟子陈治平为师，后赴天津中医学院第一附属医院神经内科、中国中医研究院进修学习。现为四川省名中医、四川省中医学术技术带头人、四川省针灸学会副会长及针灸临床专委会主任委员、绵阳市中医药学会针灸推拿专委会主任委员，第六批全国老中医药专家学术经验继承工作指导老师，享受国务院政府特殊津贴专家。

在长期的学习思考以及工作实践中，总结出围针法、活血通窍刺灸法、清脑调神法等针灸治疗方法。擅长采用捶击治疗骨质增生性足跟痛，运用"两点一圈"治疗面瘫，以及芒针治疗腰椎间盘突出症。采用缪刺法，结合撤针埋藏法治疗面瘫"倒错"现象。还擅长针灸、中西医结合治疗中风、头痛失眠、颈腰椎病、骨质疏松等病症。

主持和参与研究课题6项，研究成果获国家部级二等奖1项，获四川省政府科技二等奖1项、绵阳市科技进步三等奖1项。在国家、省级以上刊物发表学术论文25篇。

在她的努力与带领下，将一个1988年组建、时仅3名医务人员的针灸科，发展为国家中医药管理局重点专科，并将针灸技术拓展到全院各病区科室。多次被派到俄罗斯进行中医技术交流，运用针灸治愈当地万名患者，被俄罗斯民众誉为"中国神针""盛开在俄罗斯的红梅"。

117. 贾春生

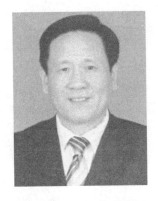

贾春生，男，1958 年出生，河北省石家庄市人，农工民主党党员。1982 年毕业于河北医学院中医系。1988 年毕业于中国中医研究院针灸专业，获医学硕士学位。现任河北中医学院针灸系主任、教授、主任中医师、硕士研究生导师。是世界中医药学会联合会中医手法专业委员会常务理事，中国针灸学会常务理事、刺法灸法专业委员会常务理事，河北省针灸学会常务副会长、特种针法灸法专业委员会主任，以及第六批全国老中医药专家学术经验继承工作指导老师。应邀担任加拿大安大略省中医学院客座教授、名誉副院长。

长期从事针刺手法、灸法、穴位贴敷疗法与针灸古籍的研究，擅用毫针、耳针、火针治疗疑难杂症，擅用针灸与中药结合治疗血栓闭塞性脉管炎、支气管哮喘、血管神经性头痛、纤维肌肉痛、强直性脊柱炎、风湿与类风湿性关节炎、脑血管病后遗症等。1992 年研制出"一种养生保健药鞋"新型保健产品，获国家专利局实用新型专利，并获河北省第五届发明展览会铜奖。参加了国家重大研究项目"经络的研究"中"经络的文献研究"部分课题。多次获得本单位的优秀教师与先进工作者称号。1995 年荣获由中国青年联合会和中国中医药学会联合评选的"中国首届百名杰出青年中医"提名奖。1996～1999 年，应世界自然医学基金会邀请，赴加拿大从事针灸临床与教学工作，深受加拿大患者与学生的好评。近年来，应用耳针沿皮透穴刺法，对肢体、躯干疼痛或功能障碍进行快速镇痛及恢复运动功能，疗效明显，并多次应邀在国际针灸学术会议上演讲耳针沿皮透穴刺法与演示操作技术，深受专家和患者的好评。

参加编写并已出版发行的著作有《中国大百科全书·中国传统医学卷》《中国针灸大全》《中国医学疗法大全》《中国医学预防法大全》《国际针灸交流手册》《中国长寿大典》等。曾在国际与国家级、省级学术刊物上发表论文、译文30余篇。

118. 夏治平

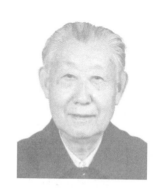

夏治平，男，1932年10月生，江苏省海安市人，海安市中医院主任中医师，南京中医药大学博士研究生导师。是江苏省名中医，第三、四、五、六批全国老中医药专家学术经验继承工作指导老师，享受国务院政府特殊津贴。

15岁即师从海安名中医黄子丹先生学习中医内科5年，1956年考入江苏省中医进修学校针灸师资班，后留校任教18年，主要从事针灸教学与临床工作。1975年调回海安县（今海安市）人民医院工作，1983年海安县中医院成立，即调至该院工作至今。曾任中国针灸学会文献研究会理事、江苏省针灸学会常务理事、南通市针灸学会理事长、江苏省海安针灸推拿学校名誉校长。期间多次被评为南通市劳动模范、江苏省卫生系统先进工作者、全国卫生系统劳动模范。

长期潜心经络理论研究，形成独到见解，认为经络有广义和狭义之分，狭义经络指以十四经的循行与病候为主体，与各经腧穴密切关联；广义经络学说除了包括狭义经络学说的内容外，还包括血管、淋巴管、神经、肌肉与肌腱，甚至演变成辨证方式或脏腑的代称。临床中重视单位时间刺激量与总刺激量的关系，除病情特殊需采用强刺激外，一般采取轻刺激加电针、久留之法。不认可疾徐、开阖、呼吸、迎随补泻等传统补泻针法。

重视运用针灸治疗内科疾病，对脑炎、脑血管意外后遗症、冠心病、喉头痉挛、胃下垂、肠麻痹、痢疾、腹泻、各种周围神经疾病均有满意疗效。尤善治疗男性生殖系统疾病，如男子不育、阳痿、早泄、遗精等。常针药联用，采用益肾生精法、补肾益气法、清热解毒法、甘酸化阴法、疏肝解郁法、脾肾双补法、祛除痰浊法、活血化瘀法等治疗。

善于使用穴位注射，在针灸的同时配合使用穴位注射，广泛用于男性病、各种麻痹、各种瘫痪性疾病、消化系统疾病，对三叉神经痛、臂丛神经痛、梨状肌损伤、冈上肌腱炎等病症有特效。

先后发表论文 20 余篇。主编和参编书籍 19 部，是第二版中医院校统编教材《针灸学》的重要执笔人之一。其中《中国经络文献通鉴》获国家图书奖，《实用针灸推拿治疗学》获华东区二等奖。

119. 殷克敬

殷克敬，男，1941 年生，陕西省三原县人，陕西中医学院教授、主任医师，硕士研究生导师。第二、六批全国老中医药专家学术经验继承工作指导老师。

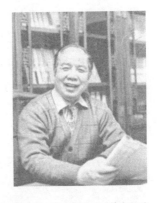

1963 年毕业于陕西中医学院，1975 年在第四军医大学神经内科进修。曾任中国针灸学会临床分会副主任、中国针灸器材研究会委员、中国医疗康复医学会理事、中国针灸讲师团教授、全国针灸临床研究中心陕西中心主任、陕西省针灸学会副会长等职，并应邀担任日本国群马中医研究协会顾问、香港中华医药学院客座教授、加拿大传统医学会国际医事顾问等职，是陕西省名老中医、陕西省优秀教师、先进工作者。

20 世纪 80 年代初，将主要精力投入到针灸治疗急症的临床和机理研究上，总结了中风急性期以郄穴为主的针灸治疗方案，对患者早期康复有着重要的临床意义。运用天干地支推衍，结合中医辨证，创立了"空间时相针灸法"。重视辨证施治，提出了"筋急则痛"，补充了"不通则痛"和"不荣则痛"的不足之处。注重"腧穴疲劳"，以"共振现象"取穴，取穴少而精，临床疗效显著。

发表学术论文近百篇，主编出版了《中国磁极针》《临床急症针灸治疗学》《360首方剂速成趣记》等十余部著作。主编了全国医药院校教材《针灸学》、中国中医药出版社规划教材《针灸学指导》及全国高等教育自学考试教材等近十部。其中主持或参与的"中国磁极针""磁极针对癫痫抑制作用及机理的实验研究""针刺治疗高脂血症临床与机理研究"均获陕西省中医药科技成果奖二等奖；"针刺治疗中风急性期临床疗效观察与机理研究""DW-B型多功能无痛进针器"，出版的《临床急症针灸治疗学》均获陕西省中医药科技成果三等奖；"实验针灸课开设教材建设探索"获陕西省教委优秀教学成果一等奖。教学认真负责，一丝不苟，多次被评为院"教书育人优秀教师"。还曾多次赴日本、韩国、东南亚等国讲学。

120. 高维滨

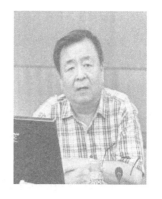

高维滨，男，1944年生。黑龙江中医药大学附属第二医院主任医师、教授、博士研究生导师。第三、四、五、六批全国老中医药专家学术经验继承工作指导老师。

1970年毕业于黑龙江中医学院，师从名医葛茂振，系统学习了西医神经解剖及神经病学。曾任黑龙江中医药大学附属第二医院神经内科（针灸科）主任，荣获黑龙江省优秀中青年专家称号，是黑龙江省名中医，享受国务院政府特殊津贴。

认为针灸疗法要以人体解剖、生理和病理为基础，主张运用现代科学技术手段来研究针刺方法。重视研究腧穴解剖，取穴参考腧穴解剖及神经肌肉起止点，研究针刺手法的生物电原理以探明针灸的治疗作用。研究中药从神经递质、免疫学和血液流变学等角度探索，治疗失眠症、偏头痛等均取得满意的疗效。

临床主张辨病分析，擅长针刺、中药治疗神经系统疾病，取穴用药强调少而精。结合多年临床实践，总结出10种治疗神经内科疑难病的针刺方法，称为"针刺十绝"，包括：项针治疗延髓麻痹、项针治疗喉肌麻痹、滞针动法治疗眼肌麻痹、夹脊电场疗法治疗不完全性脊髓性截瘫、电针治疗排尿障碍、电项针疗法促醒及治疗多种脑颈项部疾病、夹脊电针治疗顽固性呃逆、夹脊电针治疗颈腰椎病、电针拮抗法治疗中风后偏瘫和电针治疗面神经麻痹，临床值得肯定。

主持的科研课题"针刺治疗延髓麻痹"获国家科技进步二等奖。获黑龙江省科技进步二等奖3次，三等奖1次。发表学术论文90余篇，编写《神经病的中西医结合疗法》《针灸临床学》《针灸三绝》《针灸六绝》《神经病中医新疗法》《神经系统疾病现代中医治疗》等10余部著作。

121. 郭寿恒

郭寿恒，男，1923年生，江苏省苏州市人，苏州市中医医院主任医师。第二批全国老中医药专家学术经验继承工作指导老师。

师承苏州名中医黄一峰、黄鸿舫，曾任江苏省中医学会理事、苏州市分会理事，针灸学组组长。

临床诊治疾病注重遵循中医学的

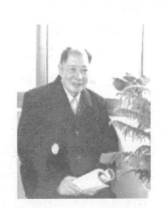

基本理论及针灸医术原理，医风严谨，每诊疾病，均能详细探索，辨证求因，审因立法，精究刺术。因有深厚的指力，针刺操作自如，柔中有刚。主张选穴不贵多而贵精，强调重视刺激量的把握。擅长治疗麻痹症、痿证及脑血管意外后遗症，并对杂病如胃下垂、妊娠恶阻、支气管炎，慢性咽炎、音瘖等亦取得很好的疗效。对郄穴、经外奇穴的研究着力颇深，如郄门穴治疗肋间神经痛，二白穴治疗痔疮出血，金津玉液、增音穴治疗中风后舌强语謇，素髎治疗过敏性鼻炎等，皆有满意疗效。

122. 郭效宗

郭效宗（1924—1997），男，汉族，甘肃省会宁县人，中共党员、农工民主党员。第一批全国老中医药专家学术继承经验工作指导老师。

13岁随母学习针灸，后拜当地名中医宿光斗、王在中门下学习中医理论及临床经验，向西医师刘蔚文学习西医。1948年通过中西医考核正式从事医疗工作。1952年在中央卫生部针灸疗法实验所（今中国中医科学院针灸研究所）进修针灸，结业后留在针灸研究所工作。1956年毕业于中华医学会西学中班。曾任中国中医研究院针法研究室主任、针灸研究所专家学术委员会委员，并应邀担任甘肃省定西地区顾问、安徽中医学院针灸研究所特约研究员、北京医院中西医结合治疗中心顾问等职。享受国务院政府特殊津贴。

在学术上，重视中医阴阳平衡及整体观，强调辨证与辨病相结合，以病统症，重视脉诊。主张中西医结合，衷中参西，互相取长补短。治疗上对取穴方法和针刺手法的研究独具匠心。根据中、西医学理论，创立了"人体分区化纤定点"的有效点治疗规律。并总结简便实用的六种针刺手法及短针、皮下留针、火针、点穴导气等调节阴阳自成体系的独特理论和方法。重视药膳和食疗等综合治疗方法。

在临床研究方面，开展了"针刺治疗良性甲状腺结节"等课题研究，曾两次获院级成果奖，新华社对此成果做了相关报道，其研究论文发表在《美国针灸》杂志上。曾先后赴比利时、荷兰、日本等国家从事讲学和医疗活动。在国内外学术期刊发表论文数十篇，并著有《针灸有效点图解》《针灸临床治疗歌诀》《针灸有效点理论与临床机理》等著作。

123. 郭耀康

郭耀康，男，出生于 1939 年，山
西省介休市人。山西省中医药研究院主
任医师，第三、四批全国老中医药专家
学术经验继承工作指导老师。

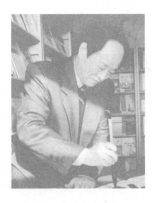

1958 年 4 月参加山西省中医研究所
（今山西省中医药研究院）中医学徒班
学习，师从针灸名家李庶民和冯尚武学
习针灸，研习中医针灸经典古籍。1958
年 9 月赴山西中医学校学习三年，毕业后分配至山西省中医研究
所针灸科工作。1981 年参加卫生部全国针灸研究班深造学习两年。
曾任山西省中医研究所针灸科主任，中国针灸学会第三、四届理
事，山西省针灸学会常务理事、副秘书长、秘书长等职。

热爱针灸事业，医德高尚，勤求古训，学以致用。坚持将中
医针灸理论和临床实践紧密结合，不断探索创新。他在临床最具
特色的针法当属大针深刺督脉穴治疗癫、狂、痫、癔病性失语等
证属实证的精神疾患，大针是特制的 21 号针、长 3 ～ 4.5 寸的不
锈钢针，以此大针深刺风府穴治疗癔病性失语，深刺大椎、陶道
治疗癫、狂、痫等疾病，往往 1 ～ 2 针即可见效。

曾前后三次参加援外医疗队，远赴非洲喀麦隆、吉布提从事
针灸工作，用自己精湛的针灸技术，为非洲人民解除了疾病的痛
苦，并为当地培养了 40 多名针灸人才，获得吉布提总统授予的
"国家骑士勋章"，并于 2003 年被评为全国援外医疗队先进个人。
发表《交通任督二脉法在临床上的应用》等 8 篇论文，撰写、参
编《三晋名医传心录》等 2 部著作。

124. 唐强

唐强，男，1963年4月生，四川省大竹县人，中共党员，黑龙江中医药大学教授、博士研究生导师，第六批全国老中医药专家学术经验继承工作指导老师。

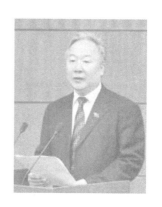

1985年大学本科毕业留校工作，先后获得中医学硕士、博士学位和神经病学博士后。曾任黑龙江中医药大学附属第二医院康复医学科主任，黑龙江中医药大学针灸推拿学院教学院长、康复医学教研室主任，并兼任黑龙江省康复医学会常务理事，黑龙江省中医康复专业委员会主任委员，黑龙江省针灸学会常务理事，第六届黑龙江省青年科技奖获得者，2004年获"黑龙江省模范教师"称号。是"龙江学者"特聘教授，黑龙江省名中医，享受国务院政府特殊津贴专家。

在临床上注重中西合参、针药并举，并将康复技术融入治疗过程，擅长中风偏瘫、吞咽困难、言语不利、脊髓损伤、面瘫、颈腰椎疾病、神经症、小儿脑瘫等病症的治疗。

在教学上注重教学法的研究和实践，能将教学活动和临床实际有机地结合起来。先后承担了研究生及本、专科学生的"针灸学""腧穴学""康复医学"等课程的教学任务，为培养本学科的专业人才起到了积极作用。

参与研究的多项课题获得国家级、省部级奖。其中，作为主要研究人员参与的"头穴丛刺结合易化技术对脑卒中康复治疗作用的研究"，获中国博士后科学基金；"针刺颈项部腧穴治疗真性延髓麻痹的临床应用研究"，获2004年国家科技进步二等奖；"项针疗法治疗假性延髓麻痹的临床与机理研究""项针疗法治疗真性延髓麻痹的临床与机理研究"，分别获得1997年、2000年黑龙江省科技进步二等奖，"头穴脉冲磁针治疗仪的应用研究"获2002年黑龙江省科技进步三等奖。此外还获得厅局级科技奖励二等奖3项、三等奖1项。

主编《神经系统疾病中西医结合疗法》《中国针灸头穴疗法》等著作3部，参编著作3部，先后发表论文30余篇。

125. 诸云龙

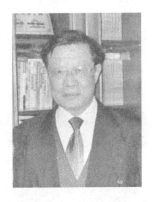

诸云龙，男，汉族，1944年出生，上海市人，中共党员，主任中医师。1965年毕业于上海中医大专班。曾任河北省唐山市中医医院院长，中华中医药学会脾胃病专业委员会学术顾问，河北省中医药学会内科专业委员会副主任委员、脾胃病专业委员会副主任委员，河北省针灸学会副会长。2008年荣获"唐山市名老中医"称号，2009年荣获"河北省首届名中医"称号，是第三批全国老中医药专家学术经验继承工作指导老师。

中医理论造诣精深，精通中医经典著作和历代各家学说，擅长针灸、中医内科。经过多年临床实践的探索和完善，形成了针药结合、双管齐下的治疗特色。在针药结合治疗内科、妇科常见病和疑难杂症方面积累了丰富的经验，尤其在治疗心脑血管病和神经、消化系统疾病，如头痛、眩晕、脑血管病、面神经麻痹、失眠、抑郁症、冠心病、胃下垂等方面疗效明显。针刺手法娴熟细腻轻柔，疗效显著，被患者盛赞为"妙手神针"。

曾两次参加中国医疗队赴扎伊尔援外，并在扎伊尔政局动荡、内战不断的极其艰难、危险的情况下，带领医疗队队员冒着生命危险，坚守岗位，救死扶伤，期间还首创了针灸治疗非洲疟疾的新疗法，并取得了显著疗效，因此获得扎伊尔政府的高度赞赏。1992年9月，扎伊尔总统蒙博托亲自授予他扎伊尔国家军官勋章。河北省委和河北省卫生厅先后授予他"履行国际主义义务成绩显著者"（1978年）和"援外工作先进个人"（2003年12月）。

发表学术论文 50 余篇，主编的《外科针灸治疗》由美国 BLUE POPPY 出版社出版，主编的《张景岳医方精要》由河北科学技术出版社出版。另外，他还参与编写了《北方医话》《男科最新诊疗方法精要》《张仲景医方精要》《百病一针灵》《百病自我按摩保健》等 8 部著作。

在带教工作中，他以高度的责任感，努力将自己的学术思想、诊治规律尤其是针药结合的特色，毫无保留地传授给学生，帮助学生在理论水平和临床能力方面不断进步。唐山市中医医院设置了"诸云龙工作室"，将其学术思想总结运用于临床各科，造福一方百姓。

126. 黄宗勖

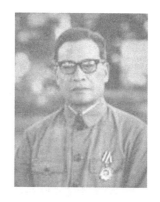

黄宗勖，男，1912 年出生，福建省古田县人，汉族。福建中医学院（今福建中医药大学）教授、主任医师。第一批全国老中医药专家学术经验继承工作指导老师。

生于中医世家，幼时即随父学医，1931 年考入福州私立协和医学院，1936 参加中国针灸研究社学习，师从近代针灸大师、澄江针灸学派创始人承淡安先生。1952 年被推选为南平中西医联合诊所所长，1953 年进入福建省中医进修学校深造，毕业后留校任教。先后获福建省先进工作者、优秀教师、省级劳动模范、省先进教育工作者等称号。曾任世界卫生组织传统医学内科委员会主任专家委员、中华中医药学会福建分会顾问，多次应邀赴马来西亚、印度尼西亚、中国香港等地进行学术交流，并受邀担任马来西亚中国医药健康研究中心客座教授等。

其针灸学术特色主要表现为：重视经络和辨证论治；重视得气，善用补泻；重视调理脾胃，针、药、灸并用；内外同治，且善用透穴；重视养生保健，善出食疗奇方。擅长治疗类风湿性关节炎、支气管哮喘、骨质增生症、脑血管意外后遗症、顽固性偏头痛等疾病。

关心针灸教育事业，培养了大批海内外针灸人才，尤其对福建地区针灸教育的发展做出了重要贡献。先后任教于福建省中医进修学校、福建中医药大学、福建医科大学等学校，培养了大批中医人才。任教期间，不仅承担多门课程的教学任务，还结合自己的临床验案编写了《经络》《针灸学讲义》《刺法灸法学》《针灸试用教材》等教材，弥补了当时针灸教材缺乏之不足。在教学过程中，注重培养学生的学习方法及操作技能。

医教之余笔耕不断，先后发表了100余篇学术论文，撰写了《针灸疗法速成手册》《拔罐疗法》《现代实用针灸学》《黄宗勖医论选集》《中国百年百名中医临床家丛书·黄宗勖》《实用中草药外治法大全》《常见病中草药外治疗法》等12部专著。

127. 黄荣活

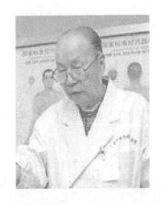

黄荣活，男，1920年12月出生，广西省桂平市人，中共党员，主任医师，教授。第一批全国老中医药专家学术经验继承工作指导老师。

1937年毕业于广西南宁区医药研究所（今广西中医药大学），早年师从广西名医黄啸梅。1952年于武汉中南卫生部针灸师资训练班结业，1953年在广西中医学院（今广西中医药大学）从事针灸、中医临床、教学工作。1958年参加南京中医学院教学研究班学习。曾任广西中医学院针灸教研组组长及第一附属医院针灸科主任、中华中医药学会广西分会针灸学会副主任委员、广西针灸学会副会长、广西针灸学会荣誉会长、广西高等院校教师高级职务医学学科评委组评委。

精于针灸，兼通中医中药，对内、妇、儿科病多有研究。强调人以胃气为本，着重调整经脉疏通和脏腑升降的功能，循经取穴和局部取穴相结合，尤长于单刺术治疗各种痿证。在治疗上强调培土可以生金，扶土可以抑木，健脾可以助肾，许多疾病可以通过调理脾胃而获效。尤以运用补中益气法见长，针药兼施治疗疑难杂证，得心应手。临床上足三里、三阴交、中脘、内关等穴为其常用之穴，补中益气汤、逍遥散、小柴胡汤等方为其常用之方。对燥咳、腰痛、崩漏、偏头痛、慢性乙型肝炎、胸痹、眩晕、牙周炎、胃脘痛、便秘、乳癖等病症尤有心得。著有《临床针灸学》《新编成药用法歌诀》《中医临床常见病症手册》《伤寒论七字经》《中医外治法奇方妙药》《验方拾穗》等专著，发表论文 30 余篇。其业绩收载于《百病中医针灸疗法》《针灸临床指南》《中国当代针灸名家医案》《中国名医特技集成》《中国中医特治新法大全》《当代名老中医风采》等书中。

128. 黄修武

黄修武，1937 年出生，四川省泸县人，成都市第一人民医院主任医师。1959 年进入成都市卫生局举办的中医跟师学习班学习，师从蜀中针灸专家廖宾甫先生学习中医及针灸。毕业后分配入成都市第一人民医院工作，曾任该院针灸针麻研究室主任、成都市针灸学会常务理事，是四川省首届名老中医，第二批全国老中医药专家学术经验继承工作指导老师。

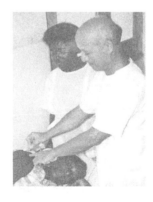

擅长治疗中风偏瘫、消化系统疾病、眼肌病变、泌尿系统疾病、神经系统疾病、脊髓病变等，并对消化系统疾病有一定研究，治疗疑难杂症时常针药并用。曾作为中国医疗队成员赴圣多美普林西比共和国工作，并获该国授予的"国际医师"荣誉证书。

援外期间，曾针刺治疗 11 例因脑型疟疾导致的小儿瘫痪，该病临床常见肢体瘫软、体弱神差、视听力下降、语言不利等症状，严重影响小儿发育及生活质量。因阳明经乃多气多血之经，又主润宗筋，故治疗多选取阳明经穴位，配以督脉和脾经的穴位，共奏醒脑开窍、调和气血、通经活络之功。具体选穴：上肢瘫取肩髃、曲池、外关、合谷、大椎、身柱、神道、至阳、筋缩，加皮针叩督脉1到9椎；下肢瘫取环跳、风市、阳陵泉、阴陵泉、足三里、悬钟、三阴交、上曲泉（曲泉上1.5寸）、昆仑、太溪，加皮针叩督脉11到21椎，骶骨骶后孔上髎、中髎、下髎三条线。视力下降、失语，针哑门、廉泉、球后、承泣、风池、睛明、光明等穴。

黄修武不仅医术高明，而且医德高尚，即使是晚年被查出膀胱癌之后在家休养期间，仍对上门求医的病人勉力施治。

撰写及发表《指切压手进针法》《针刺球后穴治疗眼科疾患》等学术论文多篇。

129. 黄鼎坚

黄鼎坚，男，1939年8月生于广西壮族自治区东兰县，壮族。广西中医学院中医针灸学教授、硕士研究生导师、中医主任医师，第二批全国老中医药专家学术经验继承工作指导老师。

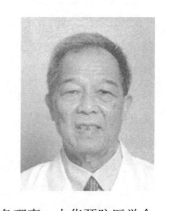

1959年就读于广西中医学专科学校（今广西中医药大学），1963年毕业留校任教至今。曾任广西针灸学会副会长、全国高等中医药教育学会临床研究会常务理事、中华预防医学会足部健康法专业委员会常委、广西卫生技术职称高级评委、广西中医医院等级评审委员会副主任、专家组组长，并应邀担任香港中西医结合学会客座教授。

长期从事针刺手法研究，要求医者从持针开始到出针结束，都必须做到规范、治神，认为任何一个环节差错，都会直接影响到治疗效果。在诸环节中，尤重行针，强调不仅要有针感，更要使针感向病变部位传导，然后再根据病情行补或泻的手法。同时强调切勿为了追求得气而盲目加大操作幅度，同时也应避免片面强调针刺补泻手法的作用而忽视得气这一基本前提。临床中对针灸治疗痿、瘫、痹、痛等常见及疑难杂证，积累了丰富的经验，尤擅以传统手法治疗面瘫、头痛、眩晕等病症。

对指针点穴疗法、壮医药线点灸疗法、挑针疗法及全息诊疗法等有较深的研究和体会，独著或参加整理、编写的著作有《点穴疗法》《壮医药线点灸疗法》等6部。在国内外进行学术交流、发表的论文有《浅谈虚实在针灸临床上的应用》《外籍学员临床实习中的普遍问题及指导原则》等10余篇，参加"壮医药线点灸疗法的整理和疗效验证研究"等课题研究。1981年主持创办广西第一家针灸专科病房，率先接纳澳、美、英及港台等10多个国家和地区的针灸留学进修人员。1984～1987年参加中国医疗队赴非洲援外。

130. 黄羡明

黄羡明，男，字香圣，生于1920年10月，江苏省无锡市人。是近代上海针灸名家黄鸿舫之哲嗣，海派针灸之黄氏针灸流派代表人物之一，第一批全国老中医药专家学术经验继承工作指导老师。

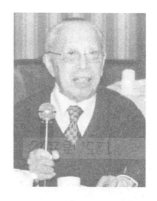

1930年参加丁甘仁创办的私立上海中医专门学校（1932年改名为私立上海中医学院）学习，并师从包识生深造内科，针灸之学则尽得其父黄鸿舫之真传，未满弱冠即侍父应诊。1937年起悬壶沪上，20世纪40年代末被誉为上海三大针灸名医之一。1954年结束私人开业，参加上海市立第十一人民医院（今上海中医药大学附属曙光医院）的筹建工作，历任上海市立第十一人民医院针灸科主任、上海中医学院针灸教研组副主任、上海市中医研究所副所长、上海市针灸经络研究所所长、中国上海国际针灸培训中心主任、上海市针灸学会主任委员、中国针灸学会副会长、中华全国中医学会理事兼上海分会副理事长、世界针灸联合会中方筹备委员、世界针灸联合会顾问等行政与学术职务。1978 年成为上海首批中医教授，是全国最早的针灸博士生导师之一。历任上海市第二至第九届人民代表大会代表。

精于针术，善治杂病，在治疗胃及十二指肠溃疡、糖尿病性膀胱病变方面有独特的经验。他与西医合作首创术前运针诱导法，以代替麻醉药物用于扁桃体摘除术，后又进一步应用于甲状腺次全切除术和眼科手术，均获得成功。

对耳针定位诊断和治疗进行了科学的验证，研制了用磁场发光的经穴玻璃人，获轻工业部科研成果二等奖。发表论文 40 余篇，参加编审《中国针灸学概要》《中医针灸学》《十四经穴位解剖挂图》《俞穴断层解剖图谱》等书籍。

长期从事国际针灸教学工作，不仅培养了数千名海外弟子，而且先后走访古巴、印尼、肯尼亚、日本等国家，足迹遍及五大洲 20 余个国家和地区。1983 年获秘鲁政府社会倡利部银质奖。古稀之年旅美期间，仍不断凭借着高超的针灸技术和自身卓越的影响力，传播中国针灸文化，为促进针灸医术在美国的发展做出了积极的贡献。

131. 黄瑾明

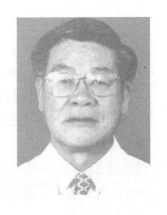

黄瑾明，教授，男，1937 年生，广西壮族自治区贵港市人，壮族，广西中医学院教授、硕士研究生导师。1965 年毕业于广西中医学院医疗专业，后留校任教，曾任广西中医学院教务处处长。曾兼任中华中医药学会理事，中国民族医药学会理事，广西中医药学会和广西民族医药协会副会长等。是第二、第六批全国老中医药专家学术经验继承工作指导老师，全国名中医，享受国务院政府特殊津贴。

长期从事中医针灸教学、医疗工作，教学和临床经验丰富，强调无痛进针，"让病人在享受中接受治疗"，并经常亲自试针，体验针感。1982年开始，主攻壮医药的发掘研究和推广应用，成果卓著。1985年创办广西中医学院壮医门诊部，聘请壮医名家龙玉乾传授壮医药线点灸疗法，开展大量病例的临床验证，主编出版了《壮医药线点灸疗法》和《壮医药线点灸疗法临床治验录》，把壮医从民间引入医学殿堂，开创了壮医药整理研究的先河。同时，还对流传在民间的壮医浅刺疗法、壮医莲花针拔罐逐瘀疗法等，进行了系统的挖掘整理，打造了壮医针灸三大核心技术，使壮医从民间技法发展成为一门学科。坚持运用壮医理论指导临床，重视阴阳互生、三气同步、三道两路、毒虚致病、气血均衡五大学说，强调调气、解毒、补虚、祛瘀四大治则，擅长应用壮医针灸及壮药内服外用治疗内、外、妇、儿、皮肤、五官等临床各科常见疾病及疑难杂症，对带状疱疹后遗神经痛、陈旧性面瘫、不孕不育等积累了大量临床验案。1985年，首倡将壮医药线点灸疗法列入本科选修课，并亲自授课，同时面向全国开办了30多期壮医药线点灸疗法培训班，并招收研究生。2011年壮医药线点灸疗法被列入《国家级非物质文化遗产名录》，黄瑾明是传承人。

他尊重壮医前辈，虚心好学，得到了龙玉乾等壮医前辈的好评。多次应邀赴美国、英国、澳大利亚等国家讲学及医疗，深受海外患者好评。主持完成"壮医药线点灸疗法的研究与教学实践"课题，成果获广西教学成果二等奖。1988年制作成中英文双语解说的《壮医药线点灸疗法》教学录像片，由中华医学音像出版社发行。2011年获国家批准并资助全国名老中医黄瑾明传承工作室。指导23家县级中医院建立壮医科，为50多家基层中医院培养壮医人才300多人。

在整理壮医药民间疗法的过程中，重视临床疗效、治疗规律、作用机理等的研究，验证壮医的科学性。1992年主持完成的"壮医药线点灸疗法的发掘整理及疗效验证研究"，研究成果成为壮医领域首次获得的省部级科技进步二等奖。1995 年主持完成的"壮医药线点灸治疗脾虚证作用规律及疗效原理的研究"，是壮医领域获得的首个国家自然科学基金项目。由他指导完成的"壮医针灸学的理论与临床研究"，获广西科技进步二等奖。出版专著 18 部，以第一作者身份发表论文 25 篇。

132. 萨仁

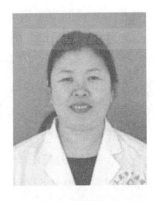

萨仁，蒙古族。1991 年毕业于北京中医学院中医专业，1994 ～ 1995 年在中国中医研究院骨伤科研究所进修，1999 ～ 2002 年就读于长春中医学院针灸推拿专业并获硕士学位。现为副主任中医师，三亚市中医院针灸科主任。第六批全国老中医药专家学术经验继承工作指导老师。

从医二十余年，以实为本，善于以针灸推拿治疗各科杂症，对颈、肩、腰、腿痛病证有独特治疗方法，对股骨头无菌性坏死、痛风、绝经后骨质疏松症、内分泌失调、小儿脑瘫、中风后遗症、肥胖症、压力性尿失禁等病症疗效显著。学术上强调循经取穴、辨证论治的重要性。由其总结的补肾健骨针法，对于绝经期妇女骨质疏松症的治疗有着很好的疗效，主穴选取双侧脾俞、肾俞、足三里、太溪、悬钟、大杼，配穴随症加减选取局部穴位。诸穴合用，共奏补肾益精、健骨生髓之效。

多次为前往三亚度假疗养的外国政要治病保健，包括塔吉克斯坦共和国总统埃莫马利·拉赫蒙、哈萨克斯坦总统纳扎尔巴耶夫等在内。在 2004 年 9 月"别斯兰人质事件"及 2010 年吉尔吉斯斯坦共和国恐怖事件袭击中，受伤儿童被送往三亚进行身心治疗与康复，她及其团队成员用精湛的中医针灸技术，践行着大医精诚的教诲，为异国儿童的身心康复奉献了满腔的爱心，收到了良好的治疗效果，得到了相关国家政府及孩子、家长们的认可，也为提升中医针灸形象乃至国家影响力、"一带一路"建设，做出了贡献。

133. 曹奕

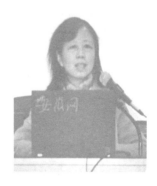

曹奕，女，1959 年出生，安徽中医药大学第二附属医院主任中医师，安徽中医药大学教授、硕士研究生导师。第六批全国老中医药专家学术经验继承工作指导老师。

1983 年毕业于安徽中医学院中医系。曾入选全国第一批中医优秀临床人才，并担任安徽针灸学会副会长，安徽省灸法研究会副会长，安徽省中医药学会常务理事，安徽省中医脑病、中医治未病、中医临床教学专业委员会副主任委员，安徽中医药大学第二附属医院现任常务副院长，安徽省首届"江淮名医""安徽省名中医"。

长期从事针灸防治心脑血管疾病的医、教、研工作。在临床工作中强调中医辨证论治，针药并用，尤擅运用多种针灸特色疗法对脑中风及其相关病证、膝痹、胃脘病、喘证、心悸、顽固性面瘫、失眠、耳鸣、角膜营养不良、类风湿性关节炎。突出中医"预防为主""治未病"的理念，不断探索和拓展中医优势病种的预防。研制了温经浴袋治疗中风后运动功能障碍，中医"预防保健灸"防治顽固性痹证。

发表学术论文 40 余篇，主持省、厅级科研课题 3 项，并参与了多项国家级课题的研究。作为国家中医重点临床专科、国家中医药管理局重点专科针灸科学科带头人，完成了专科针灸预防治疗中风、膝痹、胃脘痛、喘证等优势病种诊疗方案梳理、方案优化、难点问题解决等系列工作。开展中医临床路径试点工作，主持完成了全国名老中医张道宗学术思想总结工作，编写出版了老中医学术经验总结，传承了中医特色专科特有的学术思想"通督调神"理论。结合中医"治未病"学术思想，主持开展了针刺预防缺血性中风再发的临床和机理研究。多次主办全国继续教育学术会议和重点专科协作组会议，参加国际针灸学术研讨会和世界针联学术会议。

134. 曹一鸣

曹一鸣，男，汉族，1911 年出生于浙江省鄞县（今宁波市鄞州区），天津中医学院针灸系教授，硕士研究生导师，中国针灸学会理事，全国高等医药院校针灸专业教材编审委员会委员，中国针灸学会实验针灸分会顾问，天津针灸学术委员会主任，天津经济技术开发区国际针灸培训中心副主任。第一批全国老中医药专家学术经验继承工作指导老师。

师承于"广西派针法"传人罗哲初先生，对子午流注针法尤有研究，自创子午流注纳甲法指算法，并从现存最早的子午流注专著《子午流注针经》中发现，除了子午流注针法当中的纳甲法、纳子法两种针法之外，还有一种流注针法，即养子时刻注穴法，并于 1984 年完成子午流注养子时刻注穴法的整理。养子时刻注穴法的开穴规律如下：此处的"开穴"，指开阖的开。先开与本时辰之时干相应经脉的井穴，后依"阳时开阳经穴，阴时开阴经穴"及"经生经""穴生穴"的原则，开本时辰其他四穴。每时辰相生五经，流注五穴。前之所云"时辰"，当以本地"地方时"计算。每一时辰相生养子五度，各注井荥输经合五穴，合二十四分钟开一穴。"时干相应经脉"，须遵下列歌诀：甲胆乙肝丙小肠，丁心戊胃己脾乡，庚属大肠辛属肺，壬属膀胱癸肾藏，三焦亦向壬中寄，包络同归入癸方。

他认为养子时刻注穴法开井穴根据"阳进阴退"的原则，唯癸日不按"阴退"原则在癸丑时开肾经井穴，而在癸亥时开穴，因此空下 10 个时辰为"闭穴"。养子时刻注穴法开井穴则根据时干，其返本还原亦据时干。纳甲法以各经值日为主，而养子时刻注穴法以各经值时为主。所以取穴时按时取穴、定时取穴就显得格外重要，在取穴时同样要考虑穴位组合规律以及生克运化规律。

发表论文三十余篇，主编了《经络学》《腧穴学》《针法灸法学》和《针灸治疗学》。

135. 盛灿若

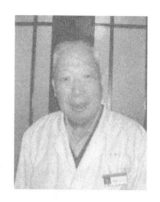

盛灿若，男，1933年出生，江苏省如东县人，主任医师，南京中医药大学教授，第二、三、四、六批全国老中医药专家学术经验继承工作指导老师。曾任江苏省针灸学会名誉会长、国家自然科学基金委员会评审委员、全国高等中医药针灸教材编审委员会委员、中国针灸学会理事、江苏省中医医疗事故鉴定委员会委员、江苏省医疗卫生系统高级职称评审委员。

幼习私塾，中学完业。1948年拜当地名中医张公为师，1951年赴南通医校学习西医。1954年跟随老一辈中医专家叶橘泉、马泽人、张泽生、邱茂良等，共同筹建江苏省中医院，先事内科，跟随清代御医马培之先生的后人马泽人以及中国科学院院士、江苏省中医院首任院长叶橘泉等中医名家襄诊抄方，后又跟随近代著名针灸学家承淡安先生和邱茂良教授学习针灸，后以针灸为主科。1957年参加江苏省中医进修学校进修学习。1969年赴非洲援外工作三年，后又多次应邀赴五大洲29个国家和地区进行针灸医疗和教学，深得各国卫生主管部门和当地媒体的好评，被誉为"东方神针"。

取穴少而精，善用特定穴，喜深刺透穴、一针数穴，单手进针。对神经系统疾病，如各种原因引起的瘫痪、麻痹、疼痛等有丰富的经验及较佳疗效，尤擅针灸治疗痛证。此外对不孕症、顽固性呃逆、声带麻痹、中风失语、突发性耳聋等疑难杂证也有独到之处，对一些急性发作的病如扭伤、落枕、麻木等能针到病除。2011年国家中医药管理局批准成立"盛灿若中医传承工作室"。

曾获全国科技大会科技成果奖、国家卫生健康委员会科技成果二等奖、江苏省人民政府科技成果四等奖、中国针灸学会优秀干部奖、江苏省教委教材编写优秀奖等科研及教学奖励。先后承担全国中医院校教材《针灸医籍选》《针灸学》编审工作，出版著作 10 余部，发表学术论文 40 余篇。

136. 盛燮荪

盛燮荪，男，1934 年出生，主任中医师。第三批全国老中医药专家学术经验继承工作指导老师。

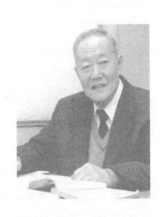

从事中医临床 50 余年。擅长应用传统针灸结合中药治疗肝病、胃病、妇科杂病和风湿病，在针刺手法和辨证取穴方面有较深研究和创新。1994 年被嘉兴市人民政府授予"优秀专业人才"，1996 年被浙江省人民政府授予"浙江省名中医"荣誉称号。曾任浙江省针灸学会副会长，浙江省中医药学会理事，嘉兴市针灸学会会长，嘉兴市中医药学会副会长。

在深入研究《内经》刺法基础上，经过五十多年临床实践，总结出盛氏骨边刺法。该刺法是在辨证取穴前提下，尽可能选取骨骼附近的穴位及进针点，使针尖刺达骨边，并行以泻法为主的补泻操作方法，临床上对于头痛、牙痛等疼痛性病证有显著的即时镇痛效果。相对于进针位置和针刺深浅，此刺法施针时更应注意针尖所刺之组织层次，为便于刺达骨边，还需适当变通进针点。例如治疗头痛，百会穴的最佳进针点位于矢状沟上，头维、神庭、上星也都以摸到头部骨缘切迹处为最佳进针点。

提出判断针灸刺激量大小的方法如下：轻刺激以得气为度，即进针入穴后，术者觉针下沉紧，患者感觉针刺局部有酸胀重等感觉即止，不再施行手法；中等刺激以舒适为度，即在得气以后，继续施行一定手法，使之持续保持针感，患者感觉到局部的酸胀感轻重适度或有全身舒适感；强刺激以酸困为度，即在得气的基础上反复施行捻转提插幅度大、频率高的手法，令针下有较强但能忍受的酸胀麻重感，或在出针后犹有针感留存。

注重医者指力的训练，要求做到"强而不猛，迅而不躁，轻而不漂，和而不滞"。指力达标后方可施行"顶、缠、串、截、担"等五种手法，施行这五种手法时，均需注意手下感觉，"近气勿失，远气乃来"，针下遇虚则补，针下遇实则泻，令气调而止，以平为期。

长期从事中医理论和针灸文献研究，先后完成省级课题"浙江古代针灸学术源流研究""浙江近代针灸学术研究"，并获浙江省卫生健康委员会科技成果三等奖。历年来在国内外医学期刊上发表论文150余篇，出版了《王孟英医著精华》《校注经穴会宗》《宋明浙江针灸》《手穴疗法》《浙江近代针灸学术经验集成》等五本中医针灸专著。曾任《浙江中医杂志》特约编委，《嘉兴医学》编委。

137. 常小荣

详见本书第三章"湖湘五经配伍针推流派"。

138. 阎润茗

阎润茗，女，1921年出生，汉族，北京人，主任医师，硕士研究生导师，第一批全国老中医药专家学术经验继承工作指导老师，享受国务院政府特殊津贴。历任中国中医科学院西苑医院针灸科主任，中国中医科学院学位委员会委员，中国针灸学会理事，中国女医师协会常务理事，全国民间子午流注针灸联

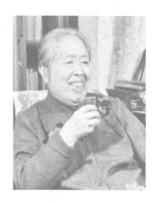

谊会针灸学术导师，亚洲针灸学会会员等。

1938 年入学华北国医学院，毕业后拜京城名医赵树屏为师。1945 年，又拜针灸名家李春萱为师，学习针灸四年。1948 年春在北京遂安伯胡同悬壶应诊。1952 年，考入北京医学院（今北京大学医学部）医疗系。1957 ～ 1963 年，被选派赴蒙古人民共和国中蒙友谊医院工作。1964 年，调派到中国中医研究院西苑医院妇科，从事有关"中药针灸避孕流产科研课题"的研究工作。1974 年，被选派参加我国原子弹试验基地甘肃医疗队工作。1978 年，担任中国中医研究院西苑医院针灸科主任，后一直在针灸科工作。曾多次参加中医药学术国际交流活动，出访巴基斯坦、日本、印度、荷兰等国家进行讲学和医疗。1983 年参加外交部组织的医学代表团出访阿曼苏丹国，为其皇太后会诊治疗。

在临证上主张证病合参，重视经络辨证。临床选穴一是善用背俞穴，应用速刺法，得气后即出针；二是四肢腧穴应用交叉取穴法。在长期的临床实践中，形成了独特的"捻转开合补泻"手法。擅治妇科疾病，主要以肝、脾、肾和心经穴以及奇经腧穴为主。特别对外阴瘙痒（外阴白色病变），认为与肝、脾、肾三经有关，多因湿热下注所致，以其经验穴"止痒穴"为主治疗。

1982 年撰写《经络诊断的临床应用》在《中国针灸》发表后，被日本《东洋医学·国际情报杂志》转载。《中国针灸的起源形成与发展》一文，1985 年发表于印度 *Ancint Science of Life* 杂志。另外"子午流注开穴与闭穴初探""子午流注试验观察与临床应用""子午流注针法的发展与形成"等论文 50 余篇，发表在国内外医学期刊上。"针药结合治疗面瘫"荣获中医研究院科研奖，"针药治疗外阴白色病变"荣获第二届世界传统医学大会国际功勋奖。

139. 梁书忠

梁书忠，男，1938年6月生，湖北省恩施土家族苗族自治州人。早年就学于湖北中医学院（今湖北中医药大学），毕业后留校任教于针灸系，一直从事针灸教学、临床及科研工作。曾任湖北中医学院针灸治疗学教研室主任、教授、硕士研究生导师，湖北省针灸学会常务理事，是第二批全国老中医药专家学术经验继承工作指导老师。

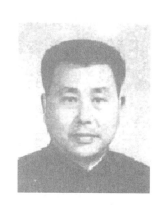

主要学术经验如下：①针刺补泻，重在提插。认为捻转法只是提插法的协同手法，在穴位某一深度上的左右捻转，不可能使在表的卫阳之气向深层内交，也不可能使在里的营阴之气向表层外出，因此单独的捻转手法并不能达到补泻的目的。只有将其结合在提插徐疾手法中运用时，才能增强针刺补泻的效果。②继承刺法，活用齐刺。在强调补泻手法的同时，也十分重视刺法。他继承了《内经》的"九刺""十二刺""五刺"等刺法，并能将其发展。对"十二刺"中"齐刺"的运用更是灵活。③按寻阿是，关刺迅速。不但重视寸口的切诊，而且对病变部位的按诊也非常推崇，尤其在诊治痹证患者时，必行局部按诊。常在筋痹病变部位按寻阿是穴，用关刺法治疗。在治疗肱二头肌长头肌腱腱鞘炎、肱骨外上髁炎、桡骨茎突踺鞘炎、屈指肌腱踺鞘炎、膝关节侧副韧带损伤等疾病时疗效显著。④经穴耳穴，合治内疾。在治疗内脏疾病时，常把辨证论治和辨病论治结合起来，辨证取穴以十四经辨经取穴为主，主张虚则补母，实则泻子，寒则灸之，热则凉之，新急之病取本部根部，久缓之病取标部结部，并配合俞穴、募穴、八会穴、八脉交会穴等特定穴运用；辨病取穴以耳穴为主，以经穴耳穴合治消化系统及心血管系统疾病常取得显著效果。⑤刺神经干，专治瘫痪。认为瘫痪的主要病变部位在神经，是由于肌肉失去了神经的支配而引发，可分为中枢性瘫痪及周围性瘫痪，因此只有用针刺激神经干，方能针至病所，起到治疗作用。

发表论文 20 余篇。针法灸法教学改革获湖北省教学成果一等奖，毫针刺法计算机软件包研制获湖北省科研成果二等奖，耳穴特异性研究获湖北省科研成果三等奖。

140. 梁栋富

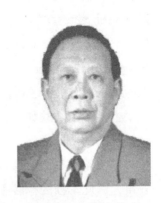

梁栋富，男，1933 年 12 月出生于印度尼西亚，福建省福清市人，中共党员。福建中医药大学附属人民医院主任医师、副教授。第五批全国老中医药专家学术经验继承工作指导老师。

1965 年毕业于福建中医学院，同年参加北京中医学院针灸进修班学习并顺利结业。曾任福建中医学院附属人民医院党委书记、副院长，中国针灸学会理事，福建省针灸学会会长、名誉会长。是福建省名中医，享受国务院政府特殊津贴。

从事针灸临床、教研工作 50 余年，对针灸理论运用于临床实践有较深造诣，针灸处方精当、取穴准确、精于手法。临证取穴重在取任督之穴以调阴阳之海。重视十二皮部的作用，善用浅针、梅花针治疗疾病。擅长治疗疑难病症，对脑病、痹证、精子减少症颇有心得。

1975 年参加福建省首批援塞内加尔中国医疗队，以精湛的技术为非洲人民及塞内加尔总统治病，并为塞内加尔培养了第一名针灸医生。1985 年"福建省针麻胃切除术专题协作"获福建省人民政府特发奖状。1993 年获卫生部颁发参加"援塞内加尔医疗队工作光荣完成任务"。1995 年应印度尼西亚福州基金会邀请前往印度尼西亚进行学术讲座和义诊。对来自墨西哥、朝鲜、日本、德国、美国及东南亚等国的医学专家及留学生倾心授课，深受外国朋友的欢迎。1995 年获福建省人民政府颁发的"为人民的教育事业服务三十周年"荣誉证书。发表论文 40 余篇，著有《梁栋富针灸学术经验集》等专著。

141. 梁繁荣

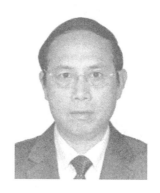

梁繁荣，男，1956 年生，湖南省安化县人。成都中医药大学针灸学教授，博士生导师，国家重点学科针灸推拿学学科带头人，国家中医药管理局重点研究室主任，全国优秀科技工作者，享受国务院政府特殊津贴专家，四川省学术技术带头人，四川省有突出贡献优秀专家，世界针灸学会联合会副主席。曾任中国针灸学会副会长，中国针灸学会循证针灸专业委员会主任委员，四川省针灸学会会长、成都市科协副主席。第六批全国老中医药专家学术经验继承工作指导老师。

1987 年到成都中医药大学工作，历任针灸系主任、针灸学院院长、成都中医药大学校长。长期的实践与思考，使他对于临床、教学、科研之间的关系有着独到的理解，即基于临床问题，采用以文献 – 临床 – 实验等多学科融合的方法开展研究，再回归临床以指导临床实践的研究模式，如此既能继承针灸古老的理论体系，又可借鉴现代科学知识和多种技术手段，在传承针灸理论特色和优势的过程中，实现针灸学的创新发展。先后再次担任国家"973"计划项目首席科学家，曾主持国家自然科学基金重点项目等科研课题 40 余项，在针灸经穴研究、针灸临床研究、针灸方法创新、针灸国际化发展等方面做出突出成绩，获得国家科学技术进步二等奖 1 项、国家教学成果二等奖 1 项，省级科技进步一等奖 2 项、二等奖 4 项、三等奖 2 项，省级教学成果一等奖 2 项、二等奖 2 项；发表论文 281 篇，其中 SCI 源刊 56 篇；主编国家级规划教材 5 部、学术专著 9 部，获得发明专利 4 项、实用新型专利 11 项；培养研究生 113 人，指导 1 人获全国百篇优秀博士论文奖。

长期躬耕中医药高等教育领域，多年来坚持以需求为导向、以质量为核心，深化中医药人才培养的改革与创新。坚持院校教育与师承教育相结合，办"李斯炽班"培养中医拔尖人才。将中药学基地班更名为"凌一揆——中药学基地班"，将本科教育与研究生教育相衔接，培养了一批具有活跃科研思维、严谨治学态度、认真学习态度的学生。另外还开设"七年制中医学专业吴棹仙班"，培养面向世界的高素质外向型中医人才。

142.彭静山

详见本书第三章"辽宁彭氏眼针学术流派"。

143.葛书翰

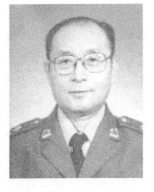

葛书翰，男，1936年2月生，山东省蓬莱市人，中共党员，中国人民解放军第463医院针灸科主任、主任医师。第二批全国老中医药专家学术经验继承工作指导老师。

1961年毕业于中国医科大学儿科系，后特招入伍，1970年在辽宁中医学院西学中班学习一年中医。享受国务院政府特殊津贴。中国针灸学会常务理事，全国特种针法专业委员会副主任委员，《中国针灸》杂志编委。

他为了能够简便经济有效地救死扶伤，摒弃门户之见，虚心拜徐笨人为师学习针灸；从1982年起，他多次放弃出国机会，利用星期天和节假日治疗的外地患者达7000多人次，对来自各地求医寻诊的信件，绝大多数在一周之内答复患者，需要来医院治疗的，他还画一张从沈阳火车站到医院的线路图随信寄给患者；他全心全意为部队伤病员服务，在平凡的岗位上做出了突出贡献，先后荣立二等功1次、三等功2次，1991年3月总政治部表彰他为"学雷锋先进个人"。人们也都亲切地称他为"葛神针"。

具有丰富的现代医学的根底，能以现代科学观点、中西医结合的方法去认识疾病，用针灸方法治疗临床许多疑难病，并写下《中西医结合临床针灸学》等著作，为后人辟出了一条中西医结合针灸治病的新路子；他取穴少而精，进针快而针感强，他认为将经络系统与神经系统密切相关，在治疗一些疑难病症时采用中西医结合的办法，取穴少而疗效显著，他在传统针刺法的基础上，在实践中反复探索，创新了稳而准的快速进针法，又称"关针法"，此法得气快、针感强、病人无痛苦；他创新的芒针透穴并用升提手法治疗胃下垂、梅花针叩刺加体针治疗斑秃收效显著。

他发表了70余篇针灸学术论文，有6项针灸科研获奖，其中"针刺治疗三叉神经痛的临床研究"曾获军队科技成果一等奖。出版了《针灸名医葛书翰临证经验集》《中西医结合临床针灸学》《新编快速针灸疗法》等6本针灸专著。他的主要学术传承人是黄晓洁。

144. 董子沛

董子沛，男，汉族，生于1926年7月，共产党员，辽宁省沈阳市人，首批国家级名老中医，沈阳市中医研究所主任中医师，沈阳市中医学会理事、针灸学会委员。

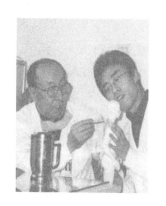

1946年师从岳父、本溪针灸名家吴子衡弟子范广武（字维洲）为师。1950年参加沈阳市针灸开业医务人员学习班学习1年结业，同年经沈阳市卫生局针灸医师考试合格。1953年参加沈阳市中医进修学校针灸班学习14个月，1964年参加沈阳市针灸师资培训班学习1年。历任沈阳市沈河区第四中医联合诊所副所长，沈阳市中医院针灸科主任，沈阳市中医研究所针灸经络研究室副主任。自1992年起，连续两届被沈阳市人民政府聘为医药科学技术顾问，1929年至今被聘为《沈阳医学杂志》编委、1990年被国家遴选为首批全国继承老中医药专家学术经验指导老师。1997年被选入《中国高级技术人才辞典》；1998年编入《东方之子》系列丛书。

严格的师传和多次的进修，使其对师门所推崇的"知左不知右，知右不知左，知上不知下，知先不知后，故治不处"之古训，及其所示之表里、内外、上下、左右整体性原则有了深刻的领悟；临证时，在正确辨证的基础上，"虚则补之，实则泻之"，调和阴阳，扶正祛邪，力求理论与实践融会贯通；针治时，严格遵循"不可不及，不可太过，不虚发一针，不妄灸一穴"的原则，由此形成了一整套特色明显的针灸技艺。

作为卫生部委派的援外医疗组成员，1979年赴斐济医疗3个月，1980年赴科威特28个月，1985年赴阿拉伯也门共和国2年；1991年，应苏联海参崴市政府邀请，赴海参崴及莫斯科工作3个月，为中医在海外的传播做出了贡献。

145. 韩景献

韩景献，男，1946年9月生，河北省深州市人，汉族，中共党员。天津中医药大学第一附属医院教授、主任医师、博士研究生导师。

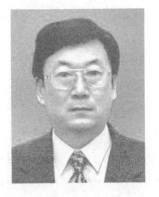

1970年毕业于天津医科大学医疗系，后分配到天津中医学院第一附属医院工作。曾任天津中医药大学第一附属医院院长、中国针灸学会常务理事、中国中西医结合学会常务理事、中国针灸学会脑病科学委员会主任委员、中国中西医结合学会神经科专业委员会主任委员，以及全国针灸临床研究中心副主任、中国老年学学会抗衰老专业委员会副主任委员等职务。第三、四、五、六批全国老中医药专家学术经验继承工作指导老师，国家卫生健康委员会有突出贡献中青年专家，享受国务院政府特殊津贴专家。

自参加工作后一直从事针灸学医疗、教学、科研工作，擅长以针灸治疗脑血管疾病及其合并症、老年期痴呆、大动脉炎、运动系统疾患、神经痛、支气管哮喘和前列腺疾患等多种疾病，重视中西医结合，解决了临床中多种疑难病症。提出"三焦气化失司——衰老"相关说，认为三焦气化失司为包括老年期痴呆在内的诸多老年性疾患的根本病机，并据此创立针刺治疗老年期痴呆的"三焦针法"（即"益气调血、扶本培元"针法），取穴为膻中、中脘、气海、足三里、血海和外关，临床取得了较好疗效。基础实验证实本针法可特异性影响衰老对相关基因的表达，显著改善病人认知、记忆和社交等能力，可延寿达11%。

善于总结临床经验，应用分子生物学、神经内分泌学、自由基医学、组织化学、免疫学等多学科理论与方法，进行中医及针灸学的研究，不断开发新的课题，对老年医学研究有较深造诣。1993年将日本京都大学快速老化模型小白鼠（SAM））及其相关理论技术引进中国，填补我国老化动物模型的空白，为中国的老化实验研究开辟了新路。通过对SAMP6小鼠的研究，创立"钙离子重新分布学说"，提示钙离子拮抗剂可能对老年骨质疏松有一定治疗作用。

先后承担了包括国家"十五"攻关及国家自然科学基金项目等14项，获得包括教育部科技进步一等奖在内的各类省部级奖励12项。发表学术论文100余篇，其中SCI收录13篇，出版专著4部，获得科研成果奖9项。

146. 辜孔进

辜孔进，字祖缙，号一心，男，1947年8月生于海南省琼山县（今海口市琼山区）。海南省优秀共产党员，海南医学院中医学院名誉院长兼海南医学院附属医院针灸科主任、主任医师、教授，广州中医药大学师承硕士生导师。第三、四批全国老中医药专家学术经验继承工作指导老师。

1975 年毕业于海南省中医院中级中医班，1984 年毕业于广州中医学院（今广州中医药大学）硕士学位研究生班，是海南省第一位针灸硕士。是中国针灸学会常务理事，中华中医药学会理事，海南针灸学会会长，海南省康复医学会常务理事，海南省反邪教协会理事，世界教科文组织专家组成员，海南省有突出贡献的优秀专家，全国卫生系统先进工作者。他主持的海南医学院附属医院针灸科为海南省优势专科。

在前人经验的基础上，遵循"圣人杂合以治，各得其所宜"的治疗观，主张"一针二灸三用药"的临证原则，根据病情需要，以疗效为目标，或针或灸或药，或多种疗法协同应用。针灸施治时，十分重视针灸部位、手法、时机三者的有机结合，取穴少而精。重视疾病的提前防治，提出了"治欲病"的治疗思想，认为健康状态为"未病"，疾病状态为"已病"，亚健康状态为"欲病"，"欲病"是介于"未病"和"已病"之间的状态，是人体发出的预警信号，包括症状、证候及各种理化检测指标综合在内，欲病状态是中医介入的最佳时机。

精通子午流注学说，熟谙医易理论，提出辨证逢时循经开穴理论，创制了应用子午八法的《子午飞灵钟图》和《夫妇养子开穴钟图》，是目前应用时辰针灸疗法较为简捷的工具。尤其在运用子午流注针法治疗各种痛症方面，临床疗效显著。

发表学术论文 40 余篇，代表著作有《子午流注学说》《必效218 证方》《辜孔进医学文选》《辜孔进医学薪传》《基层中医药适宜技术》等。

147. 遇广生

遇广生（1916—1998），男，辽宁省营口市人。第一批全国老中医药专家学术经验继承工作指导老师。

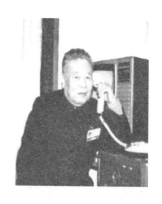

1939年随父亲学医，1952年参加吉林市中医院工作，1955年随朱格一老先生学习针灸，1956年受聘于吉林市第三联合中医院针灸科，1958年～1969年跟随梅汝霖老先生学习针灸。历任吉林市中医学会理事、针灸学会主任，吉林省针灸学会副主任，东北针灸经络研究会理事，吉林市政协委员等职。

在学术上主张针灸源于内、难两经，继承了历代名家，尤其是梅汝霖老先生"独到的迎随补泻""奇妙的子午流注""渊深的阴阳平行"的学术思想，并对梅氏经验有所发挥。在临床上总结出"按证循经，依经取穴，辨病施针，补泻得当"的十六字针治口诀。认为经络学说为数千年医理之精粹、针灸之核心。注重整体观念，辨证施治，认为人体是有机的整体，人之正邪与脏腑功能相辅相成。故上病下取，下病上取，左病右取，右病左取，巨刺其经，缪刺其络，每收显效。主张取穴行针细辨正邪强弱，详察病机虚实表里。病在表祛邪为急，内伤扶正为主，正虚邪实则补泻兼施。辨邪正进退，因人而异，识正知邪，立法施针。运用子午流注的传统针法，按时开穴，配以循经补法随而济之，对久治不愈的痼疾屡收奇效。他十分推崇梅老先生提倡的针灸治则："阴病引阳阳病引阴，亦即调协阴阳升降之理，以达阴阳平衡之功，五行生克内外联系。"脏腑划分表里，五行亦有阴阳之分，五行阴阳合于脏腑，临证用针贯穿始终。

临床在治疗面瘫、中风、不寐证、痹证、顽固性呃逆、肩周炎、坐骨神经痛、小儿遗尿等方面，疗效显著。提出养生四言："饮食起居有规律，心胸开阔无忧虑，活动锻炼要坚持，清心寡欲可长寿。"还总结了一套"穴位按压法"：晨起户外锻炼 1 小时，往返 1 公里，至终点，站稳先用两拇指按压风池百下，以预防感冒。再用拇食指压翳风、听宫，两中指压攒竹、鱼腰、丝竹空、太阳各百下，以聪耳明目。再次两手握举向肾俞捶打百下，再将两腿先后放在石台或木台上，左腿用左手按压鹤顶，再换右腿用右手同样按压百下，以壮骨益肾。最后举双臂深呼吸 10 次，以吐故纳新。晚睡前做"揉腹术"，左右手交替在腹部各旋转揉按百下，以健脾强胃。

148. 程子俊

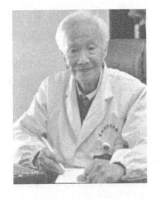

程子俊，男，1921 年 2 月生，江苏省常州市人，常州市中医医院主任医师，南京中医药大学兼职教授，博士研究生导师。第一、二、四批全国老中医药专家学术经验继承工作指导老师。

出身针灸世家，1956 年毕业于江苏省中医进修学校针灸师资班，是江南程氏针灸第四代传人。曾任江苏省针灸学会理事。1994 年被评为"江苏省名中医"，2013 年获江苏省医师终身荣誉奖。

在长期从事中医针灸的临床、教学和科研工作过程中，继承和发扬了祖传的程氏秘宗"蜻蜓点水"针刺手法和程氏"环中穴""前悬钟穴"，广泛运用于临床。在医疗中突出中医特色，主张"用针先诊脉"，"辨病、辨证、辨经、辨时"四辨结合，重视阳明经在经络系统中的作用，认为气血失调乃百病之源，针灸取穴少而精，配伍精妙，讲究阴阳经穴相须而用。注重手法，善用补泻。独创了一套独特的针刺补泻手法"三才补泻法"，使繁杂的针刺补泻手法变得简便易行。又总结多年临床经验，改良"子午流注开穴法"，独创了实用性与临床疗效有机结合的"值时针刺法"。根据"标本、根结"理论，将循经远道取穴与局部取穴相结合，规范取穴的先后顺序，创立针刺"通脱法"。"第三掌骨疗法""根—过—结配穴法"等经验均在临床广泛运用。其临床经验丰富，理、法、方、穴、术一线贯通，针刺手法轻灵、潇洒，擅用"指针"，临床上选穴精简，针意合一，气至病所，疗效显著。同时擅长运用针灸结合中药汤剂，治疗内、外、妇、儿等各科疑难杂症，尤其对中风、面瘫、鼻渊、痛经、小儿遗尿及各种杂病有着独到的经验。

衷中参西，知常达变，学验俱丰，善于总结，进一步完善了江南程氏针灸体系，并经国家中医药管理局批准成立了"程子俊国家级名中医传承工作室"。对自己长期钻研所取得的临床经验从不保守，倾囊传于弟子门生，自编针灸学讲义供针灸教学及临床应用。撰写学术论文 10 余篇，其中《针麻在纤维内窥镜检查中的应用》一文，参加国际针灸学术交流暨纪念承淡安诞辰 90 周年学术交流会，并收入会议论文集。其临证医案被整理成《江南名医程子俊针灸学术经验集》和《江南程氏针灸秘宗手法及临证验穴》两本学术专著。

149. 程海英

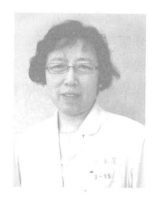

程海英，女，1956 年生，主任医师，硕士研究生导师，首都医科大学中医药学院教授，第六批全国老中医药专家学术经验继承工作指导老师。

中国针灸学会常务理事，北京针灸学会常务副会长，北京针灸学会科普专业委员会主任委员，首批北京市健康科普专家。

1982 年毕业于北京第二医学院（今首都医科大学）中医系，首届国医大师贺普仁的学术继承人，从师三年，深得贺老真传。善于运用火针治疗多种顽疾，在开颅术后神经损伤、运动神经元病变及呼吸系统慢病的治疗中积累了丰富临床经验。在针灸治疗消化、皮肤、疼痛、中风、眩晕、耳鸣、失眠、面瘫、面肌痉挛、小儿脑瘫等疾病中有显著疗效。擅长中西医结合治疗脑血管疾病、周围神经病、痴呆等，对神经系统疾病的并发症能给予准确的诊断和治疗。常年担任北京中医药大学、首都医科大学中医药学院的课程授课及实习、见习者和国际针灸的教学工作，多次被评为医院、高校以及北京市卫生局优秀教师。2004年作为中医专家随国务院侨办赴澳大利亚、新西兰、斐济等国进行义诊和讲学。

自1990年开始系统从事科研工作，曾参加国家重大课题"经络实质"的研究，重点参与循经感传的临床观察和实验研究，其成果获1996年北京市科委科技进步三等奖。曾获得国家中医药管理局全国优秀中医临床人才称号，2010年北京市"十百千"卫生人才培养计划"十"层次获得者。其先后发表论文20余篇，参与4部专业书籍的编写工作。积极参加科普宣教工作，多次在中央人民广播电台、北京人民广播电台、中央电视台、北京电视台进行专题讲座，并撰写科普文章在《健康报》《中国中医药报》《北京晚报》《北京青年报》等报刊上发表。

150. 储浩然

储浩然，男，1962年3月生，安徽中医药大学附属针灸医院主任医师，安徽中医药大学教授、硕士研究生导师。第六批全国老中医药专家学术经验继承工作指导老师。

1984年毕业于安徽中医学院（今安徽中医药大学），获中医学学士学位，后从医于安徽省针灸医院。1987年前往

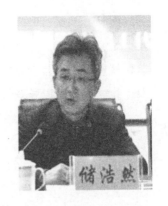

天津中医学院第一附属医院进修学习针灸临床1年余。1997年7月作为全国第二批老中医药专家学术经验继承人，师从马骏主任。现任安徽中医药大学附属针灸医院党委书记，安徽省中医药科学院针灸临床研究所执行所长，中国针灸学会临床分会理事，中华

中医药学会脾胃病分会理事，安徽省针灸学会副理事长兼秘书长，安徽省中医药学会常务理事、脾胃病专业委员会副主任委员等职务。是安徽省名中医，江淮名医，全国优秀中医临床人才。

在临床上针药结合，既能熟练掌握导师马骏主任应用中医药治疗消化系统疾病及其他疑难杂症的宝贵经验，又擅长运用针灸治疗各种适宜病种，尤其是针药结合治疗消化系统疾病和内分泌代谢疾病，对肥胖、功能性胃肠疾病、代谢综合征等疾病的诊治有丰富的经验。承担安徽中医药大学硕士研究生临床教学以及《中西医结合内科学》《中西医结合老年病学》等课程的本科教学任务。曾多次前往欧美、东南亚多个国家访问讲学，交流针灸学术经验。

主持"十一五""十二五"国家支撑计划子课题各1项，安徽省科技厅、教育厅课题多项，国家中医药管理局标准化研究项目3项。研究内容包括"点灸特定穴治疗功能性消化不良（痞满）""艾灸合用电针对单纯性肥胖患者的疗效观察""马骏临床经验、学术思想研究""神经根型颈椎病临床实践指南"等。2008年、2014年获得安徽省科学技术进步奖三等奖各1次。公开发表学术论文40余篇。

151. 曾朝芬

曾朝芬，1961年出生，主任中医师。1983年本科毕业于泸州医学院。第六批全国老中医药专家学术经验继承工作指导老师。

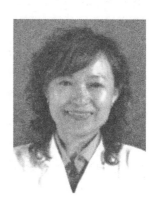

作为国家重点专科在建科室、重庆市重点专科——重庆市永川区中医院针灸推拿科创始人之一，1999年创建的脑病专科、神经内科门诊，填补了永川区中医院没有神经内科的空白。被评为重庆市名中医，重庆市永川区首批中医药专家学术经验继承工作指导老师，永川区十大名

中医。

认为针刀疗法是最适合临床治疗经筋病的方法，因为既有中医针灸针的调节功能，又有西医的闭合手术功能，切开肿胀的后关节突关节囊、剥离松解被卡压的神经，松解局部肌筋膜中挛缩的硬性条索，后辅以手法纠正关节错位及关节应力不平衡，从而达到彻底松解的目的。因此，临床中能够做到毫针与针刀相结合，对于病情复杂的患者还常针药结合为患者减少病痛。

发表论文近 20 篇。参与研究的"止痛灵擦剂治疗软组织损伤的临床观察"，获重庆市科技成果三等奖；参与课题"肩舒胶囊治疗肩关节周围炎的临床研究"，其成果分别获重庆市科技进步三等奖、2008—2010 年重庆市卫生局中医药科技成果三等奖、永川区科技进步奖一等奖。

152. 谢强

谢强，男，1953 年 10 月生，江西省抚州市临川区人，江西中医药大学附属医院耳鼻咽喉科主任、主任医师，二级教授，博士研究生导师。第三、四、五、六批全国老中医药专家学术经验继承工作指导老师，享受国务院政府特殊津贴。

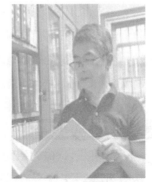

先后毕业于南昌卫生学校和江西中医学院。曾任中国中医耳鼻喉科学会副主任委员，江西中医学院嗓音言语听力医学研究所所长，江西中医药大学盱江医学研究会副会长，江西中医药大学学位委员会委员及学术委员会委员。是江西省名中医，江西省优秀科技工作者，江西省卫生科技先进工作者，江西省优秀教师。

他是江西省中医耳鼻喉科创始人。他传承于盱江谢氏五官（眼喉科）以及魏氏针学，创五官特色针灸技法与效验穴，发展和创新了无创痛针灸疗法、针刺运动法、针刀刺营卫创疗法等针刺方法，发现了开音一号和开音二号两个新的特定有效治喑穴。重视清阳清窍相关学说，提倡"升阳祛霾益窍法"；重视经方，倡导喉科六经辨证学说；重视官体同治，倡导五官临床整体美学；重视归经佐助制方规律，善用引经药，倡导疗法互补，针灸膏饮并用。

作为旴江医学的传承人，长期潜心于旴江医学的研究，广泛搜集旴江医学史料，对旴江流域全境进行了全面的中医史料调查研究。从2012年到2016年间，撰写出考证论文44篇，著书2部，界定了旴江干支流涉及地16个县市，考证出旴江医学起源于公元前，有古代医家1216人、医籍712种，是中国起源最早的地方医学群体，极大地推动了中国医学和日本汉方医学的发展。

主持国家"十一五"科技支撑计划等科技部、国家食品药品监督管理局、国家中医药管理局、江西省科技厅科研课题12项，研制医院药剂14种，发表论文100多篇，主编及参编出版著作36部，主编大学校内教材2部。1985年以来在国内首开教师嗓音病专科门诊和教师嗓音医学研究室，现已创立江西中医药大学嗓音言语听力医学研究所。1989年在江西庐山召开全国中医嗓音医学研讨会，确立了江西中医嗓音研究在全国领先学术地位。其经验穴"开音一号"和"开音二号"治疗急性创伤性喉炎的针灸技术，被列入"国家中医药管理局第三批中医临床适宜技术推广项目"。

153. 谢君国

谢君国，男，1951年12月生于甘肃省庆阳县，中共党员，庆阳市中医医院院长、党委书记、主任医师，甘肃中医学院（今甘肃中医药大学）兼职教授，大学本科学历。第三、五、六批全国老中医药专家学术经验继承工作指导老师，享受国务院政府特殊津贴。

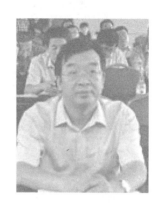

1971年毕业于甘肃省中医学校，后

又入学北京中医学院，并于 1979 年毕业。是甘肃省针灸学会副会长，甘肃省医院管理学会常务理事，庆阳市针灸学会理事长，庆阳市科技进步奖评审委员，庆阳市专家咨询团成员。系国家边远地区优秀医学科技工作者，甘肃省名中医，甘肃省优秀专家，甘肃省医疗卫生学术技术带头人，甘肃省优秀大学毕业生，庆阳市知识分子拔尖人才，庆阳市十佳名中医之一。

学术上主张衷中参西，辨证与辨病相结合，探索出一套富含个人经验的理法方药，临床疗效独到。曾利用针灸结合西医诊断和辅助检查，正确选经定穴，曾经使 200 多例肺气肿、肺心病、冠心病患者解除了痛苦。他主持的"胃经经脉的实验定位及其低阻抗特性的研究"课题，测定出了经络线的位置，证明了经络学说的可靠性和科学性，获得了甘肃省科技进步一等奖。此外，还开展了"胃经隐性感传线的定位及其低阻抗性的研究""经络在表皮层和角质层的低阻抗性及形态学实质研究""截肢前后循经感传线的低阻抗性的研究""三种皮肤阻抗测定仪测定大肠经隐形感传线的抗阻特性"等课题研究。

痴好文学，酷爱医学，随着两次入校就读和多年的行医体会，对经典医著要旨的领会日益精进，颇有创见。撰写的学术论文《岐黄学术渊源及其延进》，对《内经》中生命现象的辩证唯物观做了精辟阐述，从不同角度、不同层次论述了《内经》的客观唯物论；撰写的《岐伯学术与岐黄文化》一文，归纳了前贤和当今医学、史学界普遍认同的观点，论证了岐伯故里在庆阳，岐黄医学、岐黄文化的发源地在甘肃陇东的观点，丰富了岐黄文化的内容。

参加编撰了《针灸经络生物物理学》《中老年医学旨要》《经络三一二保健疗法》等著作，既体现专业性，又突出普及性，图文并茂，深受读者欢迎。

154.靳瑞

靳瑞（1932—2010），男，广东省佛山市南海区人，岭南针灸学派"靳三针疗法"创始人，广州中医药大学首席教授，"211工程"学术带头人，博士研究生导师。第一、三批全国老中医药专家学术经验继承工作指导老师，享受国务院政府特殊津贴。

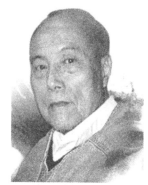

出身中医世家，先祖靳贤曾是《针灸大成》的辑校者。他于1955年毕业于广东中医药专科学校。曾任国务院第二、三届学位委员会评议组员，中国针灸学会常务理事，中国针灸学会文献研究会副理事长，广东省针灸学会副会长，广州中医药大学针灸系主任、针灸研究所所长等职。此外，美、法、英、日以及台湾、香港等国家和地区的医学教育机构和医学组织曾聘任他为顾问、名誉会长。

学术思想和临证经验集中体现于他的"靳三针疗法"体系中。"靳三针疗法"体系是在其团队广泛吸纳古今针灸医家经验智慧的基础上，利用计算机建立数据库进行统计分析，并结合现代医学成果，在临床中不断改进形成的。整个治疗方案以数个针灸处方为主，有机地加减应用，同时组合了电针、拔火罐、TDP理疗、穴位注射等方法，是一种综合疗法。依靠高等院校科研设备的优势，以及培养高学位人才的特有条件，运用生物化学、分子生物学、细胞学、电生理、基因、影像学、免疫学、多普勒等现代科技手段，进行了一系列的临床和实验研究，发明了"眼三针"治疗视神经萎缩，"鼻三针"治疗鼻炎，"耳三针"治疗耳鸣耳聋，"颞三针"治疗中风后遗症，"肩三针"治疗肩周炎，"启闭针"治疗自闭症，"定神针"治疗多动症等。1989年，他选定"针灸治疗弱智儿童"为攻关科研项目，创造了治疗弱智儿童的"智三针"，对弱智儿童的治疗、康复、家庭教育等进行全方位的研究，共总结出2530个病例，疗效令人信服和欣慰。靳老对针灸手法颇为重视，在进针手法上推崇正指直刺，缓慢捻转进针法；他还提出了"行针三要素"：候气、辨气和补泻。

先后发表百余篇论文，并出版了30多部专著。"智三针为主治疗儿童精神发育迟滞的临床观察与研究"，获国家中医药科技进步奖；"针刺颞穴治疗脑血管意外后遗症临床与实验研究"，获广东省科技进步奖。"靳三针疗法"的创立不仅丰富了针灸治疗学，而且为建立临床固定针灸处方提供了良好的开端，为针灸研究的客观化、规范化、标准化奠定了基础，被定为国家级中医药继续教育项目。

155. 赖新生

赖新生，男，1955年9月生，福建省武平市人，广州中医药大学二级教授，博士研究生导师，博士后合作教授。第五批全国老中医药专家学术经验继承工作指导老师。

1980年毕业于福建中医学院医疗系，曾在山东医科大学医疗系任教，后考入广州中医学院，师从针灸名家司徒

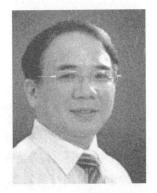

玲、靳瑞教授，1990年获医学博士学位，1996年起享受国务院政府特殊津贴。是国家"百千万人才工程"百类人才，广东省针灸学重点学科带头人，中国针灸学会刺法灸法专业委员会常务理事，国家科技进步奖评审专家，科技部国家自然科学基金评审专家，国家科技部"973"计划中医理论研究专项专家组成员，香港针灸学会顾问。

作为后学，对司徒玲和靳瑞两位老师的学术思想进行了很好的继承和发扬，对靳瑞教授的"靳三针"针刺操作技术创立了标准，使靳三针的临床操作更加系统化、标准化；在司徒玲教授背俞穴理论基础上，创立了"通督养神、引气归元"疗法，简称"通元疗法"，该疗法以任督二脉为调节全身阴阳的关键环节，蕴含赖氏针法处方和针药结合的独特学术思想，临床运用通元疗法，

针药合璧治疗各种疑难杂症疗效显著；首次提出了"经穴特异性与脑相关"假说，提出建立经穴识别模型的脑界定方法，并通过科学实验验证了该理论；注重子午流注针法，对子午流注针法的起源与五运六气、历法与周易等关系作了较为详尽的探讨，并在国内率先提出了子午流注灸法，以流注灸法在先、辨证取穴在后，随时迎时施灸，临床上多有效验；在国内外首次对针灸抗Ⅰ型变态反应的疗效和机理进行了系统的研究。擅长针药结合治疗过敏性疾病。

先后主持 973 计划、国家自然科学基金、国家重点项目等国家和省部级课题 22 项，发表学术论文 300 余篇，包括 SCI 文章 16 篇；主编《针药合璧》《实用针灸脑病学》《针灸处方学》等专著 12 部；主持国家中医药适宜诊疗项目 1 项，列入"星源计划"推广应用。

156. 路绍祖

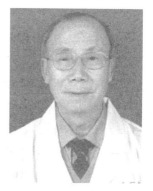

路绍祖，男，1936 年 2 月生，云南省昆明市人，贵阳中医学院主任医师，第二批全国老中医药专家学术经验继承工作指导老师。

1961 年毕业于贵阳中医学院。曾任贵阳中医学院针灸教研室主任，贵阳中医学院第一附属医院针灸科主任，贵阳中医学院学术委员会委员、针灸推拿系主任、人事处处长，以及贵州省医疗事故鉴定委员会成员、中国国医（药）学院学报编审，全国中医院校针灸教育研究会理事，中国针灸学会常务理事，贵州省针灸学会第四届理事会副会长等职。2009 年获"贵州省名中医"称号，2011 年国家中医药管理局批准设立"全国名老中医路绍祖传承工作室"。

在临床实践中遵循"医乃仁术，德医俱重，方为良医"的行为准则，行医重视中医整体观念和脏腑经络学说，强调辨证论治，对一些疑难病症及慢性病，注重调理脾胃，针药并施，中西医结合治疗，并酌情采用针药结合，精于穴位注射及头针。

发表论文 30 余篇。主持的课题"1370 例气管炎肺气肿耳穴敏感点分析"获贵州省科学大会奖；编制的录像片"常用腧穴的定位及取法"获贵州省教委教材一等奖、国家教委电化教育局荣誉奖；《单穴临床应用集锦》获首届"医圣杯"国际中医药学术著作三等奖。学术继承人崔瑾教授以导师的特色疗法"简易穴位埋藏疗法"为主，在导师指导下，进行了长达 14 年的专项研究，获得多个科研课题的支持，培养了三代针灸临床、教学、科研人才。

157. 蔡圣朝

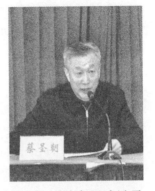

蔡圣朝，男，汉族，生于 1957 年 10 月，安徽省合肥市人。安徽中医药大学第二附属医院老年病三科科主任，针灸教研室主任，主任医师，教授，博士研究生导师。第五、六批全国老中医药专家学术经验继承工作指导老师。

出身于中医世家，于 1978 年进入安徽中医学院系统学习中医理论。1991～1994 年成为全国首批名老中医周楣声主任的学术经验继承人，后又跟随著名针灸刺血专家喻喜春学习。1991 年赴安徽省霍邱县参与抗洪抢险，数次跟从医疗队到贫困县市义诊，在流行性出血热流行地域从事科研工作，于 1999～2001 年在援也门医疗队工作，受到当地患者一致好评。1995 年荣获"安徽省十佳青年中医"称号，2012 年被评为第一届"江淮名医"，2014 年获得"安徽省名中医"称号。2013 年被南京中医药大学聘为"师承博士生导师"，同年担任卫生部临床重点专科老年病专科负责人。2013 年和 2014 年，安徽省和国家中医药管理局分别批准成立蔡圣朝名医工作室。现任中国灸法学会副主任委员，中国针灸学会常务委员，安徽省中医药学会老年病专业委员会主任委员，安徽省灸法学会副会长，安徽省针灸学会常务理事，安徽中医药学会风湿病专业委员会副主任委员。

其学术思想可概括为六个方面："四诊并重，尤重巧按""辨别阴阳，审证求因""动态辨证，切中病机""辨体论治，重视禀赋""辨经辨脏，相互参合"。在针法上既继承并发扬了周楣声"金针梅花派"的"精疏"用针特点，又强调以神治神。灸法上秉承周楣声"热症贵灸"的学术思想，提出"灸法自然，阳生阴长"的学术观点。对于久病、重病以及复杂性疾病则善于针药结合，擅长使用引经药物。

临证治疗经验主要表现为针法特点、灸法创新和擅长古方今用。对于脑病、老年病、妇科病和痹证的病因病机及治疗有着独特的见解。先后在国内多种学术期刊上发表专业论文100余篇，出版的著作有《中华刺络放血图》《图解人体经络使用手册》《灸治疗法》《古今医家论灸法》。主持、参与国家及省厅级课题多项，获得多项国家专利。

多次受邀到江苏、浙江、北京等地参与学术交流，并赴台湾、德国、新加坡等地进行学术交流，英语交流能力突出。作为针灸临床教研室主任，主要讲授《中医老年病学》《中西医结合内科学》《中医内科学》《针灸学》等课程，深受学生欢迎。

158. 管遵信

详见本书第三章"管氏特殊针法流派"。

159. 管遵惠

详见本书第三章"管氏特殊针法流派"。

160. 魏稼

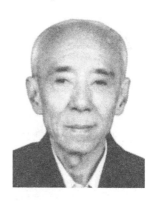

魏稼，男，1933年7月生，江西省都昌县人，中共党员，江西中医药大学主任医师、教授。第一批全国老中医药专家学术经验继承工作指导老师，江西省名中医，享受国务院政府特殊津贴。

1952年师从国内名医赵尔康学习针

灸，1959年南京中医学院肄业。1975年受国家派遣赴北非突尼斯援外应诊2年有余。曾任中国针灸学会常务理事、中国针灸学会针灸文献专业委员会主任委员、江西省针灸学会会长等多个社会职务。

从20世纪60年代初起，即在江西中医药大学附属医院（江西省中医院）从事中医针灸诊疗工作，定时、定点、定专业进行门诊。对针药治疗痛证、炎证以及疟疾、痢疾、急腹症、肝炎、小儿消化不良、癫痫、坐骨神经痛、风湿痛、肩关节病、头痛、腰痛、扭挫伤、肠胃病、痈疡、子宫下垂、闭经、痛经、不孕症、扁桃体炎、咽喉声带病、突聋、结膜炎等疾病，积累了丰富经验。

擅长用"飞针术"和"刺营术"治疗临床疑难病症，疗效甚佳，国内外媒体相继给予了报道。还将艾灸用于治热证，发表了"热证可灸论"，一反千百年热证忌灸说，引起学术界热议。此外，他提出的"动穴与静穴"理论，也开辟了腧穴研究的思路。新传授谢强针灸治疗耳鼻咽喉疾病经验，由此开创了江西中医耳鼻喉科的临床和科研领域。在"动穴"理论的传承过程中，逐渐形成了腧穴热敏、腧穴力敏的研究方向，取得了在全国针灸学界的学术领先地位。以其学术继承人陈日新为核心的继承团队，创立腧穴热敏理论与热敏灸疗法已经誉满全国。2012年，国家中医药管理局批准成立魏稼工作室。

共发表学术论文100余篇、主编学术著作4部，其中全国统编教材《各家针灸学说》从1987年出版后已重印10余次，为全国中医药高等院校针灸专业长期使用。

161. 魏福良

魏福良，男，1943年10月出生于上海，浙江省余姚市人，安徽中医药大学第二附属医院主任医师，原针灸科主任，南京中医药大学博士研究生导师。第四、五批全国老中医药专家学术经验继承工作指导老师。

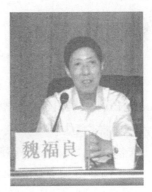

1967 年毕业于上海中医学院（六年制）。1990 年和 2006 年两次参加卫生部援助也门医疗队，1999 年被评为安徽中医学院优秀教师，安徽省第二批名老中医工作室导师。2012 年成立全国名老中医魏福良主任传承工作室。

主张凡欲用针，必先诊脉，临证时尤重经络辨证，并强调针灸医生应苦练经络辨证基本功，对经络的循行起止等均应熟记，如此临症才能分清病位、病性，然后循经取穴，有的放矢。对于腧穴的临床定位，主张循名责实，深究穴名，有助于定穴、识邻定标，即以前后左右之邻穴和邻经来定其所取之经合穴，依据体表的固定或活动解剖标志取穴；意审在先，临证取穴，知腧穴之所在，因人而定穴位之所在；循经揣切，强调循经取穴的重要性，同时尚需注意以左手揣切寻按，若得正穴，则病者必有感觉。

十分强调"神"在针灸治疗中的重要性，认为针灸的疗效与"神"的关系非常密切。他认为针灸医生在针刺治疗时首先要心平气和、精神集中、全神贯注、专心致志地体会针下感觉和观察病人反应，这样才能做到取穴准确、深浅适度。同时医生在治疗中还应注意观察、调整患者之神。病人在接受针灸治疗后，还须注意养神。他认为针刺镇痛则是通过"调气"与"治神"来实现的，在治疗各种痛症时，习惯配用一些宁心调神之穴位，如神门、印堂、百会之类，临床常获奇效。

师承著名针灸学家陆瘦燕先生，服膺"汤药治其内，金石攻其外，则病无所逃遁也"之精旨，认为针灸学是中医学的重要组成部分，药物和针灸皆是临床治疗手段，不应偏废。对陆氏倡用的温针、伏针、伏灸疗法倍加推崇，多年来用于久嗽凤喘、慢性泻痢及体虚易感之人，有事半功倍之效。在此基础上，研究出了以白芥子为主药的敷贴方，在药物选择、比例、炮制上，不断加以改进、提高，较好地控制敷贴后患者皮肤反应的强度和时间，减少敷贴疗法的副作用，取得了较好的社会效益和经济效益。

发表论著十余篇，研究课题"中国特种针灸法教学软件"获安徽省教育厅教学成果一等奖。

图书在版编目（CIP）数据

代表流派 / 夏有兵，杨金生主编 . —北京：中国
中医药出版社，2020.1
（中医针灸传承保护丛书）
ISBN 978 - 7 - 5132 - 5822 - 7

Ⅰ . ①代… Ⅱ . ①夏… ②杨… Ⅲ . ①针灸学—中医
流派—介绍 Ⅳ . ① R245-092

中国版本图书馆 CIP 数据核字（2019）第 239206 号

中国中医药出版社出版

北京经济技术开发区科创十三街 31 号院二区 8 号楼
邮政编码 100176
传真 010-64405750
保定市西城胶印有限公司印刷
各地新华书店经销

开本 710×1000 1/16 印张 21 彩插 0.5 字数 288 千字
2020 年 1 月第 1 版 2020 年 1 月第 1 次印刷
书号 ISBN 978 - 7 - 5132 - 5822 - 7

定价 108.00 元
网址 www.cptcm.com

社 长 热 线 010-64405720
购 书 热 线 010-89535836
维 权 打 假 010-64405753

微信服务号 **zgzyycbs**
微商城网址 **https://kdt.im/LIdUGr**
官方微博 **http://e.weibo.com/cptcm**
天猫旗舰店网址 **https://zgzyycbs.tmall.com**

如有印装质量问题请与本社出版部联系（010-64405510）